Collection LE CHOIX DURABLE

Économiser l'eau et l'énergie chez soi

Guide pratique des solutions simples et rentables

Édisud

Collection LE CHOIX DURABLE

- **Les insectes, amis de nos jardins**
- **Jardinez avec la nature**
  Les bases du jardinage écologique

À Yvan et Antoine, pour m'avoir « mis le pied à l'étrier »

Toutes les photos qui ne possèdent pas de copyright sont de l'auteur.

Tous les dessins sont de Jef Vivant sauf p.72 © Jocelyn Fuseau.

Édisud, un éditeur de la Compagnie des Éditions de la Lesse
Tél. 04 42 21 61 44 / Fax 04 42 21 56 20
www.edisud.com – courriel : info@edisud.com

ISBN : 978-2-7449-0677-0

Préface

Le quotidien nous relie au monde

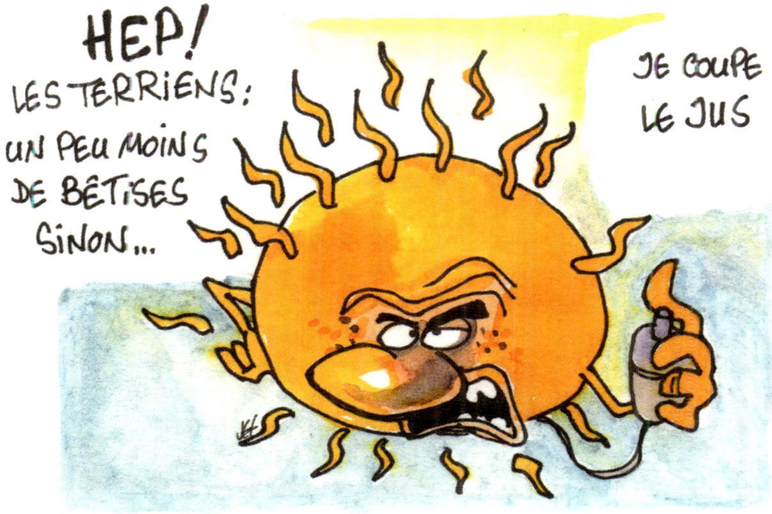

À l'heure où l'écologie concerne tous les habitants de la planète, l'engagement de chacun dans la reconquête de la beauté et de l'harmonie des équilibres naturels, profondément perturbés par l'économie humaine, n'est plus une attitude facultative, mais un impératif de survie, pour soi-même et pour tous.

Savoir qu'à chaque instant nous pouvons participer à cette entreprise passionnante nous donne des ailes pour voler au-dessus d'un catastrophisme dépassé qui nous enfonce un peu plus dans l'abandon, voire la démission, pire, la soumission.

Cet ouvrage propose une transformation de nos modes de vie et de nos modes de penser, ô combien plus efficace que les discours alarmistes, parce que tout passe par l'attention au quotidien, les petits gestes qui, accumulés en conscience, nous font entrer dans la plénitude d'une spirale vertueuse, pour soi-même, mais aussi dans ce sentiment d'appartenir à plus grand que soi, à savoir une humanité en marche vers une conscience élargie et une Nature profonde enfin reconnue et aimée.

Cette approche de l'empreinte écologique mesurant les dommages que nos vies dans nos maisons font peser sur cet unique vaisseau qui nous accueille le temps de notre vie, nous appelle à passer en revue nos habitudes avec rigueur, mais dans une attitude sereine et détendue. Elle nous amène, à travers une approche méthodique des impacts de nos actes, à trouver les moyens efficaces et non violents pour réconcilier l'homme avec ce qui le fait vivre, avec nos enfants et nos petits-enfants.

Après la lecture de ce livre pratique et pédagogique, nous ne pouvons plus ignorer les conséquences de nos modes de vie sur ceux, ailleurs, qui font les frais de notre indifférence et de notre légèreté. Par ce biais du concret, à la portée de toutes les libertés agissantes, nous comprenons mieux les liens qui unissent les habitants de la planète. Ainsi, chaque jour, ce nouveau regard posé à chaque instant sur nous-même et sur la vie nous invite à une vision ludique et passionnante qui, loin d'être une contrainte, redonne sens et passion de vivre.

Nous le vivons chez nous depuis trente ans. C'est un épanouissement en profondeur que nous souhaitons à tous les lecteurs de ce livre.

Merci Jean-Paul et... bon vent !

Patrick Baronnet

Avertissement

Il y a un an, Vincent Albouy me demandait d'écrire pour Édisud un guide pratique sur les économies d'eau et d'énergie à la maison. Je n'ai pas longtemps hésité : c'est un domaine que je connais bien, pour en avoir fait la promotion depuis une vingtaine d'années. D'abord à titre personnel, puis dans un cadre associatif et comme rédacteur pour des magazines spécialisés « environnement », enfin professionnellement en tant que conseiller. En plus, c'est chez cet éditeur que j'ai trouvé les premiers ouvrages sur les économies d'énergie et les énergies renouvelables qui allaient décider de ma vocation.

J'ai souhaité faire partager mes préoccupations avec ceux qui se soucient de préserver notre belle planète, sans toujours savoir comment réduire les gaspillages au niveau de leur logement. Ce livre est le reflet de mon expérience : les « recettes » que je propose ne sont pas révolutionnaires, mais elles me semblent les plus rationnelles et les plus efficaces : je les applique à peu près toutes chez moi.

J'ai privilégié les fiches pratiques, ainsi que la pédagogie par l'image. L'humour de Jef fait passer la pilule : il sait si bien appuyer où ça fait mal ! Je n'ai pas développé les chapitres sur l'isolation, le chauffage, la ventilation et le rafraîchissement estival et j'ai « zappé » l'eau au jardin : sur ces sujets, il existe déjà des ouvrages techniques de qualité, que je cite à la fin de mon livre.

Enfin, malgré mon attention et celle de mes relecteurs, il est possible que des erreurs ou des oublis émaillent l'ouvrage. Je vous remercie par avance de vous attacher plus à l'esprit qu'à la lettre...

Maintenant, je vous propose de passer au concret. En suivant mes conseils et selon votre situation actuelle, vous réduirez de 20 à 80% vos factures d'eau et d'énergie ! C'est à vous de jouer. Le « jeu » en vaut vraiment la chandelle : vous allez en même temps protéger l'environnement, en agissant en « amont », économiser les ressources et... votre portefeuille !

Introduction

La maison anti-gaspillage

« Vivre plus simplement, pour que d'autres puissent simplement vivre ». (Ghandi)

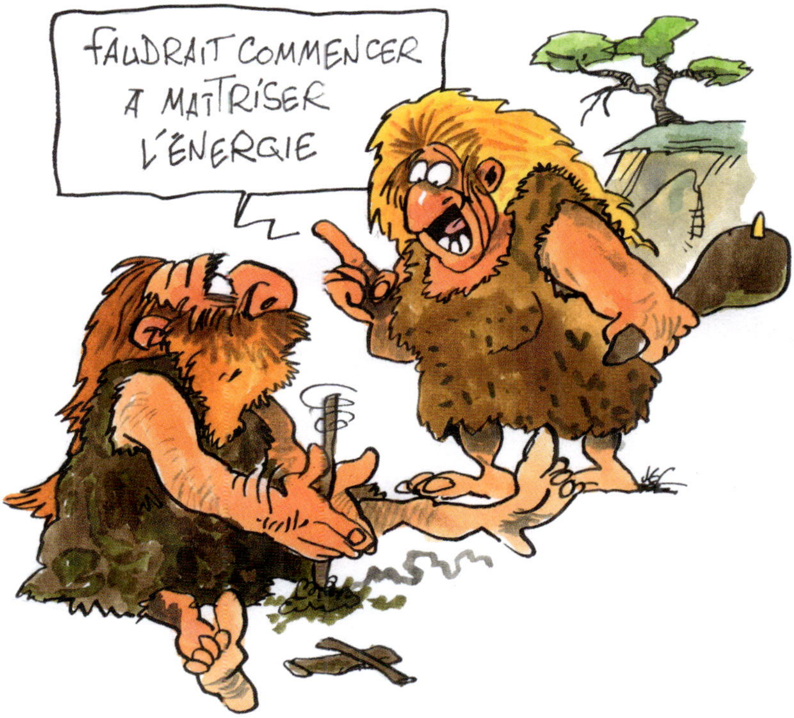

Les indicateurs sont au rouge : en un siècle, la température moyenne du globe a augmenté de 1° C et l'année 2005 fut la plus chaude enregistrée. Les savants s'accordent sur l'urgence d'agir pour éviter une catastrophe planétaire : fonte des glaces, augmentation des inondations et grandes périodes de sécheresse. Si nous laissons faire, la température moyenne pourrait grimper de 6° C au cours de ce siècle ! Et selon le rapport Stern publié début 2007, nous pourrions assister à un effondrement économique de 20 % chaque année.

Les médias prennent enfin la mesure du délabrement planétaire et de l'effet de serre, mais pas la majorité de nos élus. Les programmes gouvernementaux, qui se mettent en place, ne sont pas encore à la hauteur de l'enjeu.

L'empreinte écologique

Cet indicateur commode circule depuis quelques années, dans les milieux « écolo ». Il évalue la surface « bioproductive » pour :

– nos ressources : nourriture, vêtements et biens ;

– notre consommation d'énergie ;

– nos infrastructures : logements, routes ;

– absorber nos déchets.

Nous sommes les prédateurs de l'environnement : en 40 ans, l'empreinte écologique a plus que doublé ! La moyenne mondiale est de 2 hectares (20 000 m^2) par personne. Elle est de 5 hectares pour un Français, 5 fois moins dans les pays pauvres. Si tout le monde vivait comme nous, il faudrait 3 planètes, comme les Nord-Américains il en faudrait 6 ! Aujourd'hui, notre empreinte écologique dépasse les capacités de la terre.

Logo de l'AFME : un symbole fort

Vive l'effet de serre !

Sans effet de serre, la température moyenne de la planète ne serait pas de + 15° C, mais de – 18° C ! Seul pose problème l'excès d'effet de serre. Le responsable, c'est nous. En déstockant les combustibles d'origine fossile (charbon, pétrole et gaz) nous produisons massivement des GES, des gaz à effet de serre. Le chef de file est le fameux dioxyde de carbone, ou CO_2. En un siècle d'industrialisation, son taux atmosphérique a augmenté de 50 %. Son piégeage dans des « puits de carbone » relève pour le moment du mythe.

Fin 2006, au sein du GIEC (Groupe Intergouvernemental sur l'Évolution du Climat) le Groupe Facteur 4 annonçait la nécessité de diviser par quatre nos émissions de CO_2 d'ici 2050, pour stabiliser sa concentration et limiter l'accroissement de température à 2° C, ce qui reste énorme : c'est l'écart entre une période glaciaire et une période interglaciaire.

Dans le cadre du protocole de Kyoto et pour remplir ses engagements vis-à-vis de la Communauté européenne, la France doit réduire ses émissions de GES par rapport au niveau de 1990 : de 5 % en 2012, de 30 % en 2020 et de 80 % en 2050. Le fameux Facteur 4 est donc entré en vigueur et le chantier est gigantesque !

Par ailleurs, les réserves mondiales de pétrole et de gaz diminuent dangereusement : au rythme actuel de consommation, elles seraient de respectivement 40 et 60 ans. Mais comme la consommation ne cesse de croître... Du charbon, il en reste pour plusieurs centaines d'années. Mais sa combustion est la plus émettrice de GES, ce qui limitera son usage. Le nucléaire ne fournit que 6 % de l'énergie mondiale. En l'absence de maîtrise des risques et de la gestion des déchets, il n'est pas envisageable de seulement doubler cette part : il faudrait construire 500 nouveaux réacteurs et les réserves d'uranium tomberaient à moins de 50 ans...

Pour assurer durablement nos besoins en énergie, les seules options sont :

– maîtriser la consommation d'énergie : le potentiel est gigantesque, tant les gaspillages sont généralisés ;

– développer les énergies renouvelables, issues des cycles naturels : solaire, éolien, hydraulique et biomasse. Leur contribution actuelle n'est que de 14%.

Décroissance obligée

Depuis quelques années, le concept de *développement durable* est mis à toutes les sauces, comme une incantation. Ces deux termes sont pourtant antinomiques et il est évident que nous, pays riches, ne pourrons pas continuer à nous développer dans les conditions actuelles. L'idée de décroissance soutenable commence à faire son chemin. Ce n'est pas la récession, mais sortir de l'économie et la remettre à sa place, pour une société plus juste, avec « moins de biens mais plus de liens ».
La décroissance se rattache à la notion de simplicité volontaire : adopter un mode de vie simple en limitant ses besoins et ses déplacements, ne produire et ne consommer que ce qui est essentiel, trouver des modes de productions moins polluants et nécessitant moins de travail, récupérer de l'autonomie et de la tranquillité d'esprit.

Quand le bâtiment va...

Pour les mesures d'économie d'énergie, nous n'en sommes pas à notre coup d'essai. Petit cours d'histoire :

– Le premier choc pétrolier en 1973 a vu l'année suivante la création de l'Agence pour les Économies d'Énergie (AEE), avec ce slogan inoubliable : « En France, on n'a pas de pétrole, mais on a des idées ». C'est de cette époque que date la première réglementation thermique pour les logements neufs, mais aussi le lancement du programme électronucléaire...

– En 1982 est créée l'AFME (Agence Française pour la Maîtrise de l'Énergie) qui regroupe, notamment, l'AEE et le COMES (Commissariat à l'Énergie Solaire, créé en 1978). Son cheval

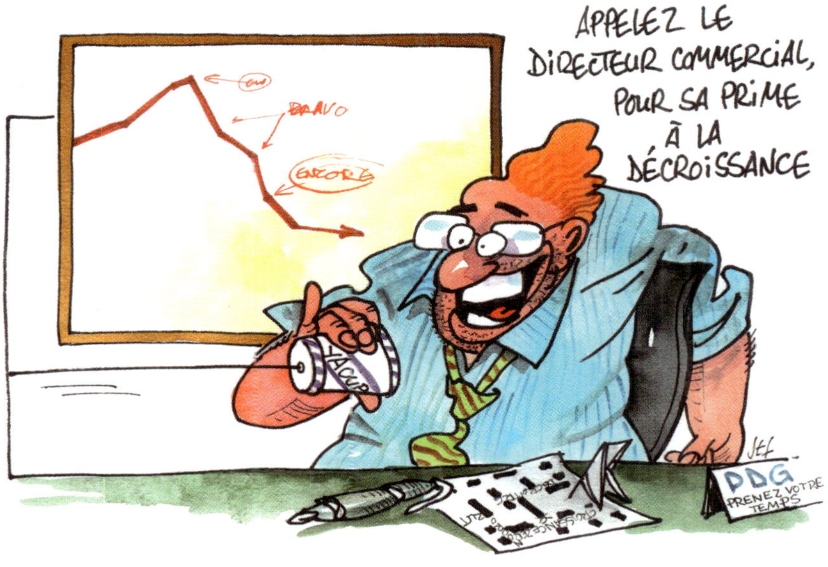
APPELEZ LE DIRECTEUR COMMERCIAL, POUR SA PRIME À LA DÉCROISSANCE
BRAVO
PDG
PRENEZ VOTRE TEMPS
JEF

de bataille : la « chasse au gaspi ». Ce programme est plus que jamais d'actualité !
– En 1991 est créée l'ADEME (Agence de l'Environnement et de la Maîtrise de l'Énergie) par la fusion de l'AFME, de l'ANRED (Agence Nationale pour la Récupération des Déchets) et de l'AQA (Agence pour la Qualité de l'Air), avec des missions étendues dans les domaines de la maîtrise de l'énergie et des énergies renouvelables, avec en particulier la création d'un réseau d'Espaces Info Énergie (2002) et du Plan Soleil (2000) pour développer le solaire thermique.

Mais il reste beaucoup à faire dans le domaine de la maîtrise de l'énergie : en France, les constructions sont responsables de près de la moitié de la consommation d'énergie et du quart des rejets de GES, une consommation qui a augmenté de 30 % en 30 ans. Après avoir été longtemps stabilisée, notre consommation d'électricité a augmenté de 2 % en 2006 : la faute, entre autres, au développement récent de la climatisation. Les bâtiments qui émettent le plus de GES datent d'avant 1974 et ils représentent les deux tiers des constructions. C'est donc un secteur prioritaire.

Que d'eau !

Parallèlement, l'eau est en train de devenir une denrée rare et chère : son prix a en moyenne doublé en dix ans et on nous annonce un nouveau doublement. Comme l'énergie, c'est un fluide qui ne demande qu'à être gaspillé, il est donc légitime de s'en occuper en même temps. D'autant plus qu'il existe une connexion entre les deux : 1 m^3 d'eau potable a consommé 1 kWh d'électricité en arrivant au robinet, 30 fois plus si elle est à 38° C. Ainsi est apparu un nouveau métier : conseiller en maîtrise des flux !

Que faire ?

Face au constat de départ, quelque peu alarmant, il est tentant de baisser les bras et de se dire « À quoi bon faire des efforts ? N'est-il pas déjà trop tard ?

La Maison du Soleil

C'est ma maison solaire. Je l'ai partiellement auto-construite en 1993. C'est une maison bioclimatique, qui utilise passivement l'énergie du soleil. Grâce à son isolation périphérique verticale et aux briques de terre crue des murs de la serre, elle possède une bonne inertie thermique pour emmagasiner la chaleur gratuite et conserver une température agréable l'été. Son équipement :
– un chauffe-eau solaire, qui me suit de maison en maison depuis 20 ans ;
– un poêle à bois qui complète le solaire passif : au milieu de la maison, c'est un vrai chauffage central ;
– une micro-centrale photovoltaïque, l'une des premières en France en 1994 ;
– un générateur photovoltaïque autonome, avec une batterie et un réseau électrique de 24 volts pour l'éclairage ;
– un petit puits canadien.
La plupart des solutions que je présente dans ce guide ont été expérimentées et sont appliquées dans la Maison du Soleil. En 14 ans, près de 2 000 personnes l'ont visitée, dont un ministre du Logement. Et les visites continuent !

De toute façon, le gouvernement fera ce qu'il faut en temps utile ». Non, il n'est pas trop tard, il est juste... tard ! Que penseraient de notre attentisme nos descendants, à commencer par nos propres enfants ? Loin des « il n'y a qu'à » et de « faut qu'on », il revient à chacun de nous de prendre les choses en main, dans notre vie quotidienne. Et là, il y a une foule de petites choses à faire pour réduire les gaspillages. J'ai écrit ce livre pour vous y aider.

« La terre produit assez pour satisfaire les besoins des hommes, mais pas assez pour satisfaire leurs envies ». (Ghandi)

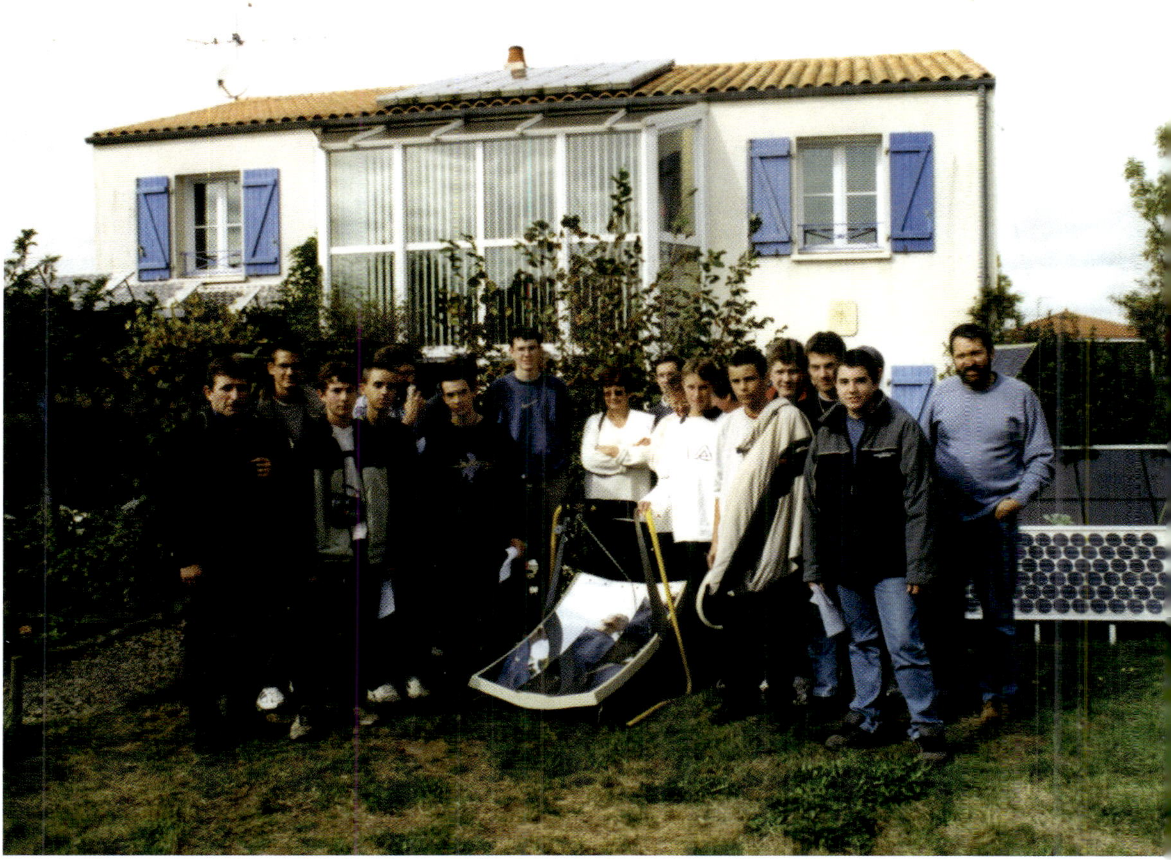

Une visite de la Maison du Soleil

La démarche négaWatt

Créée en 2002 dans la foulée de l'exposition *La maison des négaWatts*, l'association NégaWatt est à l'initiative d'*un Manifeste pour un avenir énergétique sobre, efficace et renouvelable*.

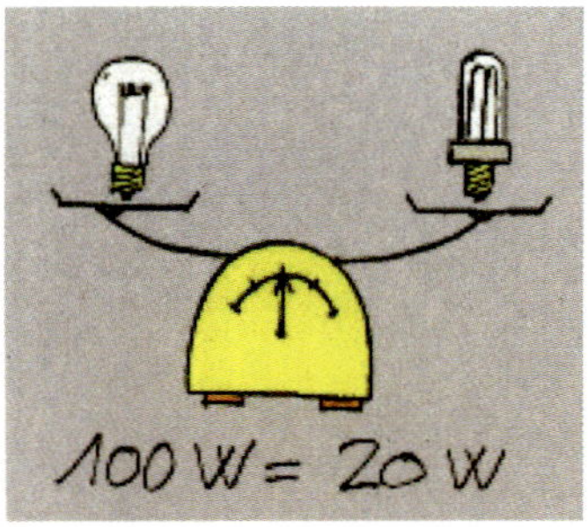

Animée par la Compagnie des NégaWatts (un collège d'une vingtaine d'experts et praticiens de l'énergie) et forte de plus de 200 membres actifs, elle s'est fixée comme mission de sensibiliser à l'impérieuse nécessité de revoir profondément notre rapport à l'énergie : cesser d'en produire et d'en consommer toujours plus, rompre avec le dogme de la croissance infinie !

Un gisement d'énergie

La démarche négaWatt est une véritable révolution, car elle propose d'inverser la tendance vers le « plus » au profit du « mieux avec moins ». L'exemple type est le remplacement d'une ampoule ordinaire de 100 W par une lampe fluo compacte de 20 W, qui procure le même service avec 5 fois moins d'énergie. Ce simple geste génère « 80 watts en

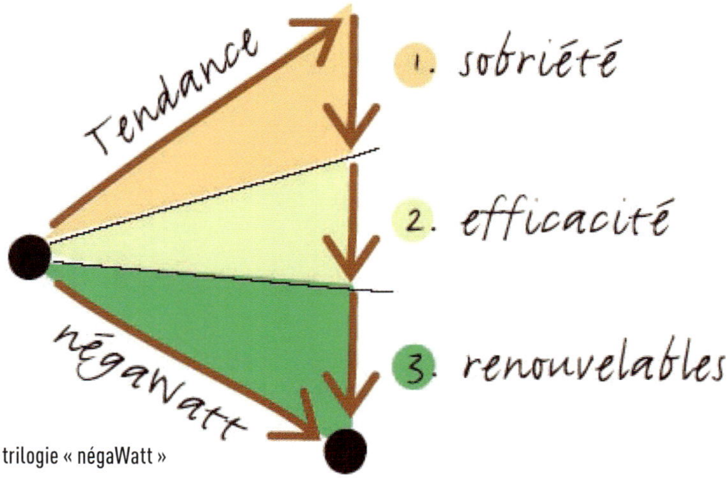

La trilogie « négaWatt »

moins », donc il « produit 80 néga-Watts » !

Les nW représentent donc de l'énergie non consommée, de l'énergie « négative ». Le gisement de NégaWatts (nW) est considérable : plus de la moitié de la consommation actuelle d'énergie !

Trois temps, trois mouvements

La démarche négaWatt s'appuie sur trois piliers :

– *La sobriété énergétique*, dans les usages individuels et collectifs : ce n'est ni l'austérité ni le rationnement, juste la suppression des gaspillages (par exemple des éclairages ou des déplacements inutiles, des températures excessives dans les bâtiments).

– *L'efficacité énergétique*, dans les équipements et moyens de production : c'est la réduction des pertes par rapport à la ressource, ce que la technologie nous offre de mieux (par exemple, l'éclairage et les appareils à haut rendement, la restriction des usages thermiques de l'électricité).

– *Les énergies renouvelables*, issues de la ressource inépuisable qu'est le soleil. Le recours affirmé mais maîtrisé à ces énergies de flux (solaire, éolien, hydraulique, biomasse) retarde l'échéance de l'épuisement annoncé des ressources fossiles (charbon, pétrole, gaz) en attendant leur substitution totale.

Il appartient à chacun de nous d'intégrer la « trilogie nW » (sobriété/efficacité/renouvelables) dans notre vie quotidienne et à chaque décision impliquant l'énergie : construction ou rénovation d'un logement, achat de matériel, déplacements...

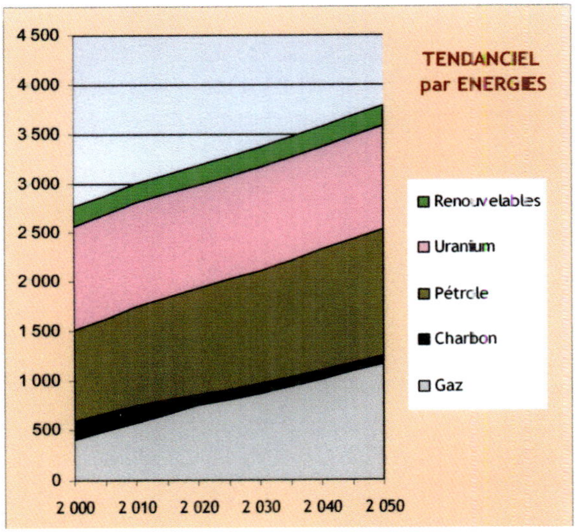

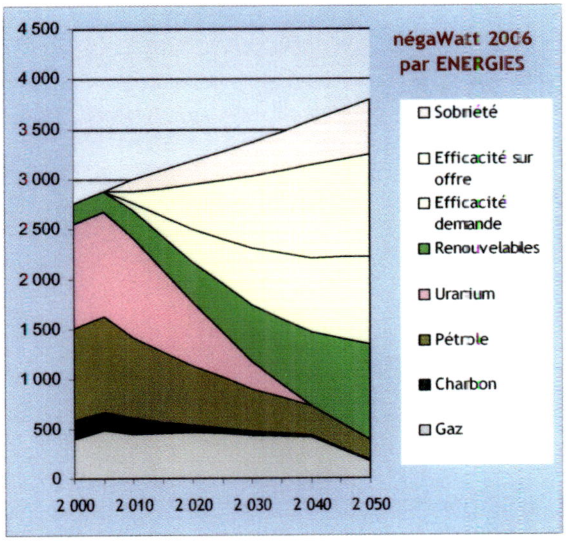

Évolution des ressources en énergies primaires entre le scénario tendanciel (si rien n'est fait) et le scénario négaWatt (en TWh = milliards de kWh)

Économisez l'énergie cachée des matériaux

Il existe une énergie cachée dans les matériaux, que les spécialistes appellent « énergie grise » ou « contenu énergétique ». Ce concept, qui s'applique à toutes les productions humaines, est relativement récent et reste peu connu du grand public. Il est pourtant d'une importance capitale.

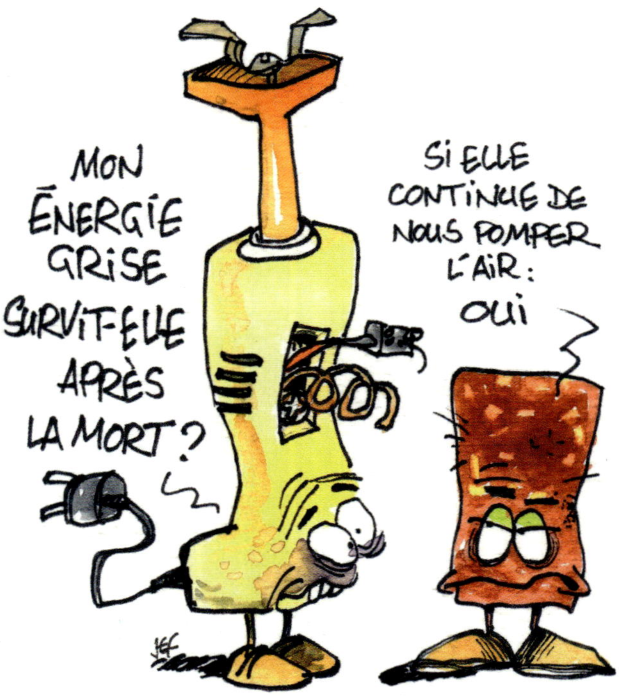
MON ÉNERGIE GRISE SURVIT-ELLE APRÈS LA MORT ?
SI ELLE CONTINUE DE NOUS POMPER L'AIR : OUI

De quoi s'agit-il ?

L'énergie grise est l'énergie nécessaire à la fabrication d'un bien ou à un service. Elle inclut les dépenses énergétiques de :

– l'extraction ou la récolte des matériaux nécessaires à sa réalisation,

– la transformation et l'assemblage,

– la commercialisation (emballage, transport, stockage et vente),

– l'élimination ou le recyclage, en fin de vie.

L'énergie grise n'apparaît jamais, contrairement à celle qui nous est facturée par les fournisseurs de bois, de fioul, de gaz ou d'électricité. La détermination du contenu énergétique est complexe et dépend de ce qu'on y met. Par exemple, le transport et la fin du cycle ne sont pas toujours pris en compte, ce qui complique les comparaisons.

La valeur de l'énergie grise varie énormément d'un produit à l'autre : 220 kWh par tonne pour des blocs de terre crue, contre 33 700 kWh par tonne pour l'aluminium. Cela veut dire qu'une tonne d'aluminium, mise en œuvre dans une construction, mobilise 150 fois plus d'énergie qu'une tonne de blocs de terre crue !

Il convient de distinguer :

– Les produits qui, une fois mis en oeuvre, ne consomment plus d'énergie, sauf celle de leur entretien : par exemple les matériaux de construction.

– Les produits qui, une fois acquis et installés, consomment de l'énergie pour fonctionner tout au long de leur vie. C'est le cas, par exemple, des appareils électroménagers ou des systèmes de chauffage.

Pour les comparer valablement, il faut raisonner en « coût énergétique global » : énergie grise + énergie de fonctionnement. Enfin, il convient de rechercher la plus faible valeur, pour l'une comme pour l'autre.

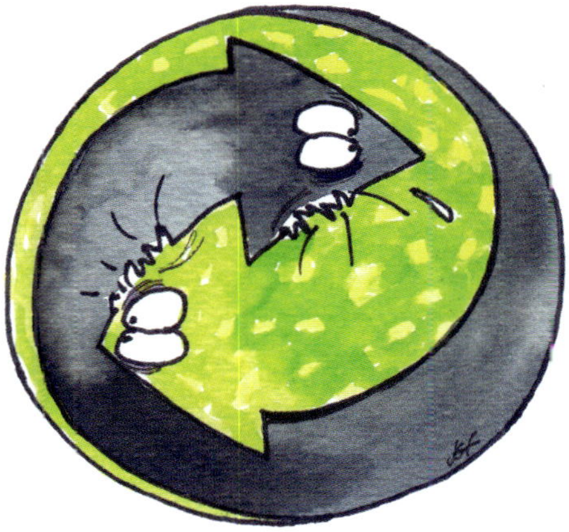

L'énergie grise des matériaux de construction

Selon les matériaux choisis pour la construction d'une habitation, on imagine aisément que l'énergie mobilisée soit très différente. À chaque fois que vous choisissez un matériau, en plus de ses caractéristiques techniques, de son absence de nocivité et de son prix, tenez également compte de son impact sur l'environnement, lié à son énergie grise.

Ainsi, les matériaux d'isolation réduisent tous la consommation d'énergie pour chauffer le bâtiment. Mais vous avez le choix entre une centaine de kWh par tonne et plus de 10 000 kWh par tonne, soit un facteur 100 !

Autre exemple, les fenêtres en aluminium. Elles ont la cote, du fait de leur grande durée de vie et de leur absence d'entre-

Énergie grise en kWh par tonne

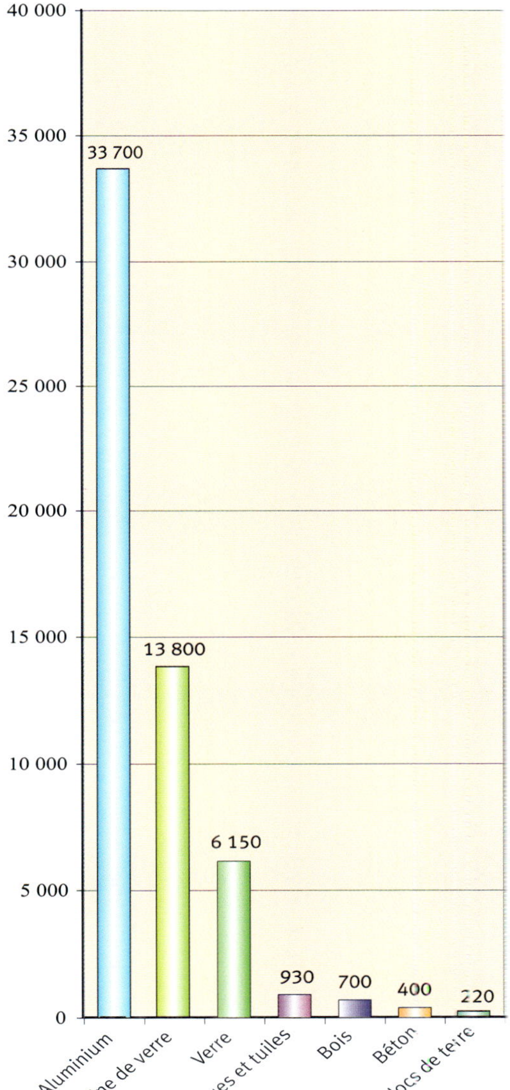

Calcul rapide de l'énergie grise

Il y a une quinzaine d'années, les Suisses (voir Bibliographie p.187) ont mis au point une méthode empirique d'estimation. En kWh, voici l'énergie grise utilisée pour chaque euro dépensé, lors de l'achat d'un bien ou pour un service :

Agriculture : 1
Génie civil : 1,1
Prestations de service : 0,4
Commerce, restauration : 0,7
Machines : 2,6
Véhicules : 1,3
Appareils ménagers : 2
Produits alimentaires : 2,8
Textiles : 3,1
Cellulose, papier : 9,2
Caoutchouc, synthétiques : 4,1
Ciment, plâtre : 9,2
Fer, acier : 17,7
Aluminium : 27,1

tien. Or, l'aluminium est le matériau qui a la plus forte énergie grise : 33 700 kWh à la tonne, soit 33,7 kWh au kilogramme. Certes, il est recyclable et l'on peut en refaire des cadres de fenêtres avec 10 fois moins d'électricité qu'à partir du minerai, la bauxite. Mais pendant les 50 ans que dureront ces fenêtres, elles auront « piégé » une quantité d'énergie considérable.

En revanche, la fabrication d'une fenêtre en bois exige 100 fois moins d'énergie qu'une fenêtre en aluminium. En outre, elle « piège » pendant sa durée de vie 500 g de CO_2 par kilogramme de bois : c'est un petit « puits de carbone ».

Aujourd'hui, une maison moyenne mobilise une énergie grise de 700 000 à 1 million de kWh (500 000 kWh pour un appartement). Il peut s'écouler plus de 25 ans avant que sa consommation d'énergie ne commence à dépasser l'énergie grise de ses matériaux de construction.

Le tableau comparatif ci-après vous aidera à choisir les matériaux en connaissance de cause. Il est logique que pour les matériaux légers (les bois et, surtout, les isolants) la valeur de l'énergie grise soit moins élevée en kWh par m^3 qu'en kWh par tonne. D'où l'intérêt de se baser sur le repère kWh/tonne qui est vraiment représentatif de l'impact énergétique des matériaux.

Il apparaît que les matériaux issus du règne végétal ont les taux d'énergie grise les plus bas : ils sont donc à privilégier. Sous réserve qu'ils soient peu ou pas transformés et qu'ils ne soient pas produits à plusieurs centaines de kilomètres, ce qui dégraderait le bilan énergétique à cause de leur transport. Il se trouve qu'ils sont également ceux qui posent le moins de problèmes de santé et qui se recyclent le plus aisément, de par leur origine végétale.

La mauvaise surprise vient de la brique, qui jouit pourtant d'une excellente réputation dans le milieu de la construction écologique à cause d'une cuisson très énergétivore. Heureusement, elle se rattrape sur

des critères techniques et environnementaux.
Enfin, gardez en tête que les métaux sont également très consommateurs d'énergie et de ce fait à utiliser avec parcimonie, en particulier l'aluminium.

L'énergie grise des appareils ménagers

Pour eux, c'est un peu plus complexe. Voici un exemple d'utilisation de cette notion d'énergie grise : votre vieux réfrigérateur consomme 1,5 kWh par jour. Qu'est-ce qui est le plus intéressant, énergétiquement et/ou financièrement ? Le remplacer par un modèle neuf « très basse consommation » (A++) qui consomme seulement 0,5 kWh par jour ? Ou le conserver jusqu'à ce qu'il « rende l'âme » ? Autrement dit, la réduction de consommation du nouvel appareil par rapport à l'ancien, cumulée sur sa durée de vie, correspond-elle au moins à l'énergie grise de l'appareil ?
Réponse : pour cela, vous devez connaître son énergie grise, sur la base d'un prix d'achat de 400 € par exemple. En

ÉNERGIE GRISE	kWh/m³	kWh/tonne
Mur en pierre	3 500	1 400
Brique de maçonnerie	1 200	750
Brique réfractaire	1 700	850
Brique silicocalcaire	500	250
Tuiles terre cuite	1 400	780
Tuiles béton	500	220
Produits en fibro-ciment	4 000	2 000
Briques de terre crue/pisé	200 à 250	100 à 120
Torchis	25	20
Ciment	1 800	1 800
Béton	400 à 500	140 à 220
Béton armé	1 850	770
Dalle de béton	750	320
Parpaing creux		150 à 250
Mortier à base de ciment	300	150
Enduit bâtard (ciment-chaux)	1 400	770
Enduit chaux		650
Enduit plâtre	750	530
Plaque carton-plâtre	850	1 130
Panneau gypse-cellulose	900	770
BOIS		
Bois d'œuvre	180	350 à 700
Bois lamellé-collé	2 200	3 600
Contreplaqué (selon qualité)	4 000	5 000 à 8 000
Panneau de particules	2 000 à 3 000	3 000 à 4 600
Panneau de particules en laine de bois	1 200	2 400
Panneau en bois feutré	12	45 à 70
ISOLANTS		
Polystyrène expansé	450	22 500
Polystyrène extrudé	850	28 300
Panneaux de polyuréthane	1 200	30 000
Laine de verre	250	10 000 à 13 700
Laine de roche	150	3 750
Perlite	230	3 750

multipliant par 2 (voir plus haut, l'énergie grise des appareils ménagers, en kWh/€) vous trouvez 800 kWh. L'économie sur la consommation (la différence de consommation entre les deux appareils) est de 1 kWh par jour (1,5 kWh moins 0,5 kWh). L'énergie grise du nouvel appareil sera donc « amortie » après 800 jours, soit seulement un peu plus de 2 ans. L'opération est donc rentable, puisque la durée de vie d'un réfrigérateur est d'au moins 10 ans (5 à 8 ans pour la plupart des autres appareils ménagers).

Par ailleurs, l'augmentation de la consommation en fin de vie, généralement constatée pour les appareils de froid (elle est due à la dégradation de leur compresseur), milite également en faveur d'un remplacement anticipé, sans attendre la panne fatale.

Vous avez donc intérêt à vérifier régulièrement la consommation de vos équipements. Effectuez ce petit calcul pour tous vos appareils vieillissants, vous allez avoir des surprises : un gisement d'économies d'énergie s'offre à vous !

ÉNERGIE GRISE	kWh/m^3	kWh/tonne
Vermiculite	600	3 600 à 6 000
Verre cellulaire	1 600	9 700 à 16 000
Argile expansé	300	960 à 2 700
Flocons de cellulose	6 à 50	130 à 1 430
Panneaux fibres de cellulose	6 à 50	60 à 500
Panneau en fibres de bois	1 400	
Laine de lin ou chanvre	30	1 200 à 1 500
Laine de mouton	55	1 830 à 5 500
Panneau liège expansé	450	3 750 à 5 620
Liège expansé en vrac	310	4.300
MÉTAUX		
Aluminium première fusion	91 000	33 700
Tôle d'aluminium	190 000	70 400
Tôle en zinc	181 000	14 000
Tôle de cuivre	138 000	15 500
Tôle d'acier	57 000	7 300
Fer à béton	72 500	9 300
Acier profilé	90 500	11 600
Acier inox	229 000	29 000
DIVERS		
Verre (selon taux de recyclé)		2 100 à 2 800
Verre plat	15 700	6 150
Carton		7 600
Papier (selon blanchiment et taux de recyclé)		4 500 à 22 000
Plastiques (selon type)		16 700 à 22 900
Asphalte coulé	1 950	2 170
Sel de bore (traitement du bois)	1 900	
Produit phytosanitaire pétrochimique	30 660	

1 Votre maison, une troisième peau

Le confort thermique

Nous sommes des êtres à sang chaud. Les aliments nous apportent l'énergie nécessaire au maintien de notre température corporelle à 37° C. Notre corps subit des interactions énergétiques avec l'environnement, par quatre mécanismes :

– La convection : échange avec l'air qui nous entoure, liée à sa vitesse et à l'écart de température.

– La conduction : échange avec les objets en contact direct, par exemple un matelas ou le sol.

– Le rayonnement : échange sans contact direct, avec les corps solides (sol, murs, plafond) et les sources de chaleur ou de froid. Le transfert d'énergie va du corps le plus chaud vers le plus froid, grâce aux infrarouges. Ainsi, le soleil ou un feu nous réchauffent alors que l'air est froid, tandis qu'un mur ou un vitrage froids nous rafraîchissent même quand l'air est chaud.

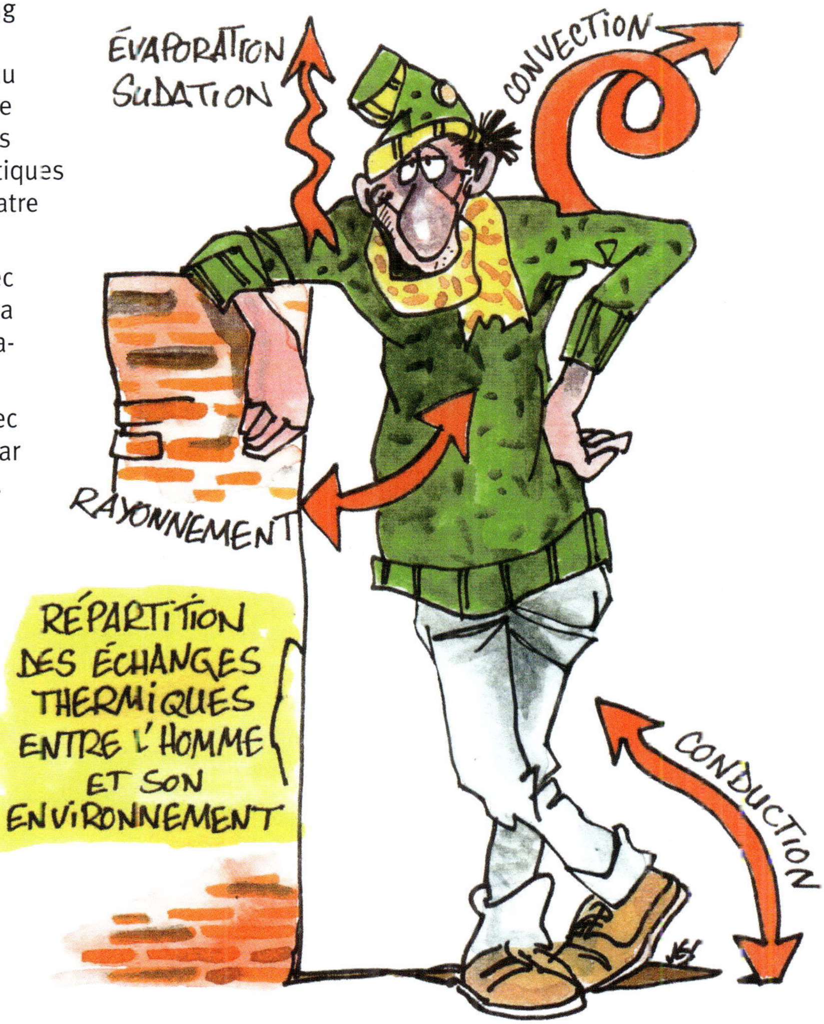

Le confort (certains parlent de volupté) thermique est théoriquement ressenti à une température de l'air de 20 à 27° C et à un taux d'humidité relative de 20 à 80 % (optimum : 35 à 60 %). Mais ce n'est pas aussi simple, car de nombreux autres éléments interviennent :

– la température de surface des objets ou des parois proches ;

– le mouvement de l'air ;

– les vêtements ;

– l'activité physique ;

– le sexe, l'âge, l'état de fatigue, la faim, le moment de la journée, la saison ;

– l'état d'esprit (calme, euphorie, colère ou angoisse) ;

– des éléments subjectifs, tels que la lumière ou la couleur !

Par exemple, avec de l'air à 28° C, nous avons trop chaud si en même temps il est trop humide ou immobile (l'évaporation de la sueur est ralentie) ou si la température des parois est proche de celle de l'air (le rayonnement du corps vers ces parois est ralenti).

Mais à 30° C, nous nous sentons bien si l'air est sec, s'il y a un léger courant d'air ou si les parois sont plus fraîches que l'air.

La température des parois environnantes est sans doute un facteur de confort thermique déterminant. Car nous ressentons la température moyenne entre celle de l'air (55 %) et de celle des parois (45 %) :

– En hiver, nous avons le même confort avec de l'air à 18° C et des murs à 20° C (moyenne 19° C) qu'avec de l'air à 22° C et des murs à 16° C (moyenne 19° C également).

– En été, une température de 30° C est agréable si les murs sont à 20° C (moyenne 25° C) alors que nous souffrons de la chaleur si les murs sont à 28° C (moyenne 29° C).

Ces notions sont essentielles pour comprendre pourquoi et comment notre logement est à même de nous apporter, en toute saison, les conditions optimales du confort thermique. On dit souvent que les vêtements sont notre seconde peau et la maison notre troisième peau. Aujourd'hui, nous disposons des moyens pour rendre cette « enveloppe » efficace, quelles que soient les conditions climatiques !

Les bâtiments ont leur étiquette énergie

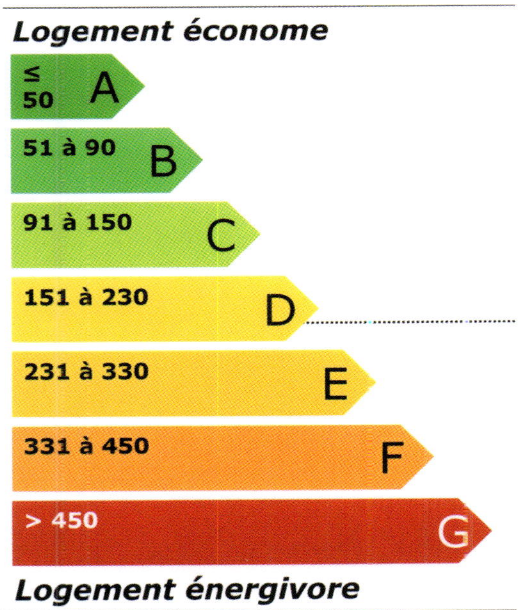

L'étiquette « énergie » en kWh par mètre carré et par an.

Maintenant, vous saurez à l'avance ce que vous coûtera en chauffage le logement que vous envisagez d'acquérir. Car depuis novembre 2006, le diagnostic de performance énergétique (DPE) est obligatoire pour tout logement ou bâtiment mis en vente. Il calcule la consommation prévisionnelle en chauffage des logements mis en vente et délivre une étiquette énergie. Elle ressemble à celle qui, depuis plus de dix ans, vous oriente vers les appareils électroménagers les plus sobres.

Pour obtenir la classe A, le bâtiment doit avoir des besoins annuels de chauffage inférieurs à 50 kWh/m² d'énergie primaire (le chauffage électrique est enfin et logiquement désavantagé, voir *De la centrale à la prise de courant* p. 80). Sachant que la moyenne française est de 210 kWh/m², on mesure le chemin à parcourir : les bâtiments, y compris anciens (ils sont 17 millions et plutôt à 300 kWh/m²) doivent devenir 4 fois plus performants thermiquement, c'est le fameux Facteur 4. Le chantier est gigantesque et il doit commencer tout de suite !

L'étiquette énergie est associée à une seconde étiquette, qui indique l'impact du bâtiment en matière de gaz à effet de serre. La lecture du DPE est facilitée par une estimation, évidemment prévisionnelle elle aussi, du coût en euros du chauffage.

Les DPE sont réalisés par des professionnels, généralement les mêmes qui font déjà les diagnostics termites/plomb/amiante.

Lors de la transaction immobilière, ne perdez pas de vue que la consommation d'énergie doit être prioritaire sur d'autres critères plus... subjectifs. Mais rien ne vous empêche de demander les factures d'énergie des dernières années. Certes, elles ne vous diront pas si les anciens occupants appartenaient à la famille « gaspi » ou à la famille « négaWatt », mais elles vous donneront le vécu et le réel.

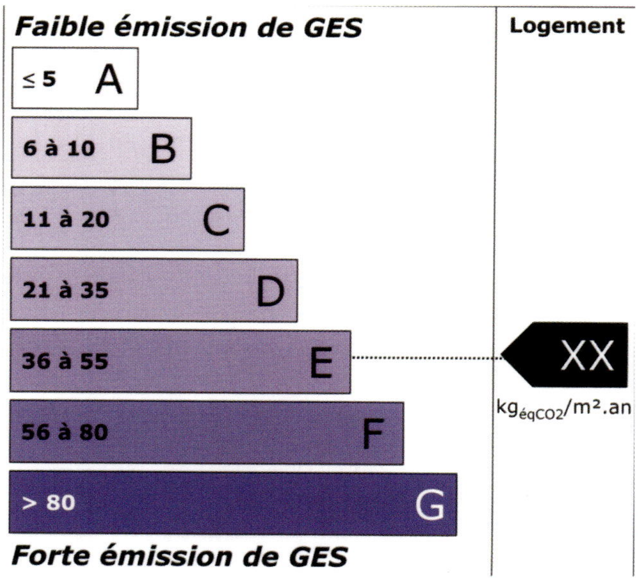

L'étiquette « gaz à effet de serre » en Kg équivalent CO2 par mètre carré et par an

L'isolation thermique

L'avenir : la haute isolation

Les bâtiments consomment 46 % de l'énergie utilisée en France. Le chauffage y participe pour les 2/3. La nécessité d'une bonne isolation thermique n'est plus à démontrer. Un logement construit aujourd'hui consomme annuellement 90 kWh/m² pour se chauffer : c'est presque 3 fois moins qu'avant 1974, date de la première réglementation thermique.

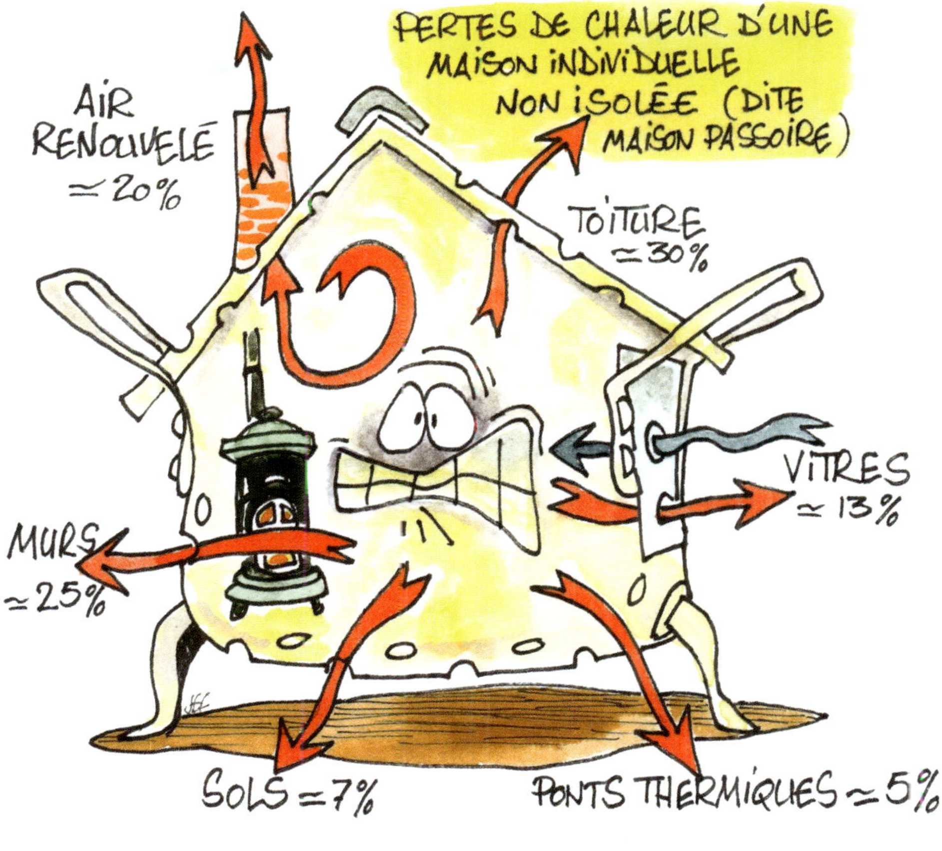

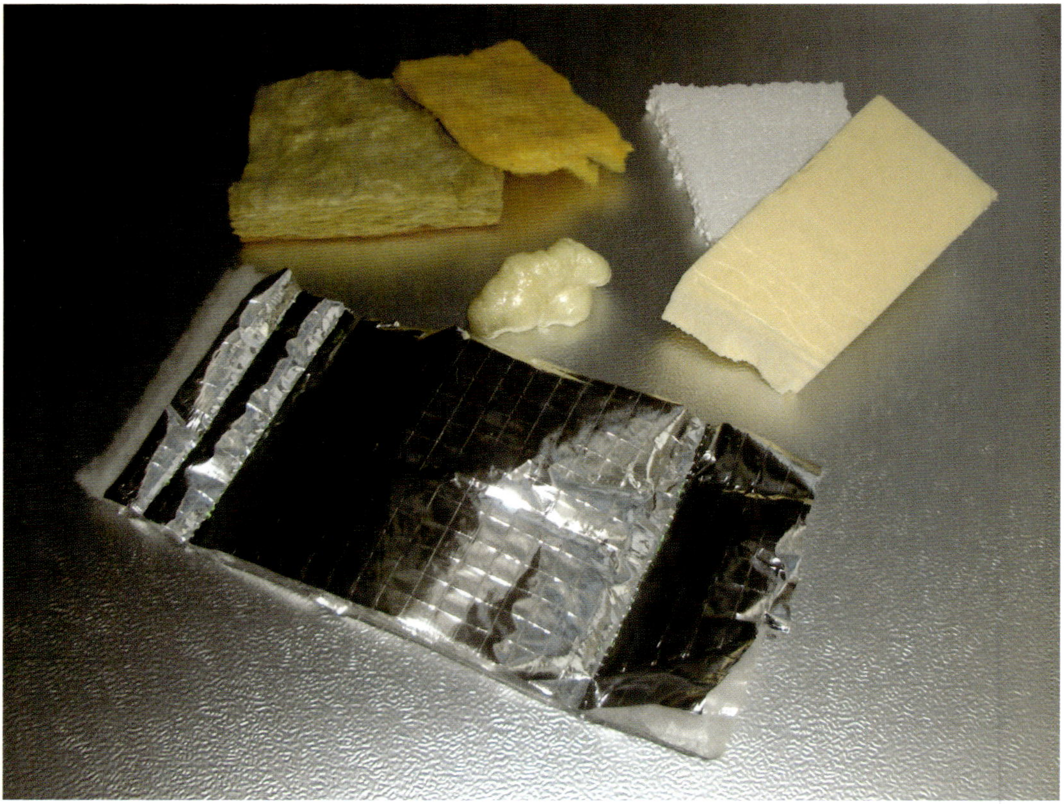

Isolants artificiels : laines de verre et de roche, polystyrène expansé et extrudé, mousse de polyuréthane et isolant mince multicouches.

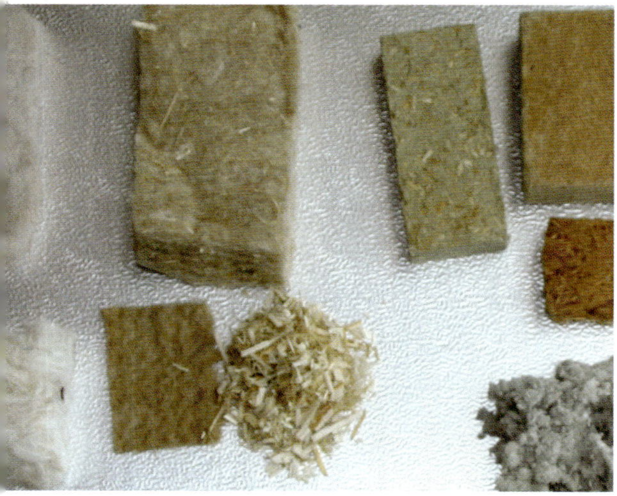

Isolants naturels : laines de mouton, de chanvre et de bois, plume, fibre de chanvre et ouate de cellulose.

Isolation, mode d'emploi

L'isolation réduit le transfert de chaleur à travers les parois, ce qui est intéressant à la fois en hiver (elle conserve la chaleur intérieure) et en été (elle limite la pénétration de la chaleur extérieure). La sensation de confort qu'elle apporte vient essentiellement de la disparition de la « sensation de paroi froide », liée à l'augmentation de la température de surface. C'est pour cette raison qu'un simple lambris de bois, grâce à sa faible effusivité (= vitesse à laquelle la température superficielle varie, exprime la capacité à absorber ou restituer la chaleur) limite immédiatement l'inconfort d'un mur non isolé. Mais il ne constitue pas une isolation, qui demande une certaine épaisseur d'isolant.

Le matériau le plus isolant est l'air sec et immobile. Les isolants sont légers, car ils piègent beaucoup d'air dans leurs alvéoles ou entre leurs fibres. Leurs caractéristiques les plus importantes sont :
– la conductivité thermique lambda, exprimée en W/m.K (watts par mètre et par degré Kelvin) : plus elle est faible, plus le matériau est isolant ;
– la résistance thermique R (en $m^2.K/W$) qui est obtenue en divisant l'épaisseur du matériau (en mètres) par le lambda.

Le lambda moyen est d'environ 0,04 W/m.K, avec une faible variation. Selon la destination de l'isolant (sol, murs, toiture), d'autres critères sont à considérer :
– mécaniques : résistance à la compression, à l'humidité, perméabilité à la vapeur d'eau ;
– environnementaux : non nocivité, énergie grise, recyclabilité. Les isolants naturels, issus du règne végétal (bois, chanvre, lin, liège, cellulose) ou animal (plume, laine de mouton) partent gagnants, contre les isolants artificiels, issus de la pétrochimie (polystyrène) ou les laines minérales, dont les fibres sont probablement cancérogènes (déclarées comme telles en Allemagne...).

Les isolants bénéficient d'une certification ACERMI (performances thermiques, comportement mécanique, à l'eau et au feu). Les isolants naturels n'ont pas tous ce « label », mais celui-ci ne garantit pas la valeur écologique des matériaux...

Les travaux d'isolation bénéficient d'aides financières : TVA à taux réduit si l'habitation a plus de deux ans, crédit d'impôt, subventions de l'ANAH (Agence Nationale de l'Habitat). Il est bon de se renseigner auprès des Espaces Info Énergie.

Je ne détaillerai pas la mise en œuvre de l'isolation : il faudrait un ouvrage entier et il en existe déjà de très bons (voir Bibliographie p.187). Simplement, je vais donner quelques « coups de phare » sur ce qui est le plus important.

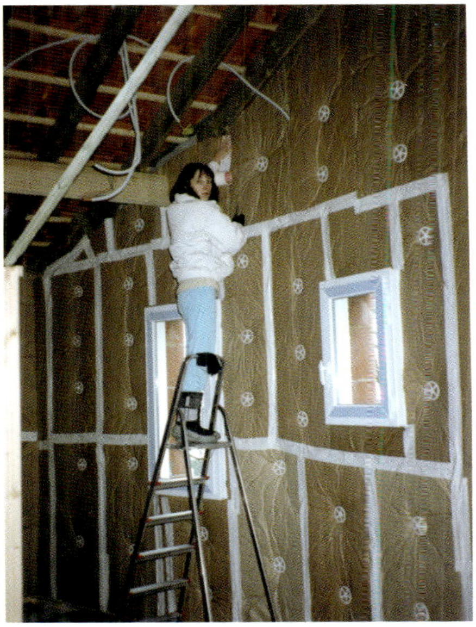

Isolation par l'intérieur

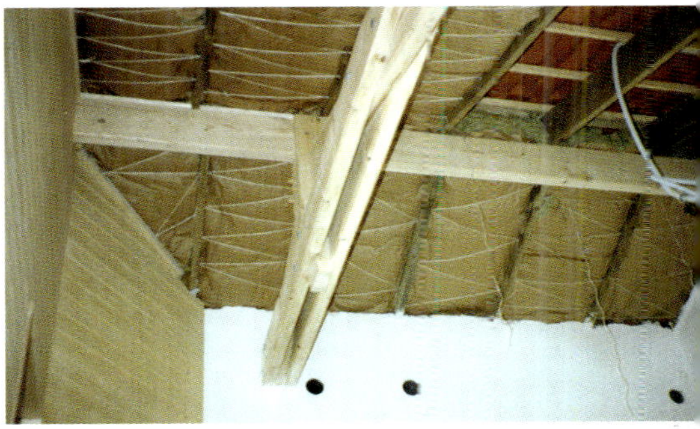

Isolation sous rampants

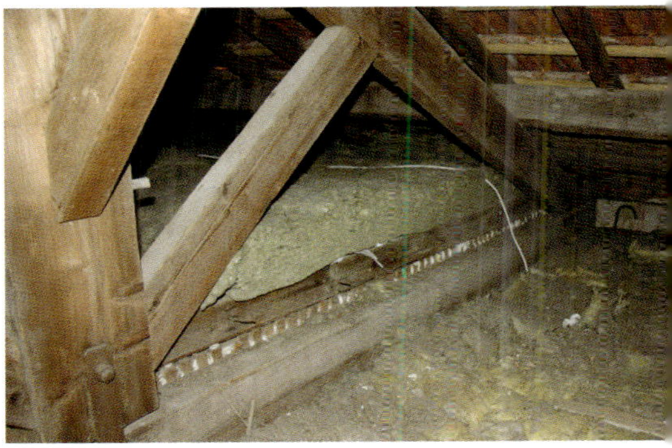

Isolation du plafond : avec les combles non habitables, il est aisé d'ajouter un épaisseur.

Les zones à traiter en priorité

– Le toit (30 % des déperditions) car l'air chaud s'accumule en hauteur. Le gain en confort est immédiat et la rentabilité financière est rapide.
– Les murs (25 % des pertes), en renforçant si possible l'isolation des parois exposées au nord.
– Les ouvertures (voir *Ne jetez plus vos calories par les fenêtres* p.27).

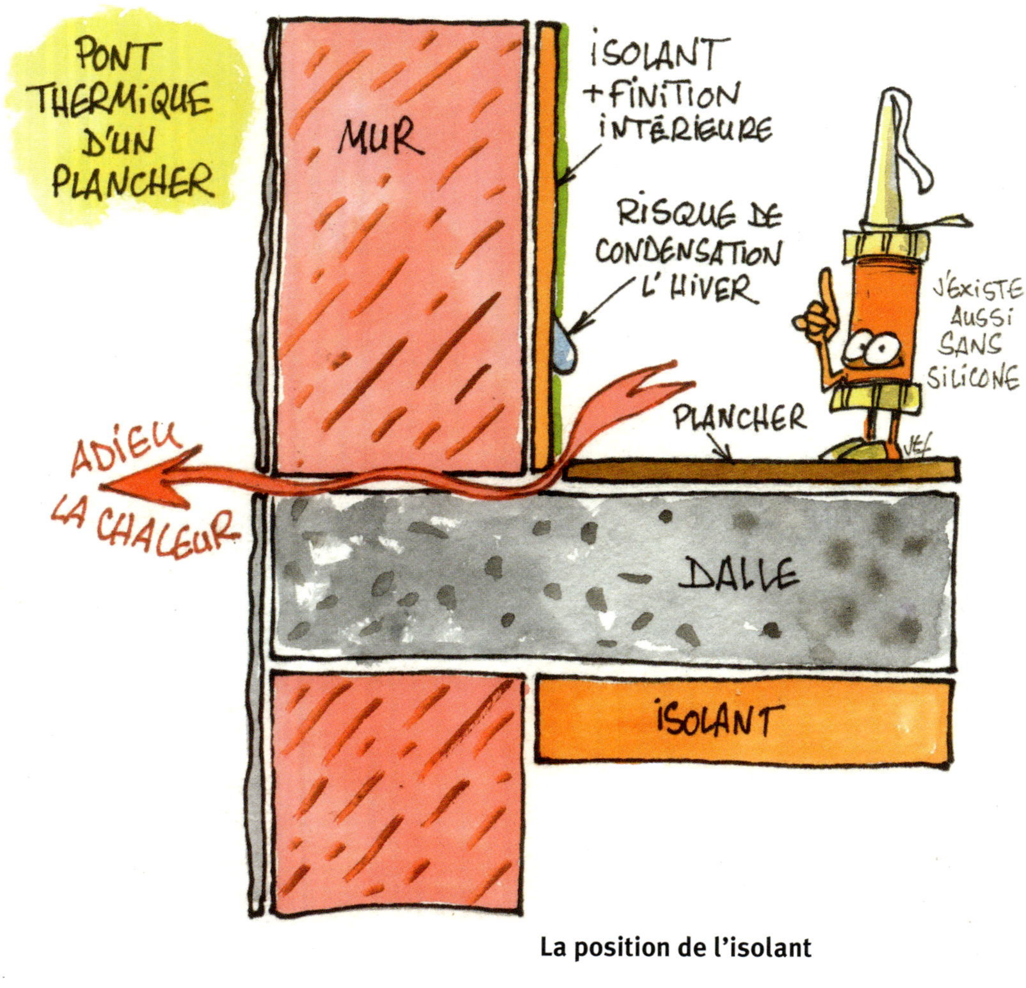

La position de l'isolant

L'isolation intérieure reste majoritaire, ce qui est une aberration. Il est bien plus rationnel d'isoler par l'extérieur :

– on supprime les ponts thermiques (zones de diminution de la résistance thermique), par exemple le bout de dalle d'étage ou les appuis de fenêtres ;
– on ne perd pas de surface habitable ;
– les murs extérieurs sont protégés des contraintes climatiques. Ces murs porteurs, lourds, sont en contact avec le volume habitable, qui bénéficie ainsi de leur inertie thermique, limitant les variations de température. L'intérêt est double en hiver, ils emmagasinent de la chaleur gratuite (soleil, cuisson, équipements électroménagers, éclairage, plus celle des occupants) et la restituent quand l'air se refroidit ; en été, les murs conservent leur fraîcheur plus longtemps.

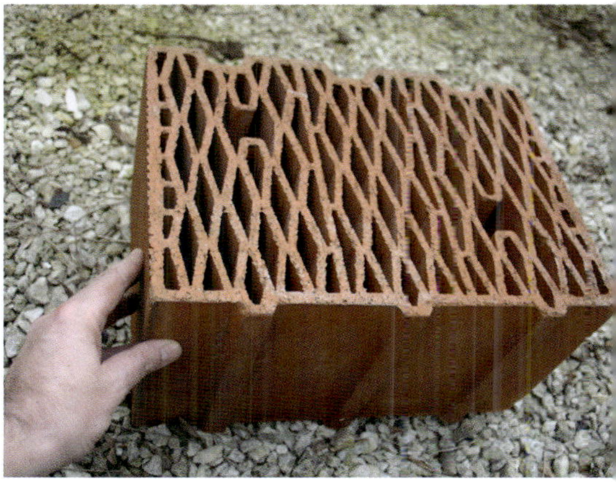

Brique monomur

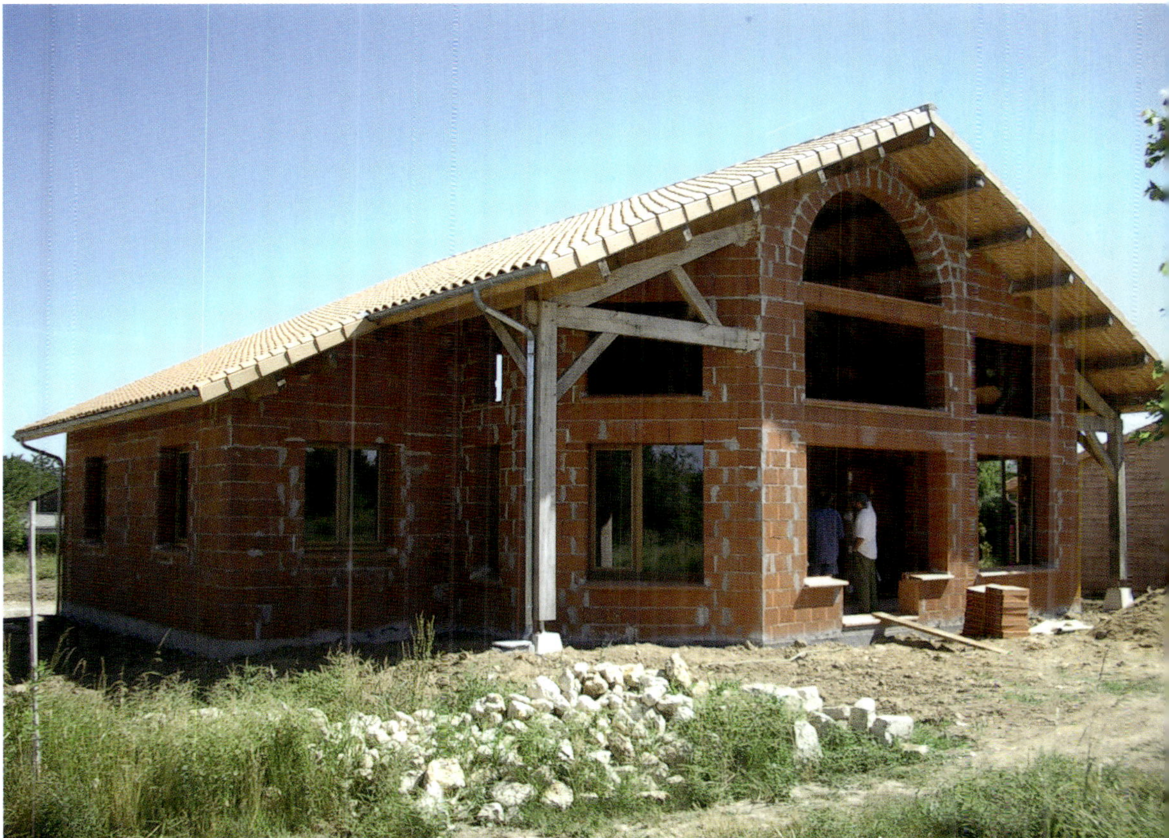

Maison bioclimatique en brique monomur

Les isolants minces

Constitués de plusieurs couches de ouate synthétique « en sandwich » entre des feuilles de plastique aluminisé, ces isolants ne font que 1 à 2 cm d'épaisseur. Ce n'est donc pas sur elle qu'ils comptent pour atteindre les performances requises, mais sur l'effet de réflexion des infrarouges, par l'aluminium.

Ils sont régulièrement présentés comme la solution « miracle », notamment en matière de gain de place : plusieurs mètres carrés de surface habitable, pour une maison moyenne. Mais selon le CSTB (Centre Scientifique et Technique du Bâtiment), il faut respecter une lame d'air de plusieurs centimètres de chaque côté, ce qui annule une bonne partie de leur intérêt.

Ces isolants sont peu écologiques (fibres synthétiques et aluminium) et difficilement recyclables. En plus, ils ne sont pas bon marché.

L'isolation « répartie » est un cas particulier à privilégier. On parle de « monomur » car elle utilise des matériaux (béton cellulaire ou brique multi-alvéolaire) à la fois porteurs et isolants, qui ne nécessitent pas d'isolation complémentaire.

Une isolation forte

Désormais, il faut « frapper fort », avec des isolations minimales de :
– 20 cm dans les murs,
– 30 cm en toiture,
– les meilleurs vitrages disponibles.

Les bâtiments anciens

Ils doivent faire l'objet d'attentions particulières. Comme ils sont généralement en pierre, l'isolation doit respecter la migration de l'humidité dans le mur, sous peine de graves désordres. Les isolants étanches sont donc à éviter, au profit des microporeux. La perméabilité à la vapeur d'eau de l'enduit intérieur doit être plus forte que celle de l'enduit extérieur, sous peine de condensation dans l'épaisseur du mur. Par ailleurs, il ne faut pas entreprendre l'isolation de murs humides sans avoir traité auparavant ce problème. Dans ces cas là, il est fortement conseillé de faire appel à des artisans qualifiés.

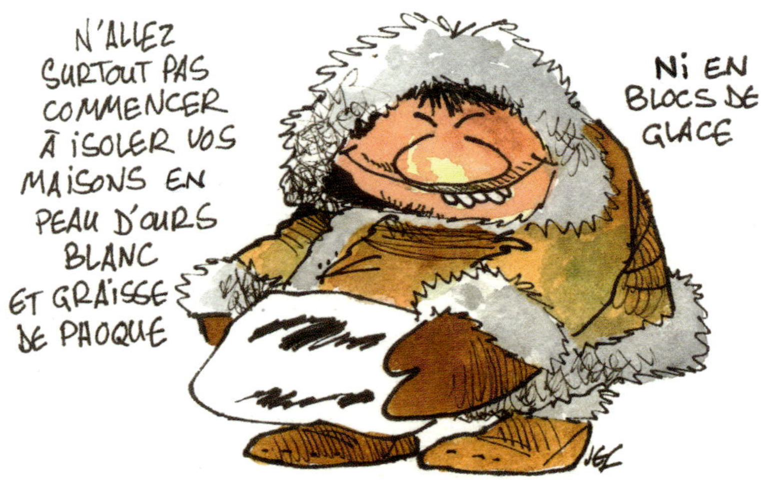
N'ALLEZ SURTOUT PAS COMMENCER À ISOLER VOS MAISONS EN PEAU D'OURS BLANC ET GRAISSE DE PHOQUE
NI EN BLOCS DE GLACE

Ne jetez plus vos calories par les fenêtres !

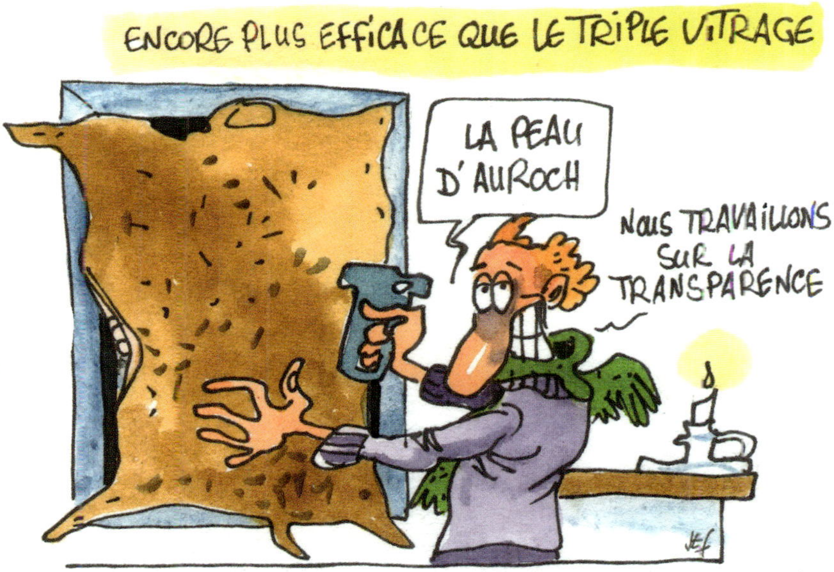
ENCORE PLUS EFFICACE QUE LE TRIPLE VITRAGE
LA PEAU D'AUROCH
NOUS TRAVAILLONS SUR LA TRANSPARENCE
JEF

Les fenêtres sont responsables de plus de 10 % des pertes de chaleur d'un logement. Elles sont longtemps restées des « passoires à calories » et le maillon faible de l'isolation. Mais en 30 ans, les vitrages ont fait d'énormes progrès : leur coefficient de déperdition a été réduit d'un facteur 6 à 12 !

Vitrages « high-tech »

Pour en arriver là, l'espace entre les vitres est passé de 6 à 16 mm, voire 20 mm. L'air a été remplacé par un gaz rare, de l'argon ou du krypton. Enfin, une fine couche transparente d'oxydes métalliques réfléchit la chaleur de l'habitation. On parle de vitrages à basse émissivité ou à isolation renforcée (VIR). L'évolution n'est pas finie : pour réduire les ponts thermiques, les intercalaires métalliques entre les vitres commencent à être remplacés par des composites, et des vitrages sous vide sont à l'étude.

En même temps que les déperditions thermiques chutent, le confort s'améliore : la sensation de paroi froide est fortement diminuée ; c'était le principal handicap des vitrages.

Avec le triple vitrage, le « bond technologique » réduit encore de moitié les déperditions. Certes au prix d'une augmentation de 30 % du poids et d'au minimum 50 % du prix. Si le marché du triple vitrage ne décolle pas en France, il explose en Allemagne, où il équipe notamment les maisons « passives ».

Les huisseries

Le PVC domine (plus de 60 % du marché), suivi par l'aluminium (18 %) et le bois (17 %).

Le cadre des fenêtres est le nouveau maillon faible : moins isolant et responsable d'infiltrations d'air, il diminue de 30% la performance globale. Le PVC est le plus isolant, suivi du bois (+ 10 % de pertes),

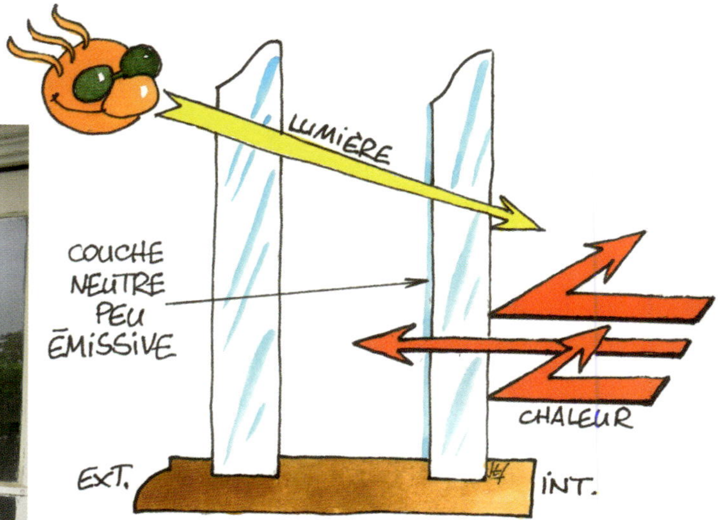

Principe du vitrage à basse émissivité

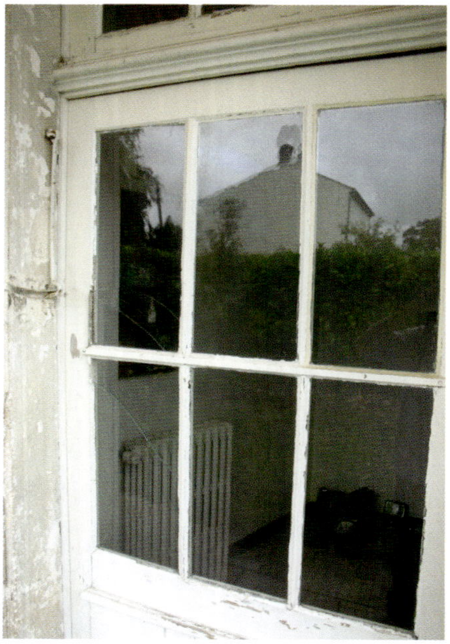

Du simple vitrage qu'on ne devrait plus voir !

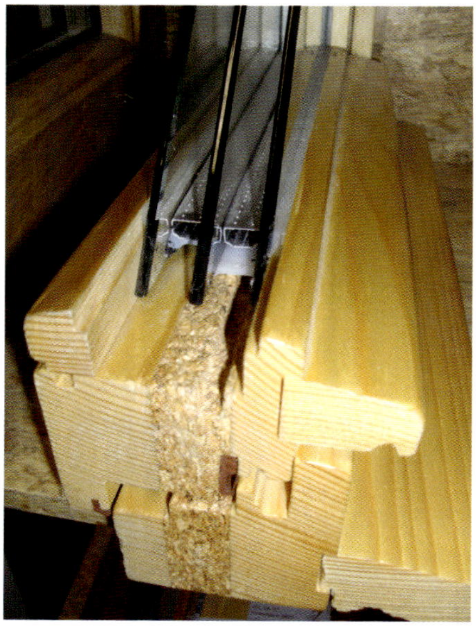

Triple vitrage et cadre en bois-liège

de l'aluminium à rupture de pont thermique (+ 35 %) et de l'aluminium classique (+ 55 %). Grâce à un rupteur de pont thermique en liège, le bois devient le matériau de référence.

L'énergie grise du matériau est à prendre en compte : 33 kWh/kg pour l'aluminium, 21 pour le PVC et seulement 4 à 7 pour le bois.

Issu du pétrole et de la chimie du chlore, le PVC est polluant à la fabrication et à l'utilisation (composés organiques volatils). En cas d'incendie, il dégage des gaz toxiques. En fin de vie, il est délicat à recycler.

Le bois est un excellent matériau, à condition de choisir une bonne essence : chêne, châtaigner ou douglas. Il faut éviter les bois tropicaux, même « éthiques », à cause du transport sur de longues distances. En tant que biomasse (donc renouvelable) c'est un « piège à carbone » : 500 kg de CO_2 par tonne de bois mise en œuvre.

Le complexe bois-aluminium est un compromis acceptable : l'aluminium (en faible quantité) protège durablement le bois des agressions extérieures. En revanche, son prix est élevé.

Volets et rideaux : des auxiliaires d'isolation

En créant une lame d'air supplémentaire, à l'intérieur et à l'extérieur de l'espace chauffé, ils peuvent diviser par 2 les déperditions thermiques d'ouvertures peu performantes.

Les volets roulants sont plus efficaces que les volets battants, généralement moins ajustés. Selon l'étanchéité et la force du vent, l'air entre les volets et la fenêtre gagne 2 à 5° C par rapport à la température extérieure.

Le rideau n'est réellement efficace que s'il est épais, mais surtout bien appliqué contre l'ouverture : il doit s'opposer à la convection de l'air.

En cas d'absence de volets extérieurs, des volets intérieurs sont une alternative intéressante. Pendant la saison de chauffage, fermez les volets et les rideaux dès que les ouvertures n'apportent plus de lumière naturelle.

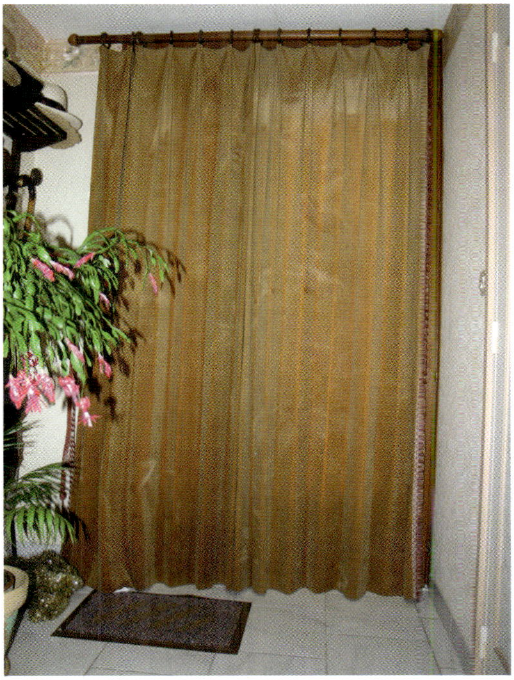

Une solution pour une porte d'entrée, les doubles-rideaux

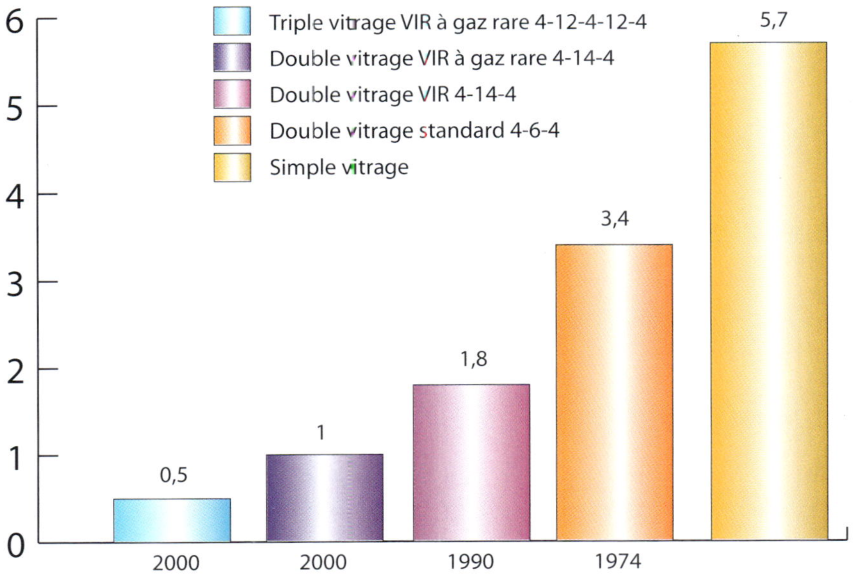

Coefficient U de déperdition surfacique de différents vitrages, en W/m².K (sources : Bâtir sain + Solaire 2000)

Isolez un plancher froid

Dans votre maison, une ou plusieurs pièces sont situées au-dessus d'une zone froide. L'hiver, leurs planchers sont une source de perte d'énergie et d'inconfort, parfois d'humidité. Voici deux méthodes simples et efficaces pour les isoler.

Dans le cadre de votre programme pour baisser votre consommation d'énergie de chauffage à 50 kWh par mètre carré et par an, l'épaisseur d'isolant sera d'au moins 6 cm.

Deux cas se présentent :

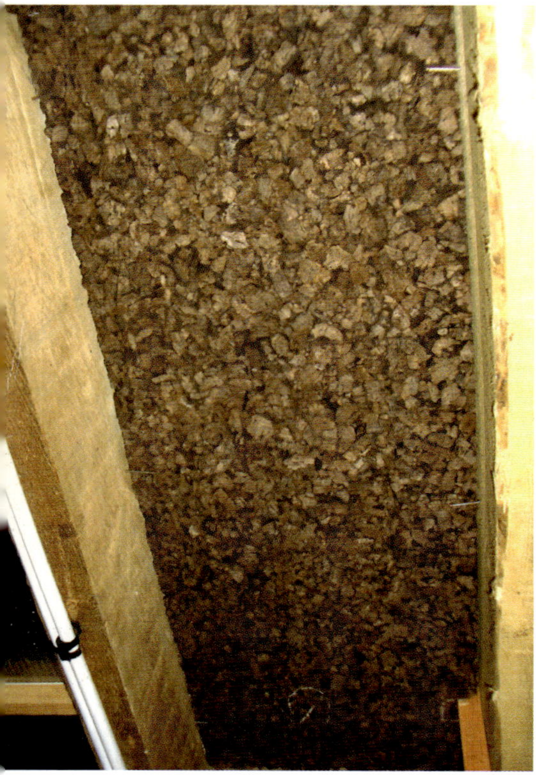

Isolation par panneaux de liège expansé fixés sous le plancher

Votre plancher est accessible par au-dessous (sous-sol, cave ou vide sanitaire)

Votre plancher est en bois

Il repose sur des solives, dont l'écartement est variable. Si la maison est récente, leur espacement est généralement de l'ordre de 50 cm, ce qui correspond à la largeur des panneaux d'isolant. Vous aurez peu de découpes à effectuer et donc peu de chutes. Vu le mode d'application de l'isolant (à bout de bras), le matériau le plus adapté est l'isolant rigide, en plaques. Des isolants souples impliquent une mise en œuvre plus complexe, pour les maintenir en place.

Vous pouvez fixer les plaques :
– par clouage à travers les plaques, dans le plancher ; si les plaques font un certain poids (c'est le cas, par exemple, du liège expansé), vous devrez intercaler des rondelles métalliques pour assurer un bon effet « sandwich » et pour qu'elles ne risquent pas de se décrocher, à la longue ;
– à l'aide de petits tasseaux de bois, cloués de chaque côté dans les solives.

Vous n'avez pas besoin d'isoler les solives : comme elles sont en bois de forte épaisseur, elles sont suffisamment isolantes pour ne pas constituer des ponts thermiques.

Si la maison est ancienne, l'écartement des solives est généralement supérieur à 50 cm. Vous devrez mettre les panneaux dans l'autre sens, en travers. Les chutes seront sans doute plus importantes, mais vous pourrez toujours les utiliser à une autre occasion. Contrairement aux plaques de liège, les panneaux en laine de bois disposent d'une certaine souplesse : ils peuvent être légèrement comprimés, la découpe n'a pas besoin d'être d'une grande précision.

Votre plancher est en béton

Il a certainement été coulé sur des hourdis (des sortes de parpaings) posés sur les poutres en béton armé. Dans ce cas, le plus simple est de fixer les plaques d'isolant en les clouant dans le béton. Utilisez des pointes en acier, d'une longueur supérieure d'un centimètre à l'épaisseur des plaques. Une pénétration d'un centimètre est suffisante pour les maintenir.

Vous pouvez évidemment coller les plaques, mais vu la structure poreuse des hourdis, la consommation de colle risque d'être prohibitive.

Ne laissez pas les poutrelles nues comme pour le plancher en bois, car elles seraient autant de ponts thermiques : le béton armé est très conducteur de chaleur. Découpez les plaques d'isolant pour coffrer les poutrelles et assurer la continuité de l'isolation.

Votre plancher est sur un terre-plein non isolé

C'est-à-dire qu'il repose directement sur le terrain. La méthode la plus simple est la pose d'un parquet en bois, par-dessus le plancher existant. Ce plancher peut être en béton, en pierre ou en bois. Si la pièce attenante ou le couloir d'accès restent en l'état d'origine, la pièce ainsi traitée sera surélevée et la porte d'accès aura un seuil. Si la porte ouvre sur l'intérieur de la pièce, vous serez amenés à en couper quelques centimètres, en partie basse.

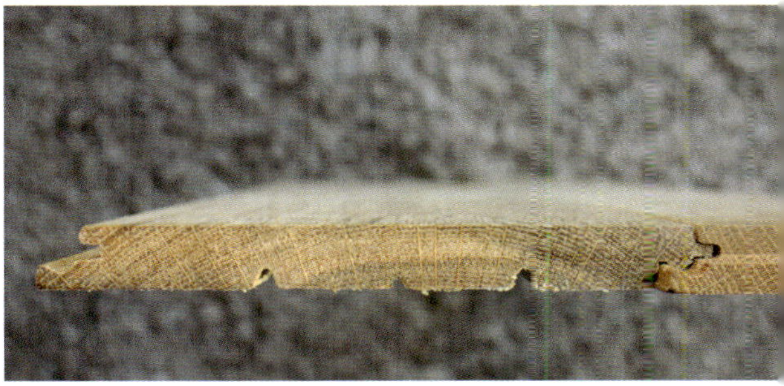

Parquet auto-bloquant

En revanche, le fait d'isoler le plancher en béton par au-dessus vous fera perdre le bénéfice de son inertie thermique. En été, le confort de la pièce sera donc réduit, car elle se réchauffera plus rapidement (voir à *Une maison naturellement fraîche en été* p. 70).

Vous disposez de deux méthodes d'isolation :

Le parquet « flottant »

Posez le nouveau parquet sur une couche d'isolant rigide, résistant à la compression. L'isolation est très efficace car le plancher est totalement découplé du sol, sans contact avec des parties froides. Pour être réellement

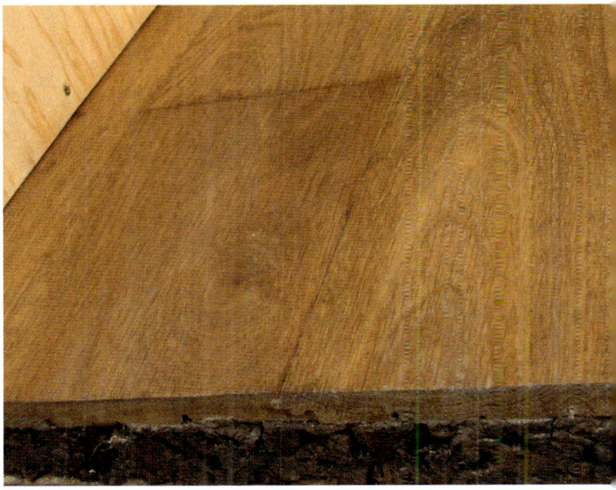

Parquet auto-bloquant posé sur une couche d'isolant rigide (panneau de liège)

efficace, l'épaisseur de l'isolant doit être d'au moins 4 cm.

Au-dessus de l'isolant, je vous recommande de poser du parquet auto-bloquant, ce qui est très rapide : chaque nouvelle lame posée se clipse sur la lame précédente, par simple emboîtement. D'une épaisseur de 13 mm, ce parquet est rigide et ne bougera pas. Prévoyez simplement un espace sur le pourtour de la pièce, pour permettre au bois de se dilater en fonction du taux d'humidité : il dépend de la dimension de la pièce, suivez les recommandations du fabricant du produit. La plinthe, éventuellement plus épaisse, cachera cet espace.

Le plancher classique

Vous pouvez aussi clouer du parquet normal, sur des lambourdes (gros tasseaux de bois) vissées dans le sol existant. Entre celles-ci, posez un isolant. La méthode la plus rapide et la moins chère consiste à utiliser de l'isolant en vrac : liège, ouate de cellulose ou, pourquoi pas, des copeaux de bois que vous pouvez récupérer gratuitement auprès des menuisiers. Bien entendu, rien ne vous empêche d'utiliser des laines d'isolation, simplement elles sont plus chères que le vrac.

1) Faites un cadre en lambourdes, sur le pourtour de la pièce.

2) En commençant par l'un des côtés de la pièce, perpendiculaire à l'orientation future des lames de parquet, fixez des lambourdes tous les 50 cm. Répartissez-les pour ne pas vous retrouver avec un espace réduit pour la dernière.

3) Dans les espaces, versez l'isolant en vrac et égalisez-le à l'aide d'une planchette, jusqu'au bord supérieur des lambourdes.

4) Clouez le parquet sur les lambourdes.

Enfin, si vous n'aimez pas le parquet, vous pouvez utiliser des panneaux de bois reconstitué, de type contreplaqué ou aggloméré, bouvetés en bout pour permettre leur continuité. Ils sont moins chers et vous choisirez un revêtement à votre goût et selon vos moyens : tapis végétaux, linoléum, etc.

Ainsi isolé du froid, votre plancher vous apportera, l'hiver, un confort et une économie d'énergie appréciables.

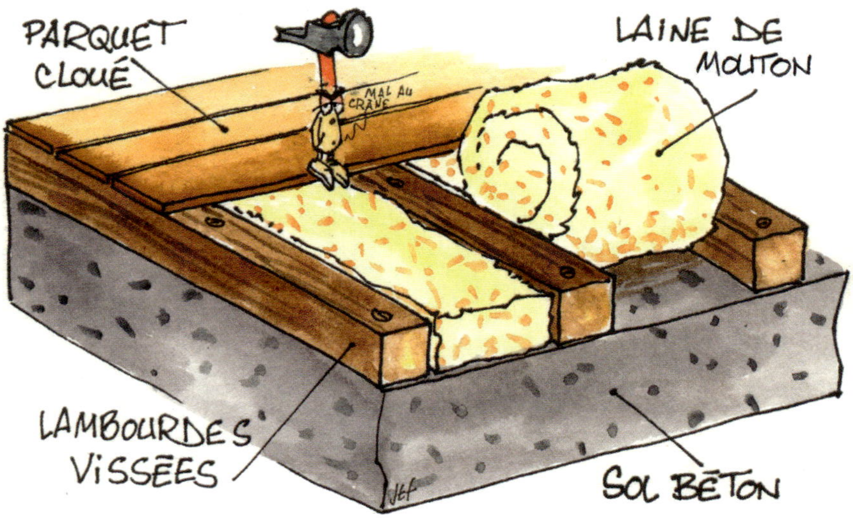

Isolez un mur par l'intérieur

Dans votre maison, un ou plusieurs murs extérieurs ne sont pas bien isolés. Pour des raisons techniques ou esthétiques, vous ne pouvez pas renforcer leur isolation par l'extérieur ? Il vous reste l'isolation par l'intérieur. Voici l'une des méthodes les plus simples.

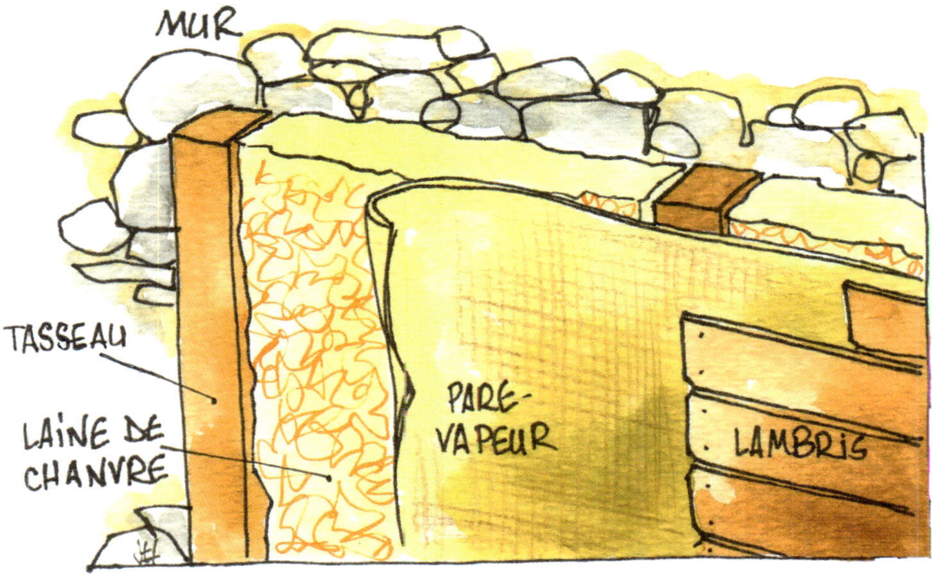

Isoler les murs par l'intérieur n'est sans doute pas la méthode idéale, car elle supprime l'inertie thermique du mur, gage de confort (*Voir L'avenir : la haute isolation – La position de l'isolant* p. 24) et diminue sensiblement la surface intérieure des pièces. Mais c'est parfois la seule applicable, notamment pour les maisons anciennes dont on veut préserver l'aspect extérieur.

Vos murs bénéficient peut-être déjà d'une isolation intérieure, mais elle ne comporte que quelques centimètres d'isolant. C'est nettement insuffisant, au regard de la réglementation thermique actuelle qui nécessite au moins 10 cm. Mais pour atteindre les fameux 50 kWh/m² de besoins annuels de chauffage, il faudra doubler cette épaisseur.

Plutôt que tout casser et recommencer l'isolation à zéro, vous pouvez réaliser un doublage du mur. Avec une nouvelle épaisseur d'isolant, vous atteindrez le niveau d'isolation requis.

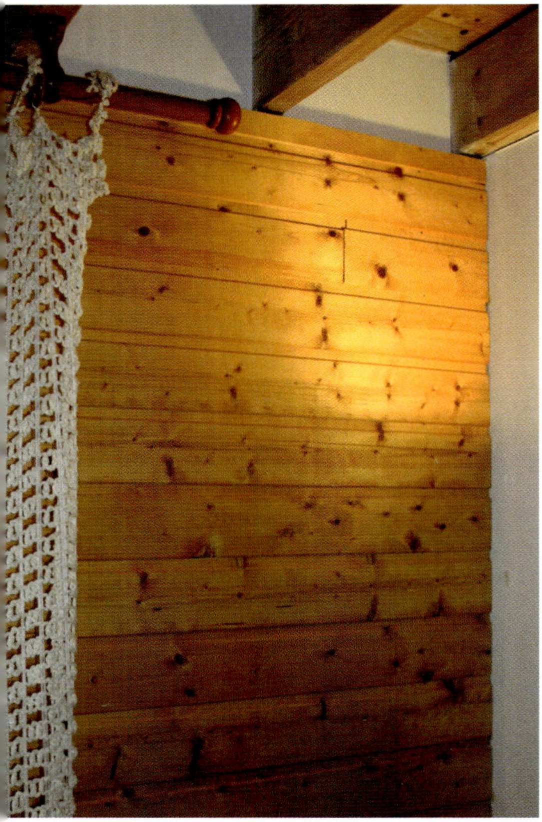

Une cloison en bois

Comme pour le sol, le bois est un matériau qui se prête admirablement au bricolage, sans nécessiter un haut niveau de compétences. Je vous conseille le lambris. Il est vite posé, surtout si les lames font plus de 10 cm de large. Son aspect est agréable et il procure une réelle sensation de chaleur. Comme isolant, utilisez des panneaux semi-rigides : la laine de bois est bien adaptée à cet usage, car elle est légère et peut subir une légère compression, pour entrer dans les espaces et s'y maintenir seule.

La technique de pose est sensiblement identique à celle du sol :

1) Autour du mur, vissez un cadre en lambourdes, dont la section correspond à l'épaisseur de l'isolant. Si le mur n'est pas du tout isolé, elles devront faire 10 cm, voire 20 cm.

2) Perpendiculairement à l'orientation des lames de lambris (verticales ou horizontales), vissez au mur des lambourdes parallèles tous les 50 cm, ce qui correspond à la largeur des panneaux d'isolant.

3) Intercalez l'isolant entre les lambourdes, deux épaisseurs seront peut-être nécessaires.

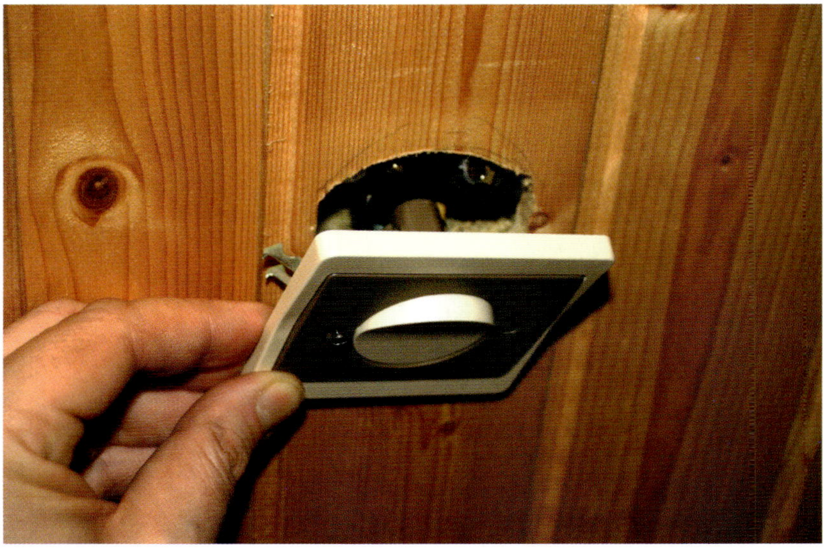

4) Sur les lambourdes, agrafez un freine-vapeur, par exemple du papier kraft. Son rôle est d'éviter que l'humidité de l'air de la pièce ne se condense dans l'isolant, lui fasse perdre ses caractéristiques isolantes et le dégrade à la longue. Soignez particulièrement la continuité entre les feuilles de pare-vapeur : faites-les chevaucher et collez-les avec un adhésif large.

5) Clouez le lambris sur les lambourdes. Bien entendu, rien ne vous empêche d'employer, à la place du lambris, des panneaux de particules ou des plaques de plâtre (gypse-cellulose) que vous tapisserez à votre convenance.

Électricité et chauffage

Si le mur est équipé de lampes, d'interrupteurs ou de prises de courant, vous devrez allonger les fils à l'aide de dominos électriques. Protégez-les par un morceau de gaine annelée, jusqu'à la nouvelle cloison (pour les lampes) ou jusqu'aux nouveaux boîtiers électriques. Vous pouvez également utiliser du câble électrique gainé, à plusieurs fils. Pour passer les fils des lampes, un simple petit trou dans le lambris suffit, pour les boîtiers la découpe sera plus importante.

Important : n'oubliez pas de couper le compteur, avant d'intervenir sur les circuits électriques.

Si des canalisations de chauffage longent le mur et si des radiateurs sont fixés au mur (surtout si ce des radiateur lourds, en fonte) les choses se compliquent et ce n'est plus vraiment du bricolage. Il vaut alors mieux que vous faisiez appel à un chauffagiste.

S'il était nu au départ, votre mur ne vous donnera plus cette désagréable sensation de paroi froide. Il sera correctement isolé pour affronter les hivers les plus rudes et réduire les pertes de chaleur.

Si le mur est humide

C'est parfois le cas dans une maison ancienne en pierres, mais on en voit également dans des habitations récentes... La démarche est plus complexe. Si vous avez déjà tout tenté pour remédier à la remontée d'humidité par capillarité, vous devez lui permettre de s'évacuer, aussi bien par l'extérieur que par l'intérieur. Sinon, elle remontera plus haut dans le mur et le dégradera. En tout cas, le problème d'humidité risque de s'aggraver. Vous devrez laisser un petit espace entre le mur et l'isolant, ainsi qu'en haut et en bas du mur, pour ménager une légère circulation d'air. Mais il préférable de traiter auparavant le problème d'humidité. Avant de vous lancer dans les travaux, demandez l'avis d'un artisan compétent.

Renforcez l'isolation de votre plafond sous rampants

Votre plafond est mal isolé, ou une partie de celui-ci. Son isolation est importante, car il est responsable de 20 % au moins des pertes de chaleur de l'habitation. L'été, son insuffisance d'isolation participe à la surchauffe. Vous ne pouvez pas accéder au-dessus, pour ajouter une couche d'isolant ? Il ne vous reste plus qu'à le doubler par au-dessous.

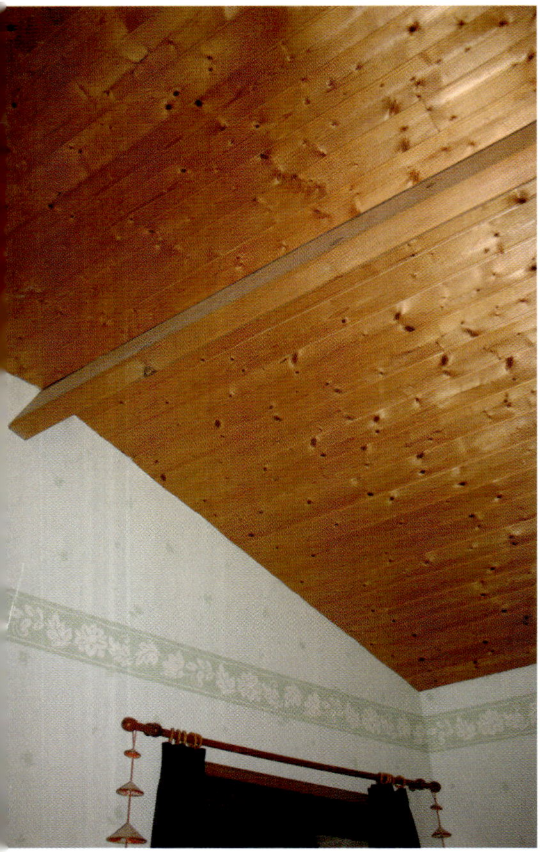

L'isolation de votre plafond sous rampants est ancienne. Vous la soupçonnez d'être assez mince, sans compter qu'avec le temps, elle s'est probablement tassée. Alors qu'aujourd'hui, 20 cm au moins d'isolant sont nécessaires. Mais 30 cm, voire 40 cm vous aideront à baisser votre consommation de chauffage, pour atteindre 50 kWh par mètre carré et par an.

Comme pour isoler un mur, l'une des techniques les plus simples consiste à réaliser un doublage en bois. Je vous recommande le lambris : facile à poser, esthétique et « chaud ». Vous le poserez sur des tasseaux fixés au plafond existant. Mais si vous préférez un plafond lisse, utilisez des plaques de plâtre (gypse-cellulose).

Comme isolant entre les tasseaux, tous les types de laines (de préférence écologiques) en panneaux semi-rigides sont adaptées.

Mise en oeuvre

La technique de pose est sensiblement identique à celle du mur :

1) Autour du plafond, vissez un cadre en tasseaux, dont la section correspond à l'épaisseur de l'isolant. Pour atteindre une épaisseur de 10 à 20 cm, procédez en plusieurs fois : vissez un premier cadre en tasseaux, puis un second sur le premier, éventuellement un troisième pour les fortes épaisseurs.

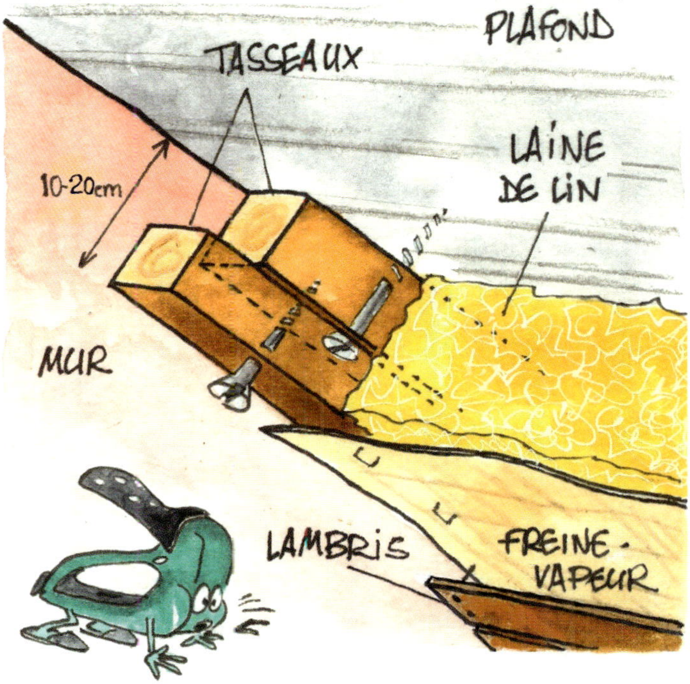

Attention : il s'agit du plafond et, en bon Gaulois, vous ne voulez pas risquer de le prendre sur la tête. Il convient donc de soigner la fixation des tasseaux. Vous devez simplement vous assurer que vous les vissez dans les solives.

2) En suivant les solives, vissez des tasseaux parallèles ; leur espacement sera dicté par celui des solives. Il est possible qu'il soit supérieur à 50 cm, qui est la largeur des panneaux d'isolant. Pour atteindre l'épaisseur requise, utilisez la même technique que pour le cadre.

3) Comme dans le cas du faux plafond, vous serez peut-être amenés à allonger le câble électrique d'un plafonnier (voir *Diminuez la hauteur sous plafond* p. 38).

4) Intercalez les panneaux d'isolant entre les tasseaux. Pour les maintenir, clouez-les au plafond, sans toutefois les écraser au niveau des clous pour ne pas réduire leurs performances thermiques. Selon l'épaisseur à atteindre, deux couches seront peut-être nécessaires.

5) Sur les tasseaux, agrafez un freine-vapeur (papier kraft par exemple) pour éviter que l'humidité de l'air de la pièce ne se condense dans l'isolant. Veillez à la bonne continuité de l'étanchéité : pas de déchirure et superposition des feuilles de freine-vapeur.

6) Sur les tasseaux et perpendiculairement à leur orientation, clouez ou agrafez le lambris.

Avec sa nouvelle isolation, votre plafond respectera la réglementation thermique. Il vous apportera un accroissement de confort et d'importantes économies sur votre facture de chauffage.

Diminuez la hauteur sous plafond pour réduire le volume à chauffer

Dans les maisons anciennes, il n'est pas rare d'avoir des hauteurs sous plafond de 2,80 à 3 m, soit 40 à 60 cm de plus que les habitations « modernes ». Une telle hauteur de pièce augmente les besoins de chauffage : d'une part, le volume à chauffer est de 15 à 25 % supérieur et, d'autre part, en raison de l'accroissement de la stratification de l'air. Ceci est d'autant plus important dans les pièces les plus chauffées comme le salon, la salle à manger, la cuisine ou la salle de bains et si, en plus, le plafond est surmonté d'un grenier ou de combles non isolés. En réduisant la hauteur de la pièce, vous diminuez le volume à chauffer et vous isolez le plafond. Selon le niveau d'isolation des autres parois (le sol, les murs et les vitrages), vous pouvez diminuer de 5 à 10 % les besoins de chauffage de la pièce ainsi traitée et augmenter votre confort.

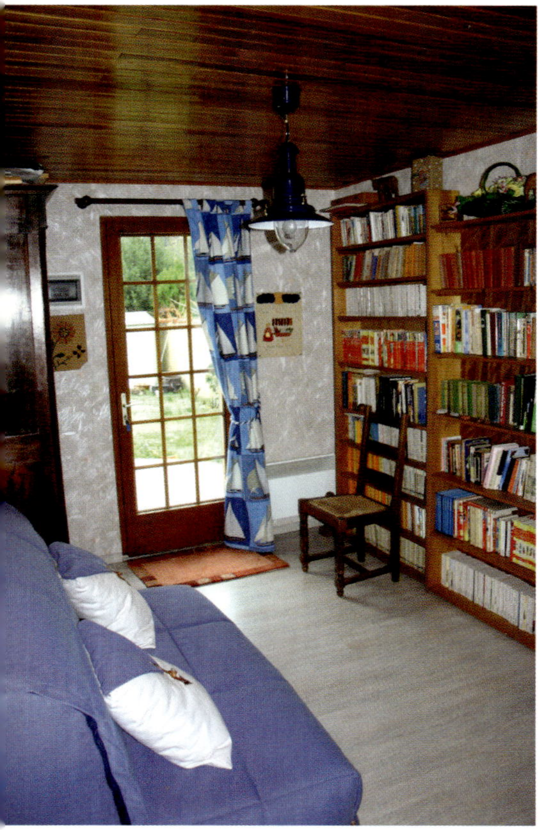

Vous êtes dans le cas le plus défavorable si vous avez :
– un chauffage par convection, qui chauffe l'air et augmente la stratification,
– une mauvaise isolation du plafond.

Si ce plafond ne présente pas d'intérêt patrimonial, comme des frises, des moulures ou une rosace, rabaissez-le en réalisant un « faux plafond ». En réalité, il sera vrai ! En revanche, pour respecter l'harmonie de la pièce, vous devrez conserver une hauteur en rapport avec la surface : vous pouvez « surbaisser » le plafond d'autant plus que la pièce est petite.

Mise en œuvre

La méthode la plus simple consiste à utiliser le bois, matériau noble, esthétique et « chaud » par excellence, facile à travailler et « piège à CO_2 ».

1) Réalisez un cadre en tasseaux (de section 30 x 50 mm par exemple) vissés sur le pourtour de la pièce, à la hauteur désirée, la plus grande épaisseur des tasseaux dans le sens de la hauteur.

2) Avec des cornières métalliques, vissez des tasseaux de même section sur ce cadre, espacés

DIMINUER LA HAUTEUR DE PLAFOND

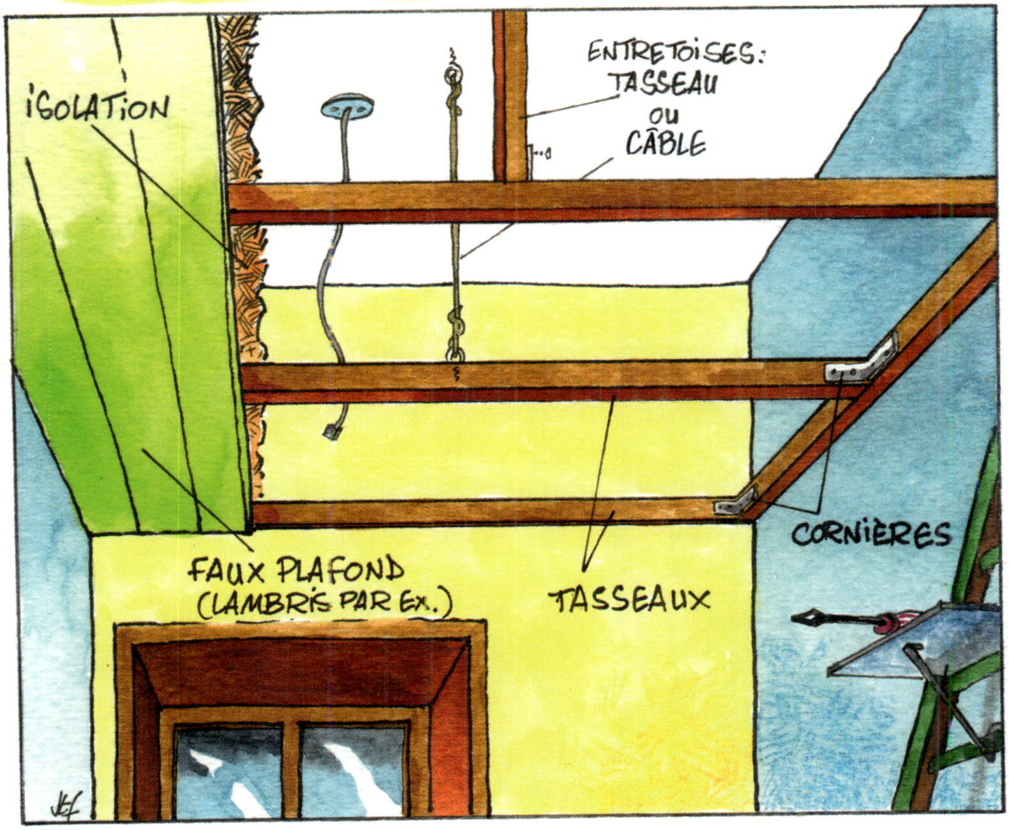

Stratification

Dans un volume, un fluide (de l'eau ou un gaz comme l'air) occupe l'espace en fonction de sa température : plus il est chaud, plus il est léger et monte. De bas en haut, il y a comme des strates, des couches de plus en plus chaudes. Dans le cas d'une pièce d'habitation, l'air le plus chaud se trouve sous le plafond, d'où un accroissement des pertes de chaleur. Surtout si ce dernier est insuffisamment isolé. En même temps, l'air au niveau du sol est plus froid, d'où une sensation d'inconfort et la tentation d'augmenter la température du chauffage. C'est un cercle vicieux, car la température au plafond va augmenter, ainsi que les pertes de chaleur...

Convection

C'est le mouvement d'un fluide (par exemple de l'air ou de l'eau) sous l'influence d'une différence de température, avec transport de chaleur (voir *Le confort thermique* p. 17).

Déstratifiez

En cas d'impossibilité de baisser le plafond, par exemple à cause de fenêtres très hautes, il vous reste une solution de rechange : le brasseur d'air ou ventilateur de plafond. Cet appareil est normalement prévu pour créer un léger courant d'air de rafraîchissement, l'été. Mais comme il pousse vers le bas l'air qui est proche du plafond, il permet une déstratification de l'air de la pièce. Le ventilateur sera mis sur sa plus petite vitesse, pour ne pas produire d'inconfort à cause du courant d'air.

L'investissement, pour un ventilateur par pièce, sera à prendre en compte. De même que la consommation d'électricité : avec une puissance de 15 à 20 W, elle est de 0,35 à 0,48 kWh par tranche de 24 heures pour une seule pièce. La solution déstratification n'est intéressante que si le plafond est mal isolé.

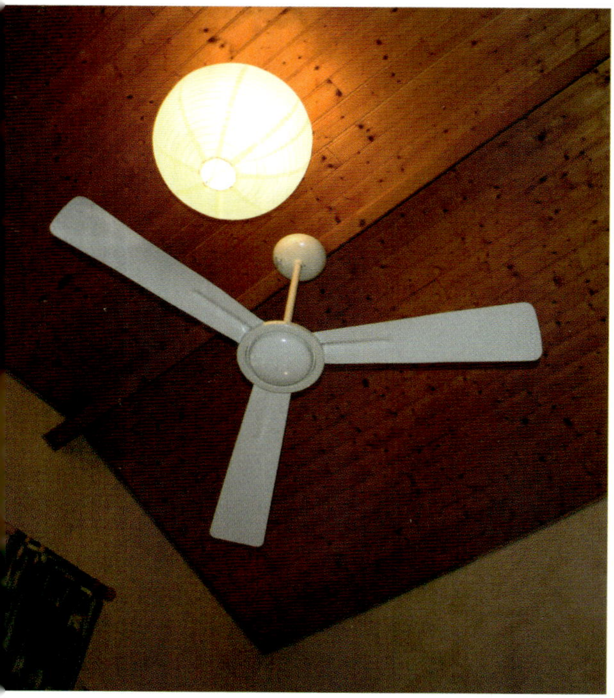

Un ventilateur de plafond renvoie l'air chaud vers le sol

de 50 à 60 cm. Pour une pièce d'une largeur supérieure à 4 m, augmentez la section des tasseaux (10 x 5 cm de section). Dans tous les cas, il est conseillé de demander l'avis d'un menuisier pour les sections à utiliser.

3) Pour éviter que le nouveau plafond ne s'incurve par son poids, réalisez des entretoises avec le « vrai » plafond, à mi-longueur des tasseaux ou des solivettes : des câbles tendus entre deux pitons ronds vissés (l'un au plafond, l'autre dans le tasseau ou la solivette) ou des tiges filetées, ou encore des tasseaux.

4) Allongez le câble électrique du plafonnier, s'il existe (utilisez des dominos électriques).

5) Fixez du lambris sous ce « tasseautage ». Vous pouvez évidemment employer d'autres matériaux de votre choix : des plaques de gypse-cellulose, par exemple.

6) Isolez le nouveau plafond. Selon le niveau d'isolation du plafond d'origine, posez une couche de 10 à 20 cm de laine d'isolation, de préférence écologique (végétale ou animale) pour ne pas vous intoxiquer par des fibres irritantes. Mettez-la en place au fur et à mesure de l'avancée du lambris.

Posez des survitrages

Votre habitation comporte encore des fenêtres ou des portes-fenêtres à simple vitrage. Pour réduire vos dépenses de chauffage et l'inconfort dû à l'effet de paroi froide, vous êtes décidés à passer au double vitrage. Une formule simple et économique consiste à équiper ces fenêtres de survitrages.

De quoi s'agit-il ?

Le survitrage est une seconde vitre fixée sur la fenêtre, du côté intérieur. Un matelas de 1 à 2 cm d'air est emprisonné entre les deux vitres et joue le rôle d'isolant. Le survitrage est fixé sur la fenêtre avec une charnière. Elle permet de l'ouvrir facilement, pour accéder aux faces protégées des vitrages et les nettoyer si besoin : il suffit de dévisser les taquets de blocage.

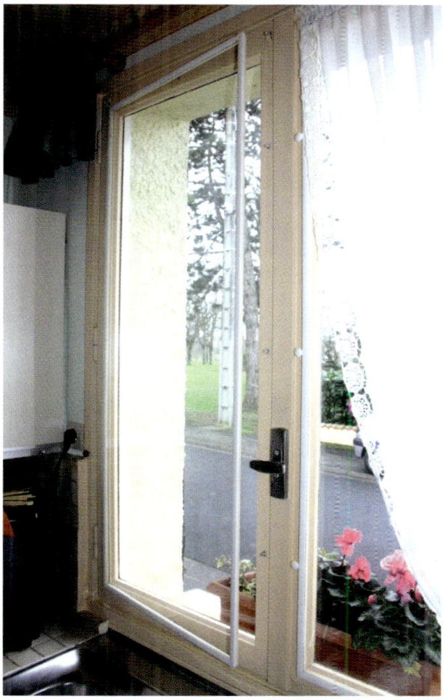

Du point de vue thermique, le survitrage est moins efficace qu'un vrai double vitrage, car l'air n'est pas déshydraté. La condensation entre les deux verres ne peut pas être totalement évitée. Une réduction de 45 à 50 % des déperditions de chaleur est néanmoins annoncée, par rapport à du simple vitrage. Pour améliorer ces performances, vous pouvez utiliser du verre à basse émissivité. Il est plus isolant que le verre ordinaire, car il réfléchit les rayons infrarouges de l'intérieur de l'habitation. Mais il est devenu difficile à obtenir auprès de fabricants de vitrages. En outre, la couche anti-émissive, tournée vers l'espace entre les deux vitrages, risque de s'oxyder rapidement.

Par rapport au mono-vitrage, le survitrage réduit également la transmission des bruits extérieurs. Surtout si l'épaisseur du verre est supérieure à celle des vitrages d'origine (6 ou 8 mm au lieu de 4 mm), car leurs fréquences de résonance phonique sont différentes.

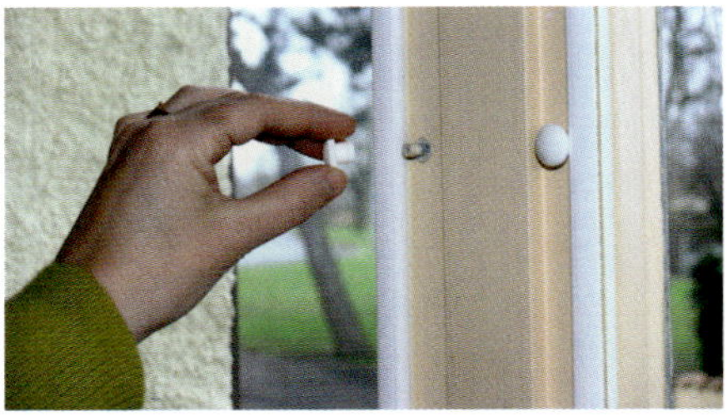

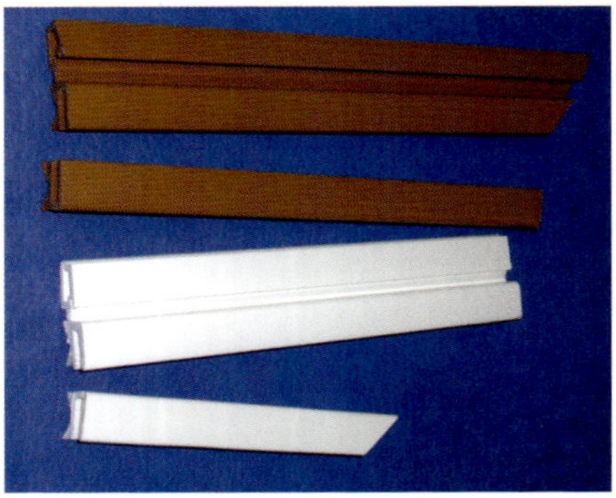

Les profilés en PVC

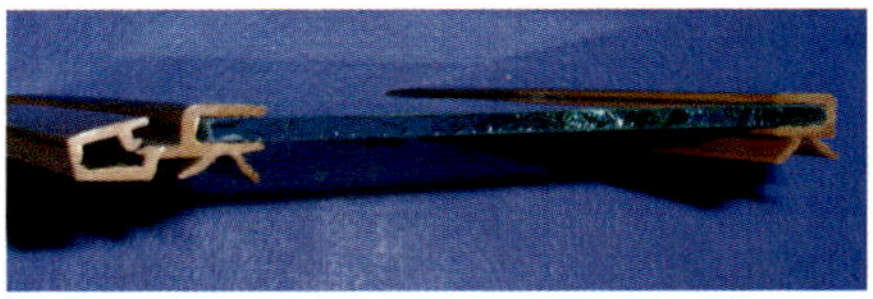

À gauche, le profilé charnière. À droite, le profilé bordure

Préalable

Avant de vous lancer dans la pose de survitrages, vérifiez que vos fenêtres sont en assez bon état pour encaisser le surpoids. En effet, le verre de 4 mm d'épaisseur est lourd, environ 10 kg/m². Un mètre carré, c'est la surface requise pour équiper une fenêtre de 1,30 m par 1 m. Cela représente 5 kg par vantail, et donc 2,5 kg par charnière : dans la plupart des cas, la fenêtre accepte cette contrainte sans broncher. Mais si vous souhaitez du vitrage phonique ou anti-effraction, souvenez-vous qu'ils sont 1,5 ou 2 fois plus lourds.

Équipé de verre feuilleté (un film plastique « en sandwich » entre deux feuilles de verre), le survitrage joue le rôle de retardateur d'effraction.

Du triple vitrage

Le survitrage est aussi un moyen d'améliorer l'efficacité des premiers doubles vitrages. En effet, il y a une trentaine d'années, la lame d'air n'était que de 6 mm, alors qu'actuellement elle est de 12 ou 16 mm. Si vos vitrages sont plus récents et déjà performants, en les équipant de survitrages vous les transformerez en triples vitrages : c'est une opération à envisager, en particulier pour vos fenêtres exposées au nord si vous habitez dans une région froide ou en altitude.

Le matériel

Dans les miroiteries ou certains magasins de bricolage, vous trouverez des profilés spéciaux pour les survitrages, vendus en longueur de 4 m. Ils sont équipés de joints à double lèvre, qui épousent parfaitement la surface des montants et des traverses de la fenêtre. Vous avez le choix entre l'aluminium et le PVC, disponibles en trois teintes : brun, gris et blanc. L'aluminium offre un meilleur aspect, mais son prix et son énergie grise (voir *Économisez l'énergie cachée des matériaux* p. 12) sont supérieurs à ceux du PVC.

La version PVC propose deux types de profilés :
– le profilé bordure, pour trois des côtés du vitrage,
– le profilé charnière, pour le quatrième côté du vitrage, celui qui sera du côté des charnières de la fenêtre : vissé dans la fenêtre, il est doté d'une souplesse qui permet l'ouverture du survitrage.
La version aluminium, plus épaisse, ne propose qu'un seul profilé pour les quatre côtés du vitrage. Elle nécessite des équerres d'assemblage pour les quatre angles, ainsi que des charnières spéciales.

Pour le blocage du survitrage en position fermée, des taquets à visser sont fournis, dans les mêmes teintes que les profilés.

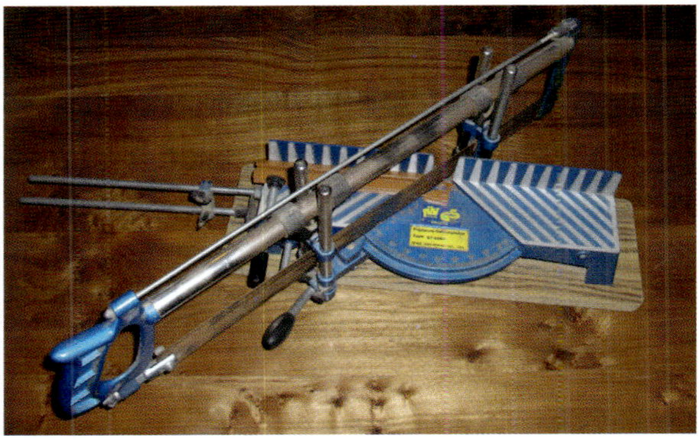

Coupe des profilés avec la boîte à onglets

Pour le vitrage, utilisez du verre à vitre approprié à ce que vous recherchez. Si vous choisissez du verre plus épais que le 4 mm, des profilés adaptés seront nécessaires.

Pour le prix, comptez environ 75 € pour équiper une fenêtre de 1,00 m x 1,30 m, avec des profilés en PVC et du verre de 4 mm.

Mise en œuvre

Voici la technique pour la version PVC :

1) Afin de pouvoir travailler confortablement, démontez le vantail de la fenêtre et posez-le à plat.

2) Mesurez la largeur et la hauteur du vantail de la fenêtre à équiper. Il est inutile de couvrir toute sa surface avec le survitrage, il suffit qu'il déborde de quelques centimètres la partie vitrée centrale. Il doit rester de la marge pour le profilé charnière, plus large de 16 mm que le profilé bordure, ainsi que pour les taquets.

3) Faites découper le verre à vitre, selon les mesures que vous aurez prises. Avant de le manipuler et pour prévenir tout risque de coupure, passez les arêtes au papier de verre, mais faites attention à ne pas rayer les vitrages. Le mieux étant de demander, à la commande, que les arêtes soient poncées : c'est un peu plus cher, mais sans risque lors de la première manipulation. Autre solution d'approvisionnement : le verre de récupération, gratuit ou presque.

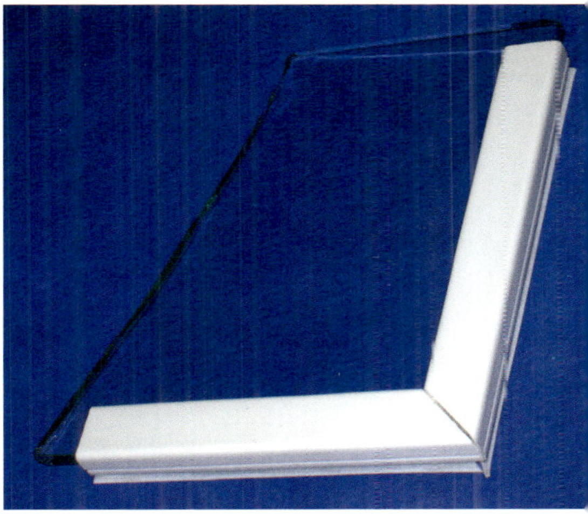

Le résultat

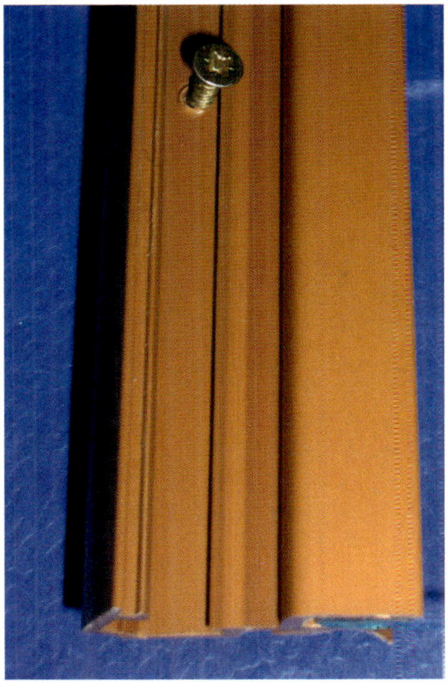

Le profilé charnière, ouvert

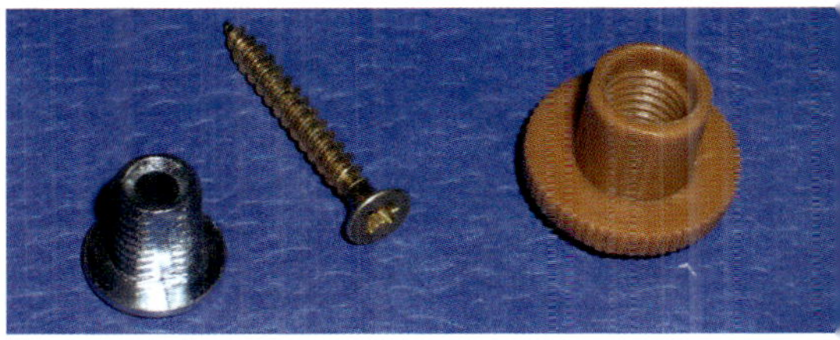

Les constituants du taquet

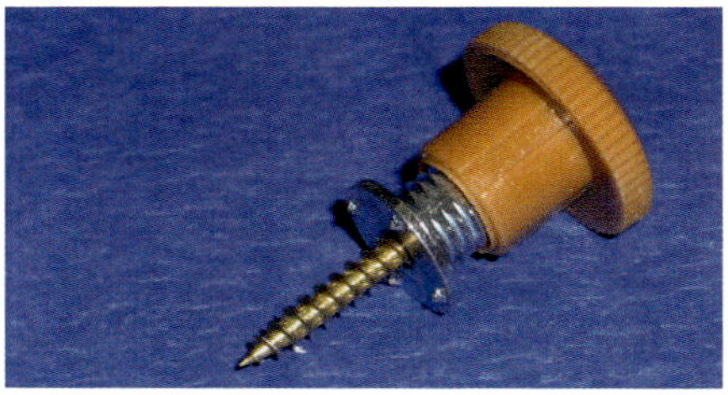

Le taquet, vissé sur le filetage

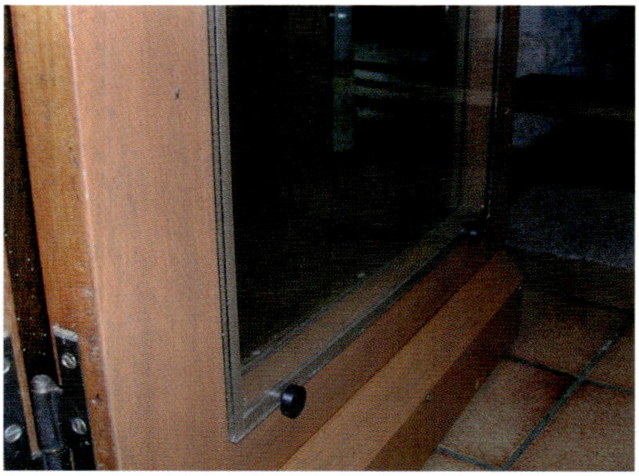

Le survitrage « maison » avec du verre de 6 mm

4) Coupez les profilés aux dimensions du vitrage. Utilisez une boîte à onglets, pour réaliser des coupes d'angles à 45° selon la technique classique de l'encadrement.

5) Emboîtez les sections de profilés sur les 4 côtés du verre : ils tiennent tout seuls, par friction.

6) À l'aide d'un tournevis plat, ouvrez le profilé charnière pour mettre à jour les trous de vissage.

7) Positionnez le survitrage sur le vantail et ajustez-le bien, en mesurant les espaces libres.

8) Vissez les profilés charnières dans le montant du vantail, du côté des charnières de la fenêtre. Refermez le capot de protection en pressant fortement.

9) Positionnez les taquets le long des trois autres côtés du survitrage : comptez un taquet au milieu des petits côtés et (selon la hauteur de la fenêtre) deux ou trois taquets répartis pour le grand côté.

10) Vissez la partie métallique (filetage) des taquets dans le vantail.

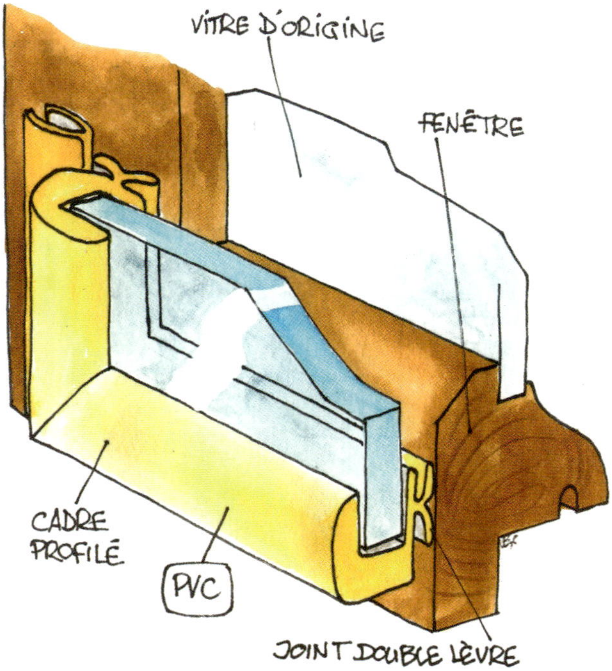

11) Vissez les boutons plats sur les filetages et serrez bien pour écraser le joint à lèvres et assurer l'étanchéité à l'air.

Il ne vous reste plus qu'à remettre le vantail en place et à recommencer l'opération pour l'autre côté, s'il s'agit d'une fenêtre à deux vantaux.

Pour la version aluminium, les seules différences concernent la coupe des profilés (avec une scie à métaux) et la nécessité de fixer deux ou trois charnières (selon la hauteur de la fenêtre) sur l'un des profilés.

La solution « maison » de Gérard Nallet

Utilisez des plots de fixation pour les miroirs de salle de bain. Vous évitez ainsi l'achat des profils. Sur le plan esthétique, le résultat est du meilleur effet et les plots existent en différents coloris. La menuiserie doit être saine, pour éviter les entrées d'air par d'éventuelles fissures et la condensation entre les vitres. Pour éviter tout risque de coupure, il est impératif de faire meuler les angles du verre.

– Déposez un joint autocollant autour de l'huisserie.

– Fixez les deux plots inférieurs.

– Positionnez la vitre et finissez en fixant les autres plots tout autour, à espaces réguliers. Cet espacement dépend de l'épaisseur du vitrage : environ 60 cm pour du 6 mm d'épaisseur, un peu moins pour du 4 mm. Serrez modérément le tambour fileté des plots, sinon le verre le moins épais risque de se fendre.

L'opération est économique. Comptez un peu plus d'1 € par plot de fixation. Vous pouvez également récupérer des vitrages, pratiquement gratuitement. Depuis 3 ans que mes survitrages sont en place, je n'ai eu aucun souci.

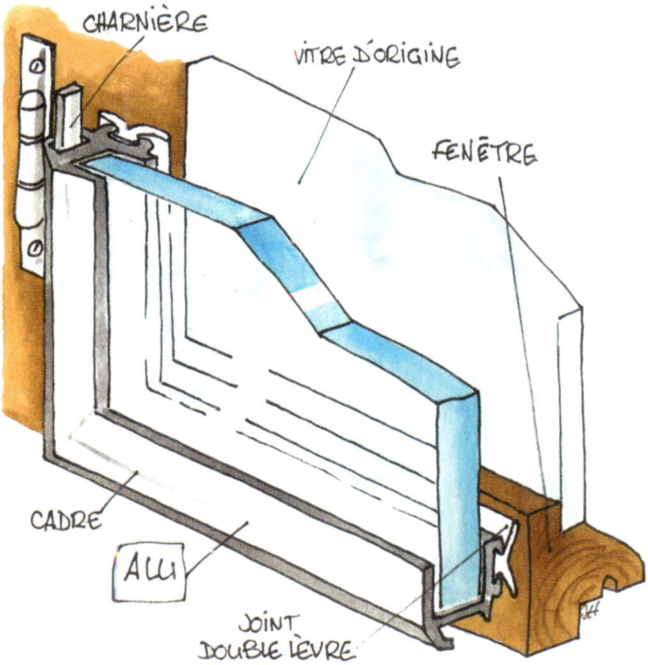

Confectionnez des doubles-rideaux isolants

Vos fenêtres n'ont pas de volets ou sont en simple vitrage ? Vous envisagez de les équiper de survitrages ou de doubles vitrages, mais pas cette année ? Les volets intérieurs ne vous séduisent pas ? Il ne vous reste plus qu'à améliorer vos doubles-rideaux, pour les transformer en auxiliaires d'isolation.

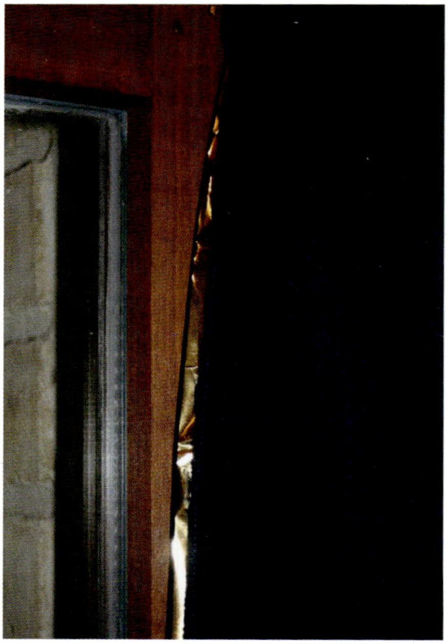

Il vous suffit d'utiliser les films plastiques recouverts d'une fine pellicule d'aluminium. Voici une occasion de mettre à profit leur capacité à réfléchir les rayons infrarouges. La matière première est facile à trouver : ce sont les couvertures dites « de survie ». Elles sont normalement utilisées dans les gestes de premiers secours, justement pour garder les gens au chaud. Ici, elles seront intercalées dans les doubles-rideaux. En hiver, quand ils seront fermés, ils renverront la chaleur à l'intérieur de la pièce avant qu'elle n'atteigne les vitrages froids.

Poids plume

Les couvertures de survie mesurent 2,10 cm par 1,40 m, soit près de 3 m². Elles pèsent moins de 60 g. Ce poids de 20 g/m² est très faible, le moindre voilage pesant 30 g/m².

De plus, la couche d'aluminium ne fait que quelques microns (millièmes de millimètres) et ne mobilise que quelques grammes de ce métal. Tant mieux pour l'énergie grise !

Haute couture

Les dimensions des couvertures de survie correspondent sensiblement à celles de la majorité des doubles-rideaux. Seule la longueur sera un peu juste, pour ceux qui descendent jusqu'au sol. En bas, une bande de 5 à 10 cm ne sera pas réfléchissante : ce n'est pas bien grave, d'autant plus que la température au sol (et donc les déperditions de chaleur) est généralement plus basse, sauf si vous avez un plancher chauffant.

Prenez le film aluminisé en sandwich entre deux épaisseurs de tissu. Maintenez l'assemblage à l'aide d'épingles sur le pourtour, avant de le piquer définitivement à la machine à coudre. Vu l'extrême finesse du film aluminisé, elle ne le sentira même pas.

Cette finesse permet également de conserver aux rideaux leur souplesse. Autre avantage du film aluminisé : il rend les doubles-rideaux opaques à la lumière. C'est intéressant si la fenêtre n'a pas de volets et si vous n'aimez pas être réveillé par le soleil du matin.

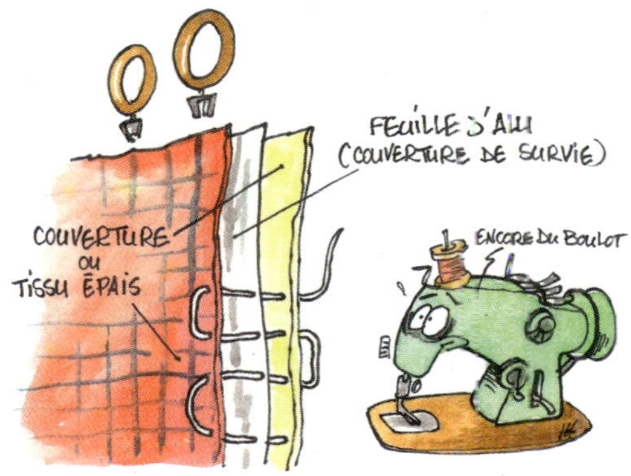

Des doubles-rideaux épais

Vous pouvez encore améliorer l'efficacité thermique de vos doubles-rideaux. En plus de la couverture de survie, il vous suffit d'intercaler une vraie couverture. Vous pouvez en utiliser une vieille, elle sera cachée !

Vous souhaitez aller plus loin et réaliser des doubles-rideaux isolants très performants ? Au lieu des couvertures de survie, utilisez de l'isolant mince multicouche. Vendu en rouleaux de 1,40 m de largeur, il comporte jusqu'à quatre films réfléchissants, qui emprisonnent une à trois couches de molleton. L'épaisseur peut ainsi atteindre 2 cm. La limite sera celle de la machine à coudre : elle risque de souffrir au-delà d'un centimètre d'épaisseur ! De plus, le double-rideau perdra en souplesse ce qu'il aura gagné en isolation. Le prix (très élevé) de ces isolants « minces » est également à considérer...

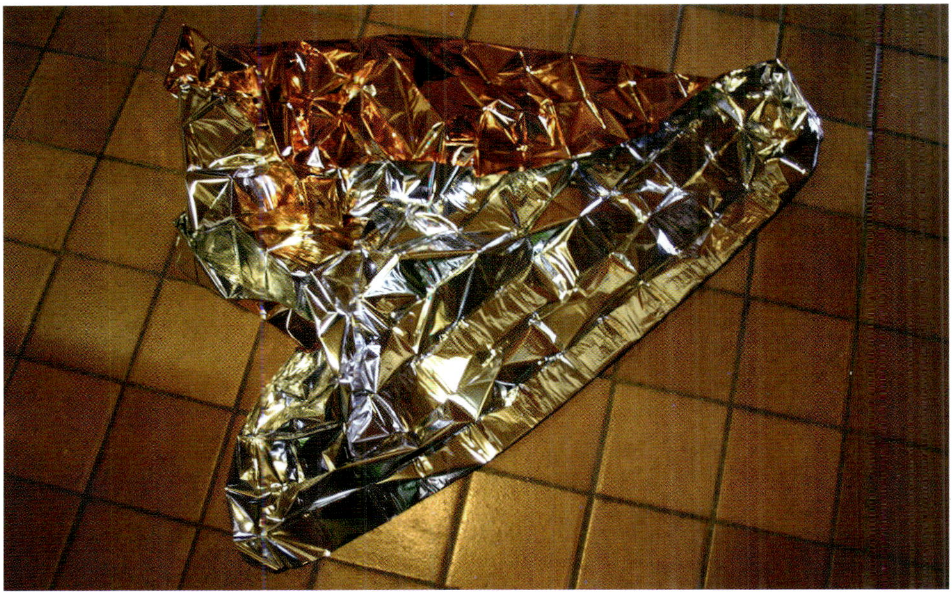

La couverture « de survie »

Le chauffage

Chauffez-vous, pas la planète !

Le chauffage compense les pertes de chaleur du logement pour conserver la fameuse température de « volupté thermique ». Selon le logement, l'énergie choisie et les performances du matériel, il peut représenter plus des 2/3 de la facture d'énergie. En France, il représente 46 % des dépenses d'énergie et 25 % des émissions de gaz à effet de serre.

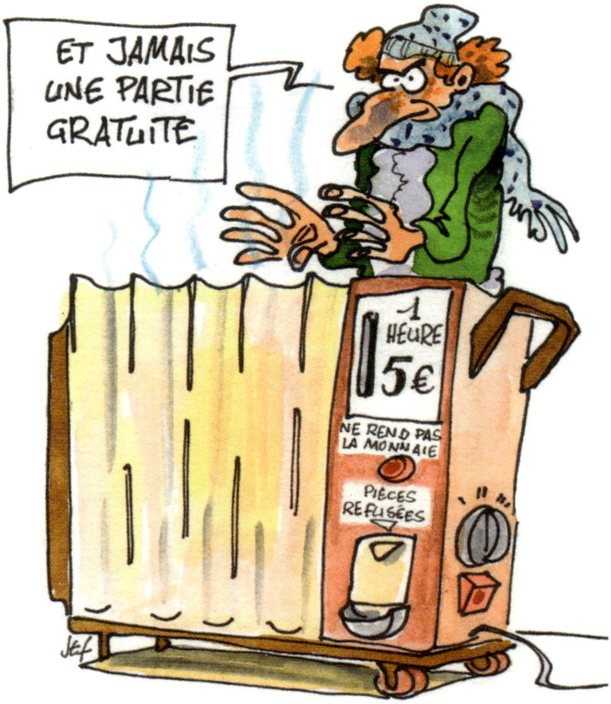
ET JAMAIS UNE PARTIE GRATUITE
1 HEURE
5€
NE REND PAS LA MONNAIE
PIÈCES REFUSÉES
JEF

Oubliez le chauffage électrique !

Les usages thermiques de l'électricité sont à proscrire (voir *De la centrale à la prise de courant : un colossal gâchis d'énergie* p. 80).

Le second (gros) reproche qu'on peut faire au chauffage électrique, c'est que les « bénéficiaires » sont définitivement liés au fournisseur d'électricité. Sauf à réaliser de gros travaux, il leur sera difficile de changer d'énergie. Enfin, on parle peu de la pollution par les champs électromagnétiques générée par les câbles électriques, surtout en cas de plancher chauffant électrique.

En optant au départ pour un chauffage central à eau chaude, on peut toujours changer la chaudière et donc la source d'énergie.

Si vous êtes équipés en convecteurs « grille-pain », un moindre mal consistera à les remplacer par des panneaux radiants. La chaleur est alors majoritairement transmise par rayonnement, ce qui induit une meilleure sensation de confort et une diminution de la stratification de l'air (la chaleur qui s'accumule au plafond), ce qui réduit les pertes de chaleur (voir p. 39).

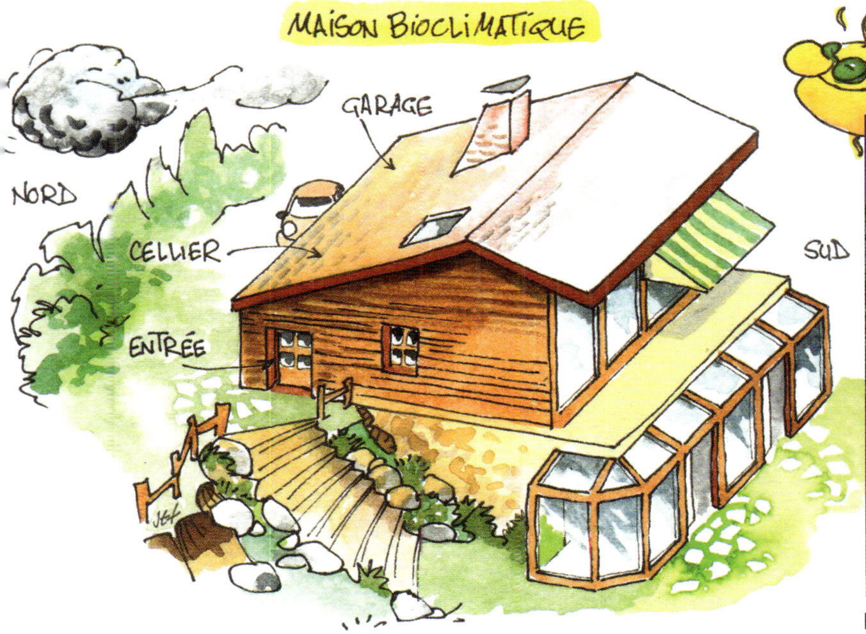

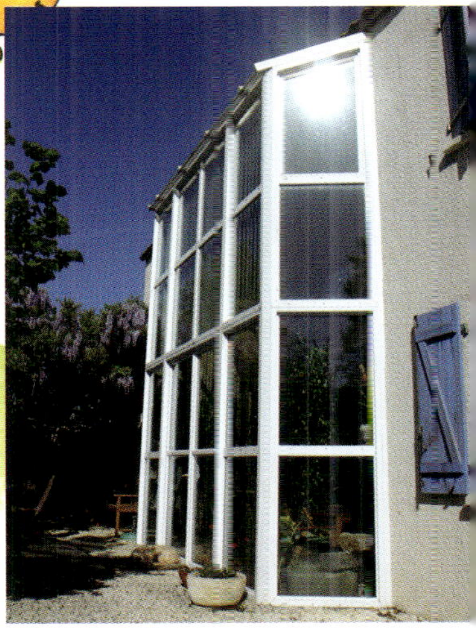

Maison bioclimatique à Rochefort : c'est la mienne !

La pompe à chaleur (PAC)

La PAC est un cas particulier de chauffage électrique qui mérite considération. C'est une machine thermodynamique, un « frigo à l'envers » : elle prélève la chaleur de l'environnement (air, eau, sol), la « concentre » et la distribue dans le logement. Il existe 2 systèmes :

– la PAC géothermale, qui récupère la chaleur d'une nappe d'eau souterraine ou du sol (soit par un réseau de tubes enterrés horizontalement entre 60 cm et 1 m, soit par un forage vertical) ;

– la PAC aérothermique, qui puise la chaleur dans l'air.

Certes plus intéressante qu'un chauffage par résistances, la PAC n'est pas aussi miraculeuse que les « commerciaux » voudraient nous le faire croire. Son coefficient de performance (COP) qui indique la quantité d'énergie calorifique restituée, par rapport à la consommation électrique, est théoriquement de 3. Mais il ne fait que compenser les 77 % de pertes d'énergie en amont. Et encore pas totalement : il faudrait un COP de 4, que seules peuvent atteindre les PAC sur forage.

De ce point de vue, il semble que la PAC aérothermique ne tienne pas ses promesses : en se refroidissant, l'air fait chuter le COP à moins de 2. Au-dessous de 0° C, le rendement de la PAC n'est pas meilleur que celui d'un radiateur électrique. Quand il fait vraiment froid, le chauffage par PAC aérothermique ne fait guère mieux qu'un chauffage électrique « basique » et participe à l'électricité dite de pointe. Justement celle qui mobilise des centrales fonctionnant aux énergies fossiles très productrices de gaz à effet de serre, alors que ces PAC sont présentées comme de protectrices de l'environnement... Donc une PAC aérothermique pour remplacer un chauffage électrique, à la rigueur, mais pas dans un autre cas.

L'autre souci concerne les fluides frigorigènes. Ceux qui détruisent la couche d'ozone ont été interdits, mais ceux qui restent sont encore des gaz à effet de serre, jusqu'à 22 000 fois plus nocifs que le CO_2. Or, le circuit frigorifique des PAC n'est pas étanche à 100 % !

Enfin, comme ces PAC offrent la possibilité (c'est d'ailleurs un argument commercial) de faire du rafraîchissement d'été, pour ne pas dire de la climatisation, il est tentant d'y recourir... Avec à la clé une nouvelle consommation électrique, pas forcément nécessaire (*voir Une maison naturellement fraîche en été* p. 70).

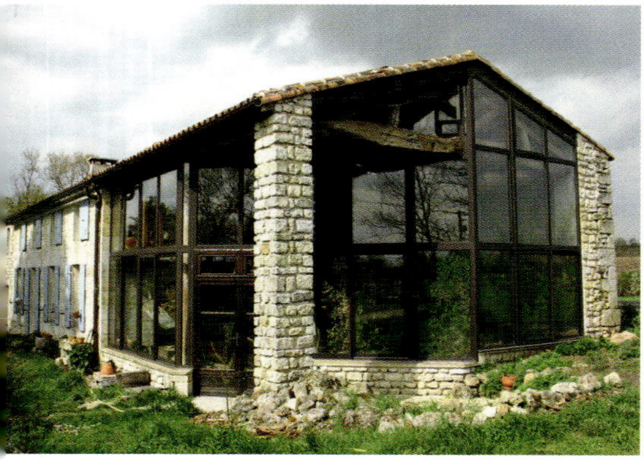

Une réhabilitation bioclimatique réussie

Le soleil n'envoie pas de facture !

L'architecture bioclimatique

Elle devrait être le modèle de constructions, au lieu de ces « abris technologiques normalisés » que nous nous imposons ! Elle allie le bon sens des Anciens à des techniques issues de l'expérience :
– utiliser les potentialités de l'environnement proche comme protection des rigueurs de l'hiver : l'ensoleillement, le relief, la végétation ;
– réaliser une « enveloppe » compacte, pour diminuer la surface par rapport au volume ;
– bien isoler : par l'extérieur ou par isolation répartie, pour bénéficier de l'inertie thermique des murs (éventuellement renforcée par des matériaux lourds) pour stocker les apports de chaleur gratuite ;
– mettre au nord les pièces de service (garage, cellier) qui sont des espaces « tampon » ;
– orienter au sud la façade principale, avec les pièces de vie ;
– augmenter la surface vitrée au sud et la réduire au nord, intégrer une serre ou accoler une véranda pour valoriser les apports solaires.

Ces simples mesures divisent par 2 les besoins de chauffage. En optimisant tous les paramètres, le soleil devient le chauffage principal. Un chauffage d'appoint reste nécessaire, mais il est de faible puissance : un petit poêle suffit.

Une construction bioclimatique est également parée pour bien affronter la chaleur (voir *Une maison naturellement fraîche en été* p. 70).

Les bâtiments déjà construits peuvent bénéficier d'une réhabilitation bioclimatique : il y a même des exemples réussis pour des vieilles maisons en pierre. Mais il est recommandé de faire appel à un professionnel (architecte ou maître d'œuvre) dont c'est la spécialité.

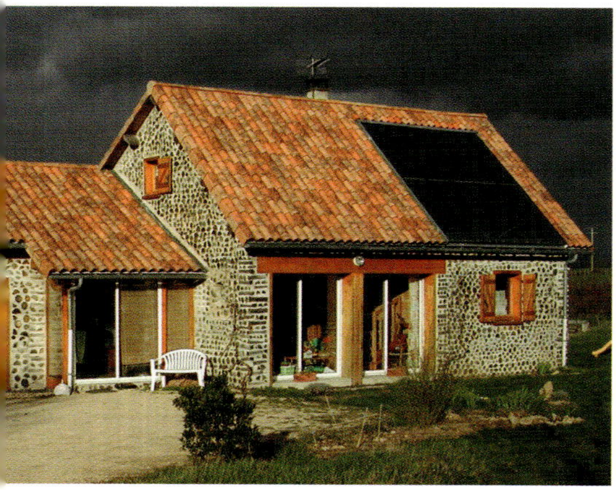

Plancher solaire
© Gernalt

Le chauffage solaire

Des capteurs solaires thermiques orientés au sud (en toiture, en façade ou au sol – compter 10 à 15 % de la surface à chauffer) réchauffent à basse température (40° C) un fluide caloporteur qui stocke la chaleur dans une dalle de béton de 15 à 20 cm : on parle de plancher solaire. Pour une habitation déjà construite, la chaleur est stockée dans un ballon de 700 à 2 000 litres et diffusée par des radiateurs « basse température ».

Le chauffage solaire assure 30 à 60 % des besoins de chaleur. Contrairement à une idée répandue, il est plus rentable au nord de la France et dans les régions froides, car les besoins en chauffage y sont accrus.

Le « surcoût solaire », par rapport à un chauffage central classique, est amorti en une quinzaine d'années en moyenne, moins s'il chauffe une piscine l'été...

Rien n'empêche, bien au contraire, de coupler architecture bioclimatique et chauffage solaire.

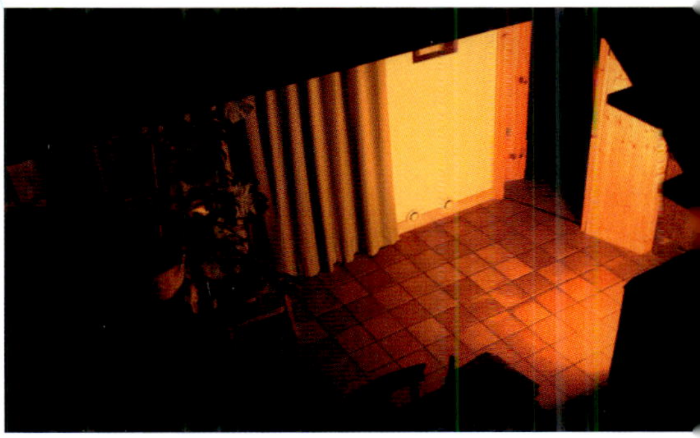

Dans la chaleur de la nuit : le poêle rayonnant

Chauffage au bois : du soleil en conserve

Plus de 6 millions de logements ont un chauffage au bois, qu'il soit principal ou d'appoint.

Le bois n'est pas une énergie ringarde, mais l'une des bio-énergies d'avenir : grâce à la photosynthèse chlorophyllienne, la biomasse est un sous-produit de l'énergie solaire. Son bilan carbone est neutre : le CO_2 dégagé par la combustion est celui qui a été « piégé » par la plante. La forêt française est en croissance et le bois pourrait fournir une part importante de l'énergie pour le chauffage.

À condition d'avoir des habitations à faible consommation et des appareils de chauffage efficaces. On oublie donc la cheminée à feu ouvert, qui n'est pas un système de chauffage : son rendement n'est au mieux que de 15 %. Un cran au-dessus, les foyers fermés et les inserts, mais on dépasse péniblement les 50 %. Pour tirer le meilleur parti du combustible, et il faut recourir aux systèmes vraiment efficaces :

– Les poêles de bonne qualité, avec un rendement de 70 à 80 %. Les poêles à bûches marquent le pas,

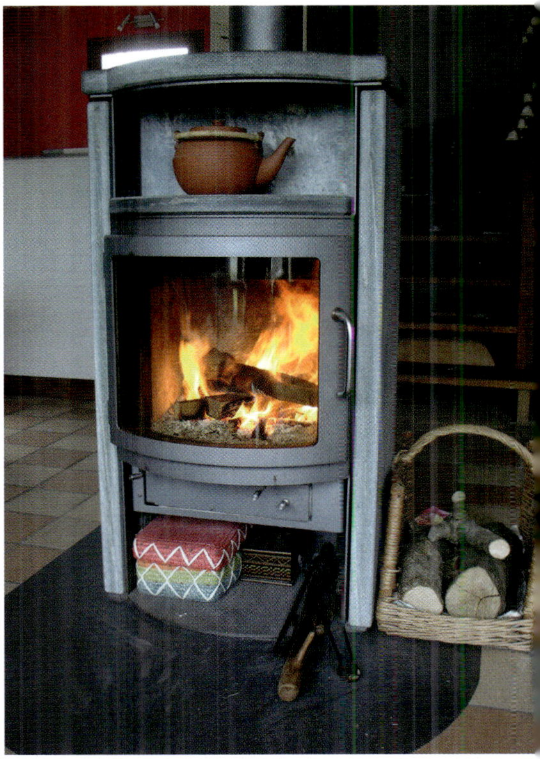

Poêle à bûches à haut rendement
© Pierre Mounier

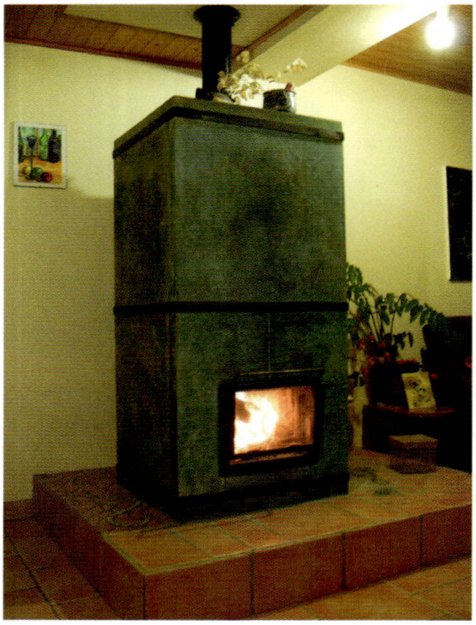

Poêle à inertie © Alain Issalis

au profit des poêles à granulés de bois (de la sciure compressée) qui ont une autonomie de 1 à 2 jours.

– Les poêles à inertie, parfois appelés « de masse » du fait de leur poids : plus de 1 000 kilos. Une à deux flambées par jour réchauffent leur masse thermique (béton, pierre, brique cuite ou crue) qui diffuse ensuite une douce chaleur rayonnante. Ce sont également des éléments de décoration. Leur rendement dépasse 80 %.

– Les chaudières automatisées à plaquettes (bois déchiqueté) ou à granulés, provenant des déchets d'élagage ou de l'industrie du bois : avec un silo de stockage du combustible, l'autonomie est de plusieurs mois.

Créé en 2000, le label Flamme verte garantit un rendement de combustion d'au moins 65 %.

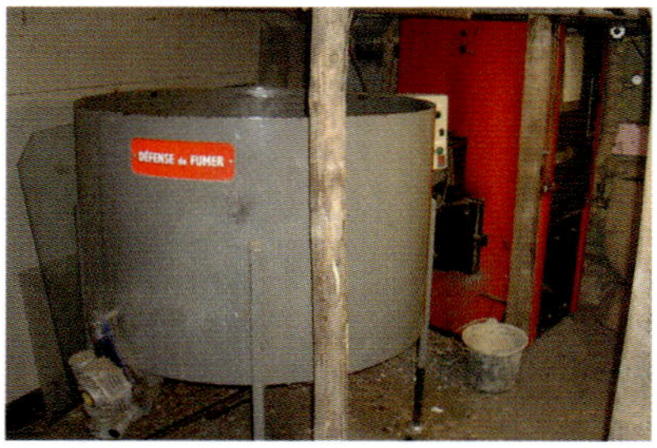

Chaudière à plaquettes : au premier plan, un silo assurant une autonomie de 1 à 3 jours

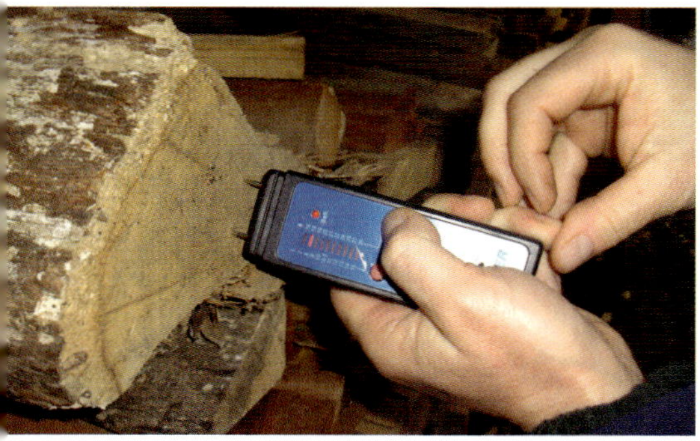

Testeur d'humidité

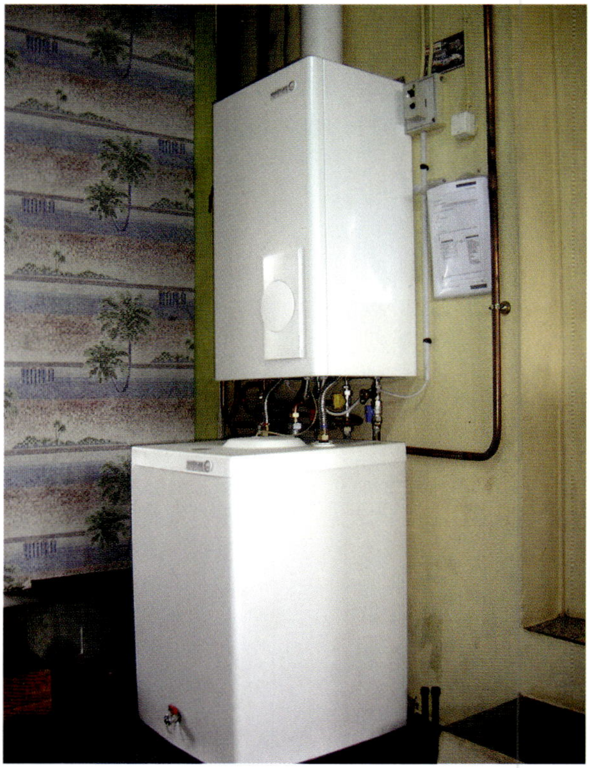

Chaudière gaz à condensation, avec le ballon d'eau chaude sanitaire © Franck Buton

Toutes les essences de bois fournissent sensiblement la même quantité d'énergie : 4 kWh/kg de bois. Pour une bonne combustion, le critère essentiel est le taux d'humidité : pas plus de 20 %, ce qui est obtenu pour les bûches par 2 années de séchage. Les plaquettes sèchent beaucoup plus vite. Les granulés, qui contiennent moins de 10 % d'humidité, ont un meilleur pouvoir calorifique : 5 kWh/kg.

À condition d'utiliser un appareil de chauffage à bon rendement, le bois (même le granulé, plus cher que la bûche) fournit le kWh le plus avantageux : 0,020 à 0,035 €, environ 2 fois moins cher que le fioul ou le gaz.

Chaudières à haut rendement

Le chauffage central, avec circulation d'eau chaude dans des émetteurs de chaleur (radiateurs ou plancher chauffant) est un système de chauffage qui a fait ses preuves. Aujourd'hui, il est impératif d'utiliser des chaudières à haut rendement (supérieur à 80%) qui sont également à basse température : 30 à 45° C. Les chaudières à condensation, qui recyclent la chaleur latente des fumées en énergie de chauffage, ont un rendement supérieur à 95 %.

Il est souvent intéressant de remplacer un chaudière qui a 10 ou 15 ans par un modèle à haut rendement : grâce aux économies de combustible, l'amortissement est rapide. Et c'est autant de pollution et de CO_2 en moins.

Le principal inconvénient des chaudières est leur source d'énergie : le fioul ou le gaz, pour la majorité d'entre elles. Ces combustibles fossiles sont en cours d'épuisement (40 à 60 ans de réserves) et relâchent dans l'atmosphère une quantité considérable de CO_2. On se doit de leur préférer les chaudières au bois.

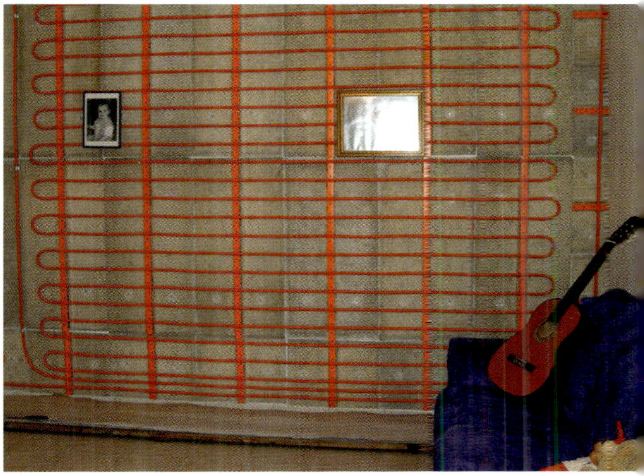

Mur chauffant, avant l'application de l'enduit
© Gwenola Doaré

Attention à la veilleuse des chaudières un peu anciennes, qui consomment pendant les périodes d'arrêt.

Émetteurs de chaleur

Il est désormais admis que le confort thermique est amélioré avec un chauffage rayonnant à grande surface d'émission et à faible température (infrarouges à basse longueur d'onde) grâce à :
– des radiateurs de grande surface, adaptés aux chaudières à basse température ;
– un plancher chauffant, avec circulation d'eau dans un réseau de tubes ;
– des murs chauffants : ils sont plus efficaces car nous faisons face à leur surface d'émission, mais ils doivent rester dégagés.

Quelques conseils

– En montant la température de 1° C vous augmentez de 7 % la consommation de chauffage. Mais si votre logement est fortement isolé, ce pourcentage peut atteindre 15 % : le pull-over supplémentaire est très rapidement remboursé !

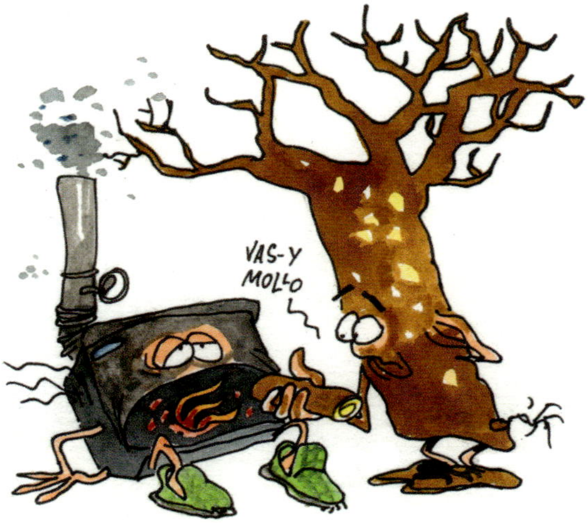

– Ne chauffez pas les pièces inoccupées, fermez leurs volets sauf dans la journée si elles reçoivent le soleil.

– Adaptez la température : – 19° C dans les pièces à vivre, 16° C dans les chambres ou en cas d'absence supérieure à 2 heures, 12 à 14° C en cas d'absence de plus de 2 jours.

– Isolez les parois de la chaudière, si elle est dans une pièce froide, ainsi que les conduites d'eau chaude vers les radiateurs, s'ils traversent des pièces non chauffées. Attention aux ponts thermiques (traversée de murs froids).

– Fermez le conduit de la cheminée ou du poêle, quand ils ne fonctionnent pas : l'important appel d'air refroidit l'habitation.

– Ramonez mécaniquement au moins 1 fois par an le conduit du poêle, de la cheminée ou de la chaudière. Le ramonage « chimique » n'offre pas la garantie d'efficacité requise.

– Installez un thermostat d'ambiance (obligatoire dans les logements neufs depuis 1982) et des robinets thermostatiques : l'économie atteint 10 % et le temps de retour est de l'ordre de 2 ans.

– Ne modifiez pas inutilement leur réglage : le temps de réaction n'est pas immédiat.

– Pour les radiateurs et les convecteurs, évitez les renfoncement plus ou moins encombrés et leur couverture, pour ne pas entraver la diffusion des infrarouges ou la circulation de l'air chaud : ils ne sont pas des sèche-linge ! Attention aux rideaux : fermés, ils ne doivent pas gêner leur fonctionnement. Nettoyez régulièrement les grilles des convecteurs : la poussière accumulée réduit le passage de l'air.

Attention au chauffage d'appoint à catalyse

Qu'il fonctionne au gaz ou au pétrole, il n'a pas de tuyau d'évacuation extérieure des gaz brûlés. Le risque de s'intoxication ou d'asphyxie est réel. Sans compter la vapeur d'eau qu'il faut également évacuer. Ce radiateur ne doit fonctionner que quelques heures par jour, en aucun cas se substituer à un chauffage principal. Il nécessite en outre une ventilation conséquente, pour évacuer les gaz et la vapeur d'eau : une bonne partie des calories en font les frais. Enfin, le kWh « utile » est cher...

Les aides financières

Les systèmes fonctionnant aux énergies renouvelables (solaire et bois) ainsi que les chaudières à haut rendement bénéficient d'un important soutien : renseignez-vous auprès des Espaces Info Énergie.

Faites réfléchir vos radiateurs !

Certains de vos radiateurs sont adossés aux murs donnant sur l'extérieur. Or, ceux-ci sont mal isolés, voire pas du tout. Les radiateurs chauffent directement ces murs, ce qui augmente leurs déperditions thermiques. En attendant l'isolation de ces murs, voici une méthode simple et rapide pour réduire ces pertes d'énergie et améliorer l'efficacité des radiateurs : les équiper de réflecteurs.

Renvoyez la chaleur

Ce sont des panneaux revêtus d'aluminium qui réfléchissent jusqu'à 95 % du rayonnement infrarouge des corps chauds. Il suffit de les intercaler entre le radiateur et le mur pour bénéficier immédiatement du renvoi de la chaleur vers l'intérieur de la pièce. Ainsi, la température monte plus rapidement, au démarrage du chauffage. La température de l'eau qui retourne vers la chaudière peut baisser de 5 à 7° C, ce qui diminue la consommation d'énergie de cette dernière.

L'efficacité du réflecteur est maximale dans le cas d'un mur froid. Si le mur derrière le radiateur est bien isolé, le réflecteur aide à une meilleure diffusion de sa chaleur radiante. En revanche, poser un réflecteur sur un mur intérieur ou une cloison présente peu d'intérêt : la chaleur qu'ils captent rayonne par leur autre face, mais elle est récupérée par la pièce contiguë.

Il existe 2 types de réflecteurs :

– les minces : une feuille de PVC recouverte d'une pellicule d'aluminium,

– les épais : une plaque d'isolant (mousse de polyuréthane) prise en « sandwich » entre deux feuilles très minces de carton aluminisé : l'épaisseur totale est de 1 cm.

Les seconds sont plus efficaces, car ils combinent l'isolation (certes légère, avec 1 cm d'isolant) et la réflexion. En revanche, ils sont moins discrets et beaucoup plus chers : comptez 30 €/m². Mais

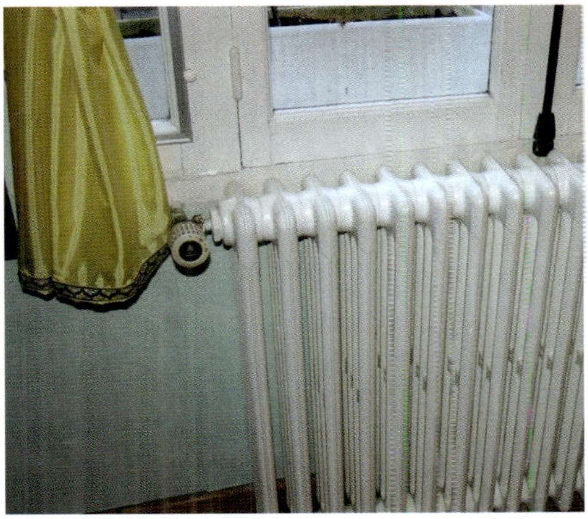

Avant la pose du réflecteur

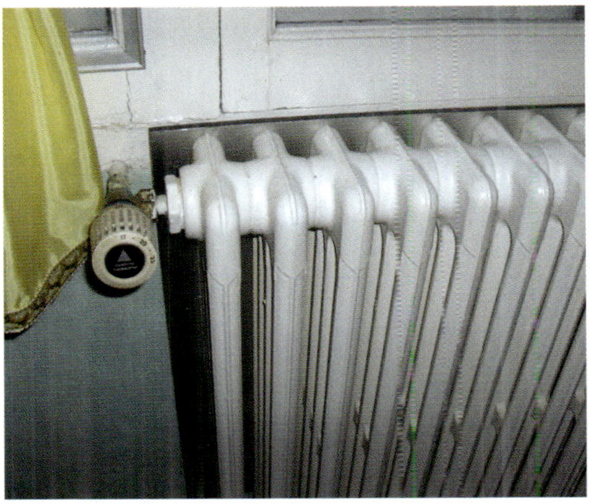

Réflecteur épais posé

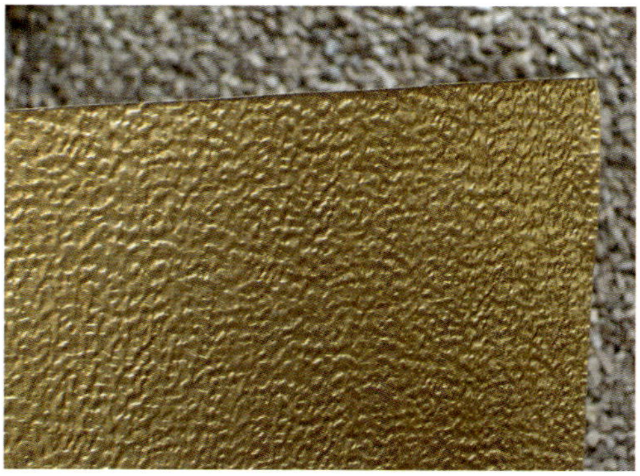

Réflecteur mince

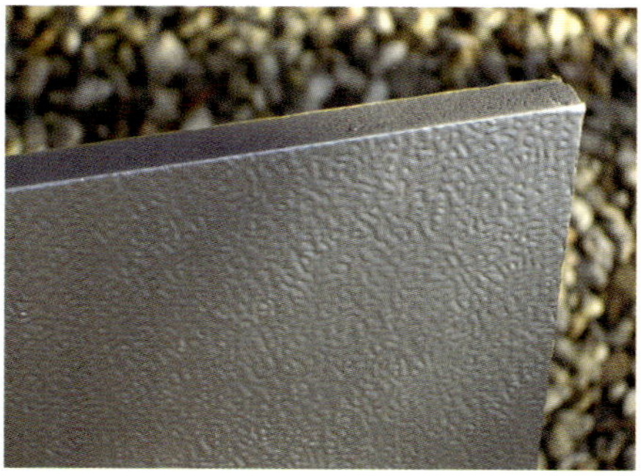

Réflecteur épais

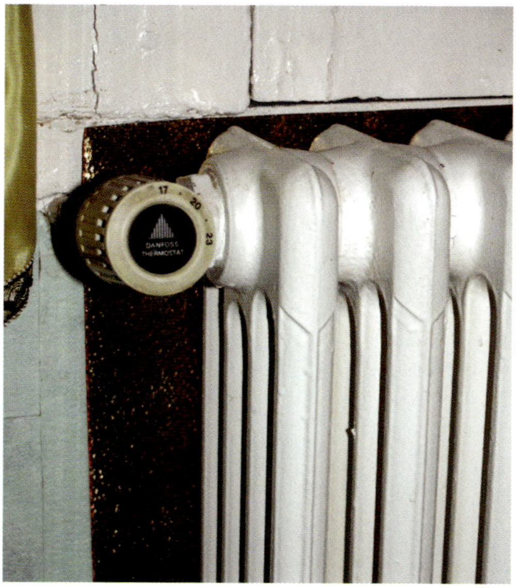

Réflecteur mince posé

les économies de chauffage les remboursent en quelques années seulement.

Si vous n'arrivez pas à trouver ces deux produits, vous pouvez toujours employer de la feuille d'aluminium décorative. Elle présente l'avantage d'être proposée en différentes teintes (gris, champagne), différentes textures (lisse, gaufrée, etc.) et en plus grandes dimensions, ce qui permet de « traiter » un radiateur de taille moyenne avec une seule feuille. L'inconvénient, c'est la quantité importante d'aluminium, par rapport à une simple pellicule : environ 1 kg/m2. Ce qui représente une énergie grise de plus de 30 kWh et augmente considérablement le temps de retour énergétique du réflecteur...

La pose

Elle est très simple, puisque qu'il n'y a pas besoin de démonter le radiateur. Selon le type de réflecteur, il suffit d'un espace de 1 à 2 cm entre le radiateur et le mur. Pour rester relativement discret, les dimensions du réflecteur ne dépasseront pas celles du radiateur. Néanmoins, l'efficacité optimale est obtenue en débordant de 5 à 10 cm, sur les côtés et en hauteur.

Selon les dimensions du radiateur, vous aurez sans doute besoin de plus d'une plaque réfléchissante. Vous les taillerez aux bonnes dimension avec un cutter (panneau de 1 cm) ou avec une vieille paire de ciseaux (réflecteur mince ou feuille d'aluminium). Vous serez amenés à faire des découpes dans les réflecteurs pour pouvoir enfiler les pattes de fixation des radiateurs dans le mur.

Pour coller le réflecteur au mur, vous utiliserez de la colle ou de l'adhésif double face.

Équipez vos radiateurs de robinets thermostatiques

Vos radiateurs à eau chaude sont équipés de simples robinets à commande manuelle. La température est mal régulée, avec parfois un excès de chaleur et donc un gaspillage d'énergie. Il est temps pour vous de les remplacer par des robinets thermostatiques.

Comment ça marche ?

Le robinet thermostatique est un petit régulateur d'ambiance, autonome et local, pour un seul radiateur. Il agit progressivement sur le débit d'eau chaude qui traverse le radiateur. Il comporte une sonde de température et une manette de réglage, graduée en degrés ou en chiffres. En fonction de ce réglage et de la température de la pièce, un pointeau avance ou recule et ferme plus ou moins le robinet.

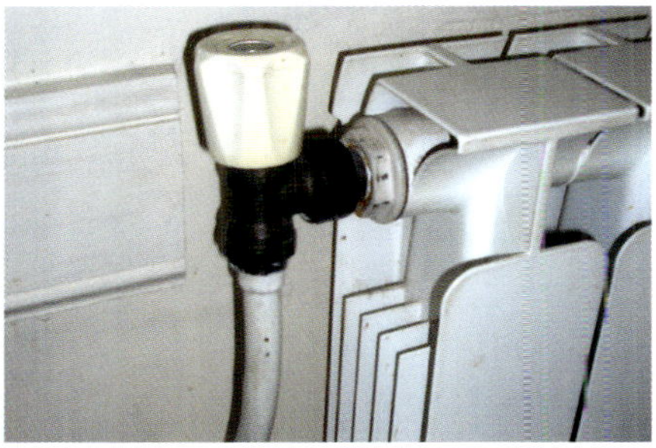

Radiateur équipé d'un robinet normal

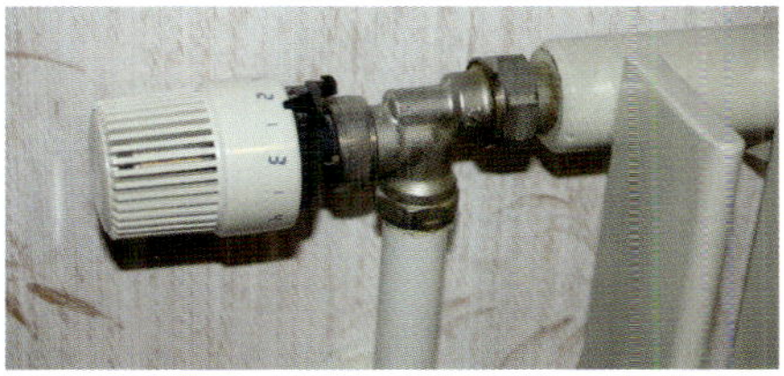

Radiateur équipé d'un robinet thermostatique

Le robinet thermostatique régule et maintient la température dans chaque pièce, suivant le réglage que vous avez choisi. Les variations de température sont limitées à 1 degré, ce qui améliore le confort. Le robinet thermostatique tient compte des apports de chaleur gratuite, comme le soleil, l'éclairage ou la présence de plusieurs personnes (une centaine de watts chacune) ou encore du fonctionnement d'un chauffage d'appoint, comme une cheminée ou un poêle. À l'arrivée, la consommation du chauffage central sera réduite d'autant.

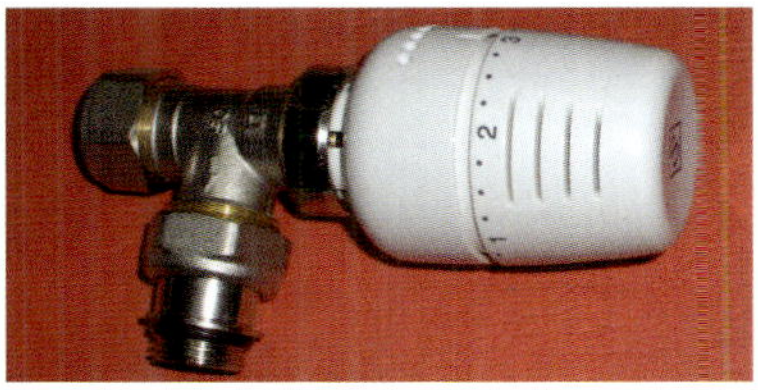

Robinet thermostatique complet

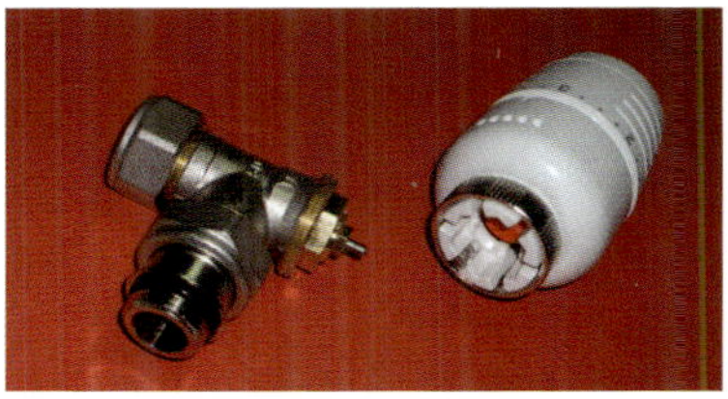

La tête et le corps, séparés. Sur ce dernier, on aperçoit le pointeau.

Il est préférable de réserver les robinets thermostatiques à la salle de bains et aux chambres, qui nécessitent en principe des températures différentes de la température ambiante (plus élevée pour la première, plus fraîche pour les secondes) et d'équiper le séjour d'un thermostat d'ambiance programmable, qui régulera la chaudière.

Il existe un modèle perfectionné de robinet thermostatique, qui intègre un petit programmateur journalier ou hebdomadaire. En l'absence de régu-

Remarques préliminaires

– Si vous envisagez d'équiper toute la maison en robinets thermostatiques, vous devez laisser un radiateur libre, pour ne pas risquer de bloquer complètement la circulation de l'eau chaude.
– Selon la configuration de votre installation, vous choisirez un robinet thermostatique monté sur un raccord droit ou à l'équerre.
– Le robinet thermostatique est équipé des mêmes raccords (3/8", 3/4" ou 1/2") que le robinet « normal » d'origine : l'échange est donc rapide.
– Pour un fonctionnement optimal, vous devez monter le robinet thermostatique horizontalement. Vous devez laisser l'air ambiant circuler librement autour de sa tête et faire en sorte qu'il ne soit pas exposé au soleil.
– Avant de poser le robinet thermostatique, vous devez vidanger le circuit de chauffage. Vous attendrez donc la belle saison pour entreprendre cette intervention.
– Au remplissage, profitez-en pour effectuer un traitement, avec un produit de désembouage : vous éviterez l'encrassement des robinets thermostatiques et vous améliorerez l'efficacité des radiateurs.

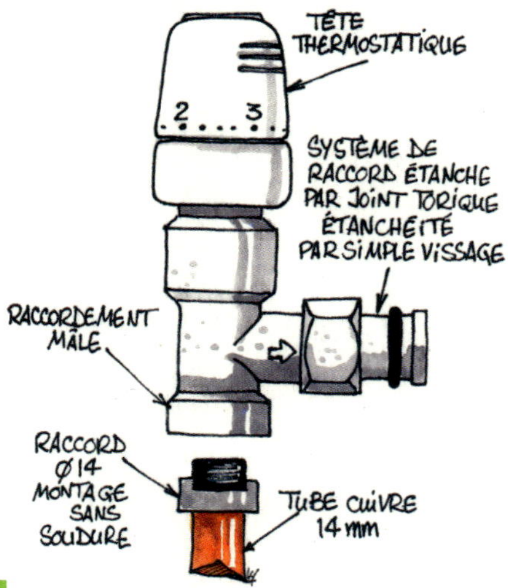

lation centrale du système de chauffage, il permet de baisser automatiquement la température de « consigne » de quelques degrés, par exemple la nuit ou lorsque le logement est inoccupé, en journée ou en fin de semaine. Les économies de chauffage sont alors plus importantes.

L'échange

1) Ouvrez la vanne de vidange, au point le plus bas du circuit hydraulique (au niveau de la chaudière). Ouvrez le purgeur du radiateur le plus haut. Attendez la vidange complète.

2) Avec une clé à molette ou à griffe, dévissez l'écrou du raccord conique, qui relie le radiateur au robinet normal que vous allez remplacer.

3) Dévissez le robinet, qui est monté sur un raccord fileté.

4) Muni du robinet démonté, rendez-vous chez le fournisseur de matériel de plomberie ou le magasin de bricolage : vous serez ainsi assurés d'acheter le modèle de robinet thermostatique adapté à votre cas.

4) Nettoyez le filetage de la canalisation de chauffage, pour la débarrasser des éventuels débris de filasse ou de téflon.

5) Vissez le corps du robinet thermostatique (sans sa tête) sur le filetage. Le plus souvent, il bénéficie d'un joint biconique en caoutchouc, qui vous dispense de remettre de la filasse et de la pâte à joints, ou du téflon.

6) Vissez le raccord sur l'entrée du radiateur, avec la bague filetée. La présence d'un joint torique en caoutchouc vous évite également l'emploi de filasse ou de téflon.

7) Engagez la tête du robinet sur le corps, en poussant vers l'avant pour enfoncer le pointeau. Serrez la bague en plastique.

8) Renouvelez l'opération, pour chaque radiateur à équiper.

9) Remplissez le circuit de chauffage et purgez les radiateurs.

Purgez vos radiateurs

Votre habitation est chauffée par des radiateurs à eau chaude. Régulièrement, vous devez retirer l'air qui s'accumule en partie haute et finit par réduire fortement leur efficacité.

Dans le circuit hydraulique, de petites bulles d'air se forment, surtout si votre chaudière n'est pas à basse température. À la longue, elles fusionnent et créent une poche d'air en partie haute des radiateurs, qui réduit leur surface d'émission de chaleur. Pendant ce temps, la chaudière fonctionne normalement, mais la chaleur est mal diffusée : le chauffage perd donc du rendement, avec un gaspillage d'énergie. De plus, cette présence d'air risque de corroder l'intérieur des radiateurs.

Au démarrage de votre chaudière, après une période d'inactivité, vous serez sans doute amenés à purger vos radiateurs pour évacuer cet air. Pour savoir s'il est temps d'intervenir, c'est facile : vous êtes alertés par des glouglous. En posant la main sur le radiateur, vous constatez qu'il est beaucoup plus chaud en partie basse. Comme l'air s'accumule dans les points hauts, les radiateurs à l'étage devront être purgés plus souvent que ceux du rez-de-chaussée.

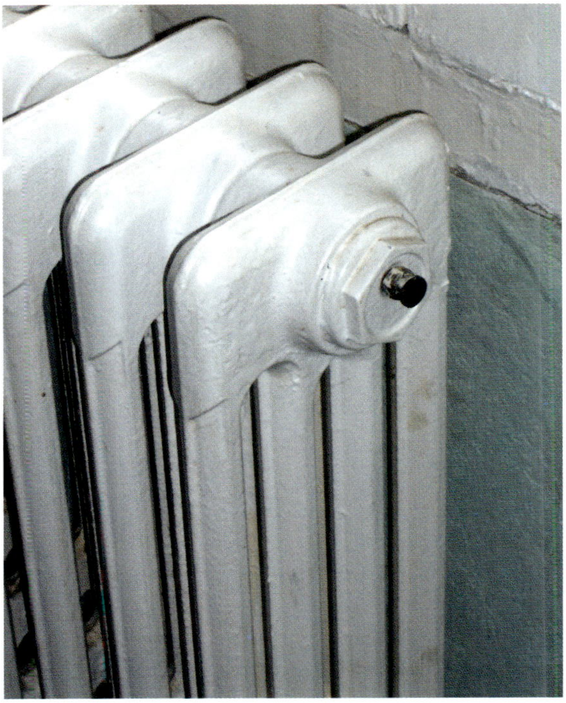

Comment procéder ?

Vous n'avez pas besoin d'éteindre la chaudière. Si le logement comporte un ou plusieurs étages, purgez d'abord les radiateurs du rez-de-chaussée et remontez vers les étages supérieurs.

1) Placez un récipient sous le purgeur : il est situé en partie haute du radiateur, du côté opposé au robinet d'alimentation.

2) Ouvrez le purgeur en dévissant légèrement son bouchon ; utilisez une clé à pan carré ou une simple pince. Sur d'anciens modèles de radiateurs, vous pouvez même desserrer la vis à molette à la main.

3) L'air qui s'échappe produit un sifflement.

4) Quand l'eau du circuit hydraulique commence à gicler, refermez le purgeur. C'est tout.

5) Renouvelez l'opération pour les autres radiateurs.

6) Au manomètre de la chaudière, vérifiez que la pression du circuit hydraulique reste suffisante (2 bars, généralement). Sinon, ajoutez de l'eau. Si vous ne savez pas le faire, appelez votre chauffagiste. Mais le plus souvent, sa visite annuelle suffit. Dans le cas contraire, c'est qu'il y a certainement une petite fuite quelque part dans le circuit.

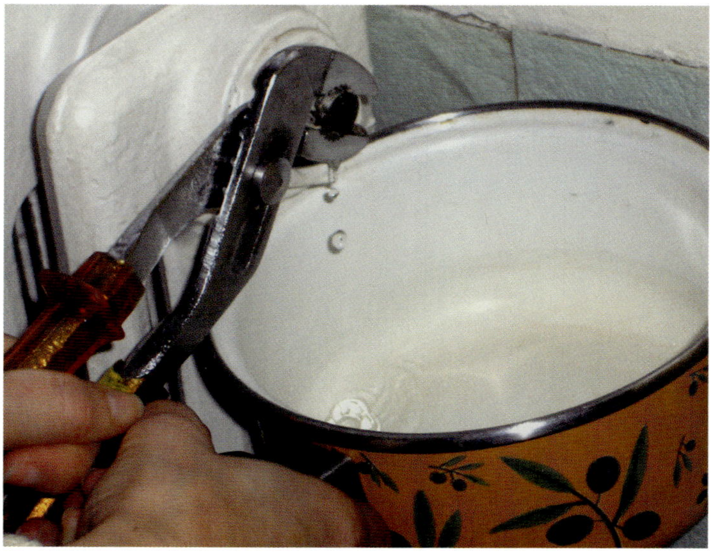

La ventilation

Faites « respirer » votre maison

Il est indispensable de renouveler l'air de nos habitations : de nombreux logements sont sous-ventilés et souffrent du syndrome des bâtiments malsains. Mais l'hiver, la ventilation est une perte de chaleur. Elle peut représenter 35 % des besoins de chauffage, voire 50 % si l'isolation est très efficace. Comment concilier santé et faible dépense d'énergie ?

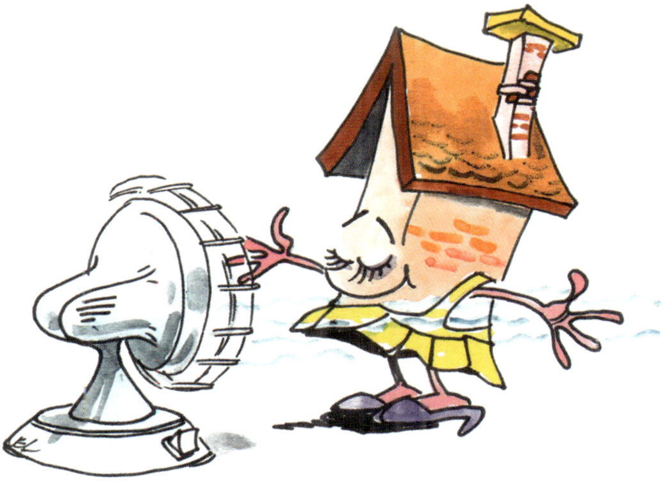

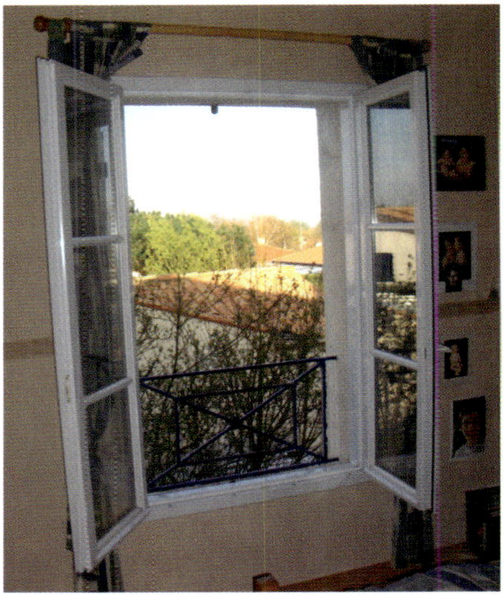

La ventilation la moins chère...

Ventiler les logements est vital : il faut renouveler l'oxygène et évacuer le gaz carbonique produit par notre respiration et le fonctionnement des appareils de chauffage et de cuisson. Sans oublier la vapeur d'eau générée par notre respiration et notre transpiration (2 litres par jour et par personne), les plantes, la toilette, le séchage du linge. Si elle stagne, cette humidité dégrade le bâtiment et favorise le développement de champignons et de moisissures.

Autrefois, c'était simple : les maisons étaient peu étanches et l'air y circulait librement. En plus, il y avait moins de polluants qu'aujourd'hui ! L'isolation des bâtiments, avec des ouvertures bien ajustées, a fortement réduit cette ventilation « naturelle ». Du coup, l'air y est souvent plus malsain qu'à l'extérieur.

Les exigences réglementaires

Depuis 1982, la ventilation est obligatoire pour les logements neufs. L'aération doit être générale et permanente, la circulation d'air doit se faire depuis des entrées d'air situées dans les pièces principales jusqu'à des sorties, dans les pièces de service : cuisine, salle de bains et WC. La ventilation peut être naturelle ou assistée.

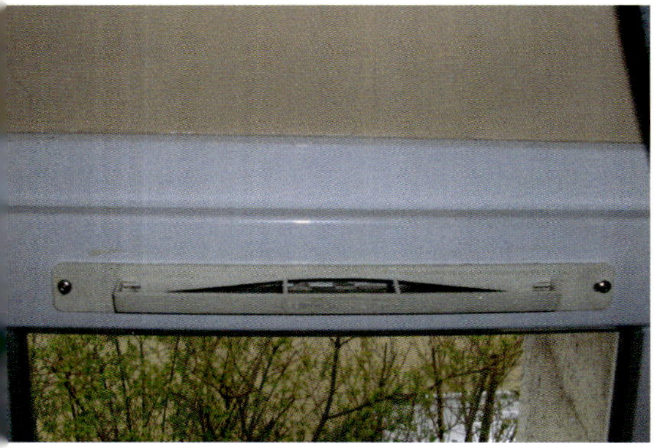

Entrée d'air autoréglable (tabatière) en haut d'une fenêtre

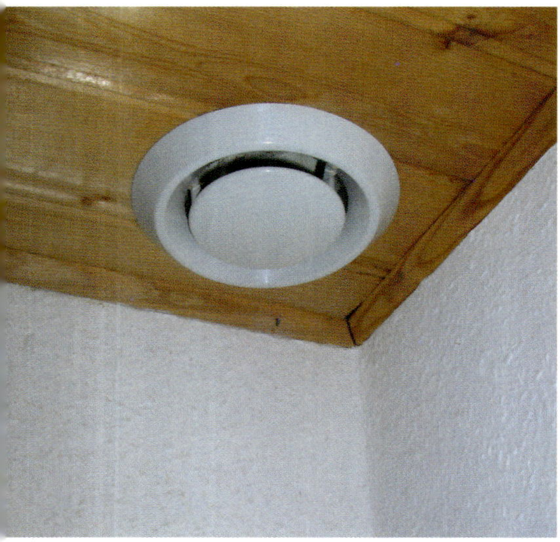

Bouche d'extraction

À la pollution atmosphérique, surtout en ville, s'ajoute :

- le monoxyde de carbone (mortel) et les oxydes d'azote ;
- les composés organiques volatils (COV) des peintures, vernis, colles, panneaux de particules, mousses d'ameublement, moquettes, revêtements et menuiseries en PVC, avec une mention particulière pour le formaldéhyde, omniprésent et cancérigène ;
- le chlore dégagé par l'eau chaude, surtout la douche ;
- la fumée de tabac et ses 3 000 polluants ;
- la poussière, les pollens, les acariens et de nombreux produits allergisants ;
- le radon, surtout dans les régions granitiques (Bretagne, Limousin).

La ventilation naturelle

Elle consiste à créer des courants d'air. Les débits réglementaires ne sont pas évidents à respecter.

Si le logement dispose de grilles d'aération (en partie basse pour l'entrée d'air neuf et en hauteur pour la sortie d'air vicié), elles sont soumises au bon vouloir d'Éole : sans vent, l'air circule peu. De plus, il est tentant de les boucher quand il fait froid. Il faut au contraire les nettoyer régulièrement.

La solution classique est l'ouverture régulière des fenêtres, pendant 5 minutes. Pas plus, sinon on refroidit les parois de la pièce. C'est gratuit, mais contraignant : il faut auparavant éteindre les convecteurs ou fermer les radiateurs de chaque pièce à ventiler, puis les remettre en marche après. Qui respecte vraiment ces préconisations, sachant qu'il faut renouveler l'opération plusieurs fois par jour ?

VMC

Il semble plus simple d'installer une ventilation mécanique « contrôlée » ou VMC. Il en existe plusieurs versions :

La VMC simple flux

C'est un caisson équipé d'un ventilateur, de plusieurs bouches d'extraction et d'une bouche d'évacuation.

Des entrées d'air « autoréglables » sont situées dans les pièces principales : selon la force du vent, une lame de plastique limite plus ou moins l'entrée d'air. L'air est extrait dans les pièces de service (cuisine, salle de bains) mais de façon constante, sans tenir compte de l'occupation du logement. Extrêmement répandue, cette VEI (Ventilation Électrique Incontrôlée) génère d'importants gaspillages d'énergie, liée à sa consommation électrique permanente (plus de 200 kWh par an), mais surtout à un important rejet d'air chaud en hiver : 2 000 kWh en moyenne. En été, elle participe régulièrement au réchauffement de l'habitation.

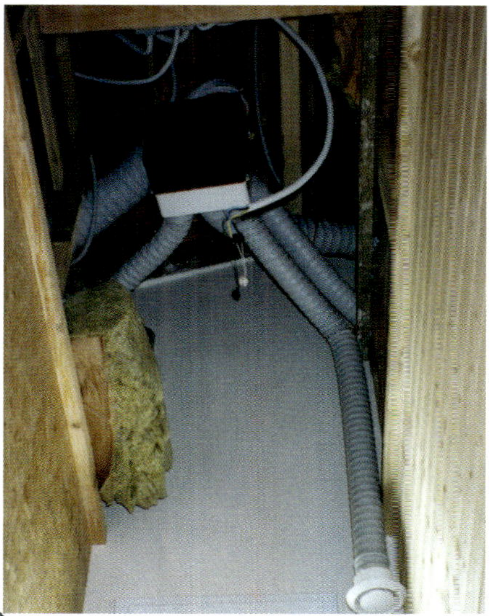

VMC simple flux dans les combles

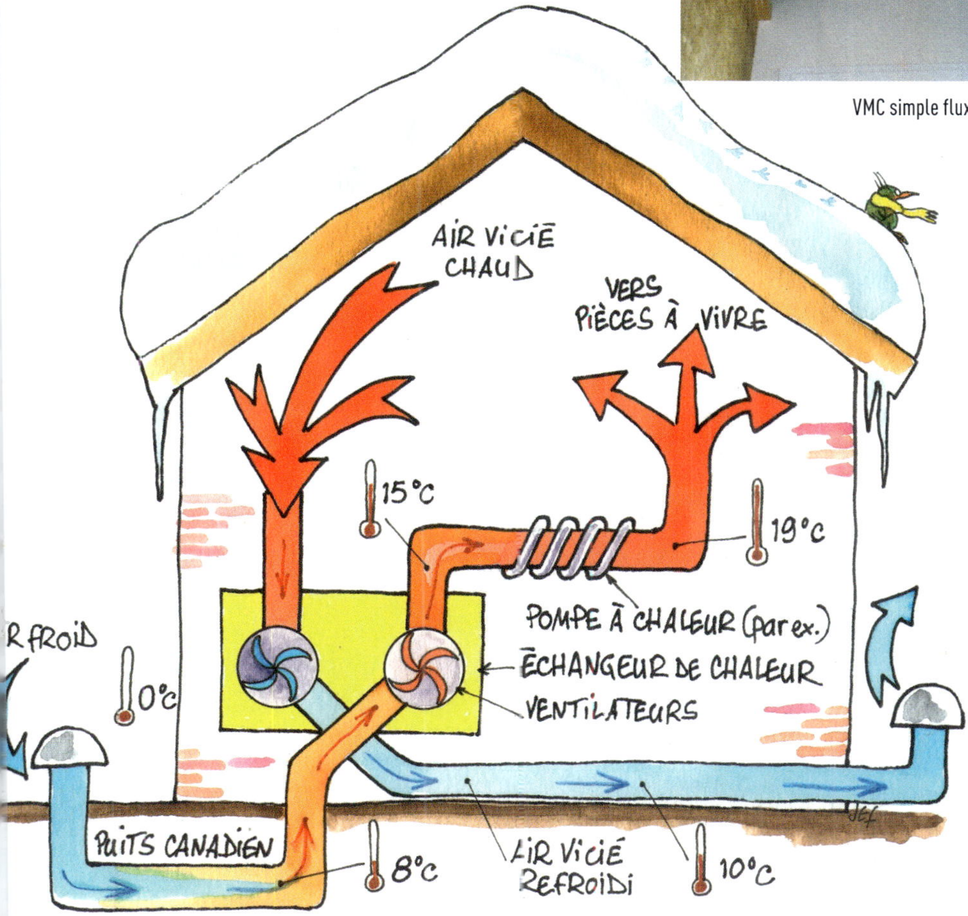

Principe de la VMC double flux couplée à un puits canadien

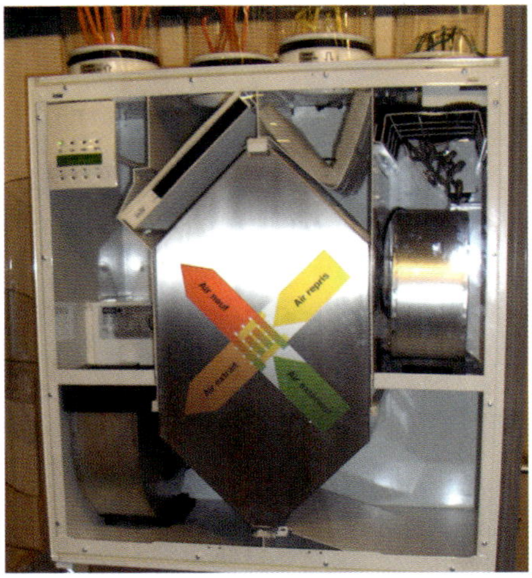

Caisson de VMC double flux

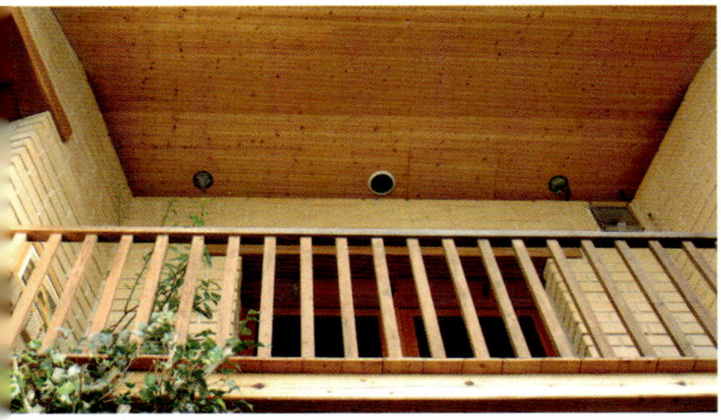

Bouche d'extraction dans une serre

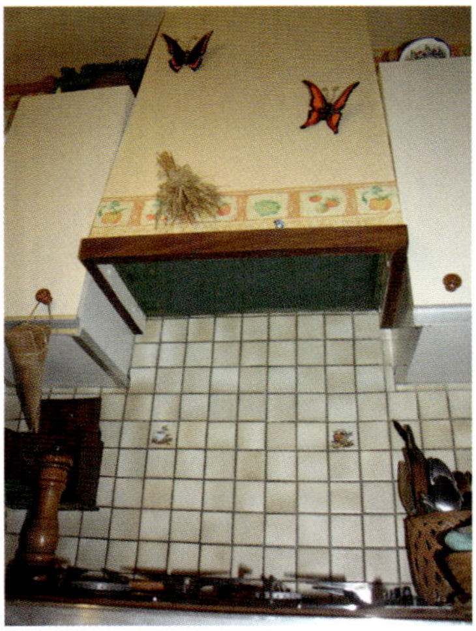

Hotte aspirante filtrante

La VMC simple flux « hygroréglable »

Elle module le débit de ventilation en fonction de l'hygrométrie, donc des besoins réels, d'où une économie de chauffage. Il existe 2 variantes :

– hygro A : l'extraction est asservie à l'humidité et l'entrée d'air est auto-réglable ;

– hygro B : l'extraction et l'entrée d'air sont asservies à l'humidité.

Ces VMC « intelligentes » sont à privilégier : elles limitent la consommation électrique et le rejet inutile d'air chaud, donc la consommation de chauffage

La VMC double flux

Elle est beaucoup plus performante. Grâce à un échangeur de chaleur, elle récupère 70 à 90 % de la chaleur de l'air extrait, qui réchauffe l'air entrant. Le meilleur modèle (allemand) affiche un taux de récupération de 98 % !

La VMC double flux n'est pas toujours adaptable en rénovation : elle nécessite le passage de nombreuses gaines, ce qui ne peut guère se faire que dans des combles inhabitables. Elle requiert également un logement étanche à l'air et un entretien régulier, en particulier des filtres.

Les résultats sont à la hauteur de l'investissement, qui est conséquent : l'économie de chauffage peut atteindre 15 % à 20 %.

Récupérer la chaleur de la véranda

Pour valoriser les calories solaires en hiver, une solution élégante consiste à préchauffer l'air de renouvellement du logement dans la véranda ou la serre, surtout si elle est exposée au sud. Quelques ouvertures sur l'extérieur, en partie basse de la véranda et d'autres en partie haute du mur qui la sépare de la maison, et le tour est joué. La productivité énergétique de l'espace vitré peut ainsi doubler, mais au détriment de sa température, ce qui la rend moins utilisable à cette saison. Il est également possible de laisser la chaleur de la véranda entrer dans la maison, simplement en ouvrant les ouvertures de séparation...

Prévenir ou guérir...

Une bonne part des besoins de ventilation tient à l'humidité. Pour la limiter :
– couvrir les ustensiles de cuisson et utiliser la marmite norvégienne ;
– pour la hotte aspirante de la cuisine, utiliser un extracteur d'air vers l'extérieur plutôt qu'une hotte filtrante, qui ne retient pas la vapeur d'eau ;
– faire sécher le linge à l'extérieur. Raccorder le sèche-linge à évacuation à une gaine de ventilation vers l'extérieur.

Le puits canadien (ou provençal)

Il suffit de faire passer l'air de ventilation de l'habitation dans un tuyau de 50 à 100 m, enterré à 1,50 ou 2 m. À cette profondeur, la température du sol est relativement constante. En hiver, il est plus chaud que dehors et il préchauffe l'air. L'été, c'est le contraire : il le rafraîchit. C'est une sorte de climatiseur naturel. Le puits canadien peut atteindre un coefficient de performances (COP) de 20, alors que les meilleures pompes à chaleur plafonnent à 4 ou 5 ! L'air est pulsé par un ventilateur indépendant ou aspiré par la ventilation.
Le puits canadien est de plus en plus systématiquement préconisé pour les projets de constructions bioclimatiques.
Les maisons « passives » allemandes couplent souvent un puits canadien avec la VMC double flux : certaines arrivent ainsi à se passer complètement de chauffage.

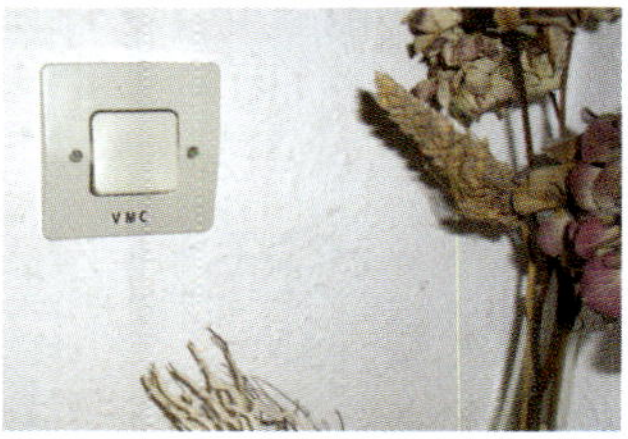

Contacteur de la VMC « intermittente »

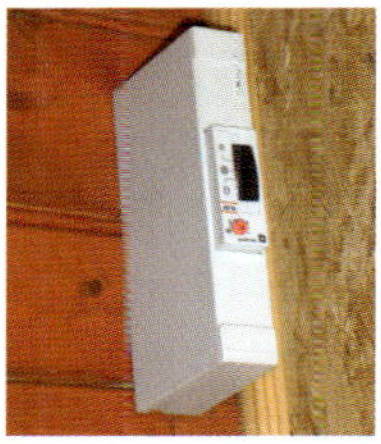

Minuterie

Deux solutions pour améliorer la VMC simple flux

Pour qu'elle fonctionne par intermittence, uniquement lorsque les pièces de service (qui génèrent l'essentiel de l'humidité) sont utilisées, on peut la « piloter » par 2 moyens :

Un interrupteur temporisé

En cas d'utilisation de la douche ou des WC, on actionne la grande vitesse de la VMC. Elle aspire 2 fois plus, mais la consommation double. Avec l'interrupteur temporisé, on ne risque plus d'oublier de repasser sur la petite vitesse : le retour est automatique, après 30 minutes.

Une minuterie

Dans les pièces de service, des contacteurs commandent la VMC, réglée sur la grande vitesse. Elle s'arrête automatiquement, grâce à une minuterie réglable de 1 à 30 minutes.

Le reste du temps, quand la VMC ne fonctionne pas, le logement est quand même ventilé : l'air sort naturellement par les gaines d'extraction, mais à tout petit débit. J'utilise personnellement le troisième système depuis 13 ans, pour ma maison bioclimatique (minuterie réglée à 7 minutes) et j'en suis pleinement satisfait.

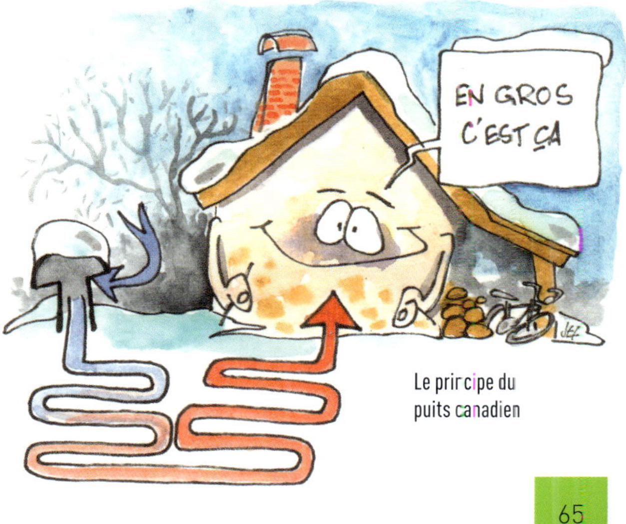

Le principe du puits canadien

Calfeutrez vos portes et vos fenêtres

Vos ouvertures sont anciennes et mal ajustées. En hiver, elles transforment votre logement en « château des courants d'air ». Ces infiltrations d'air non contrôlées sont une source d'inconfort et de gaspillage d'énergie. Le remède est simple : posez des joints d'étanchéité.

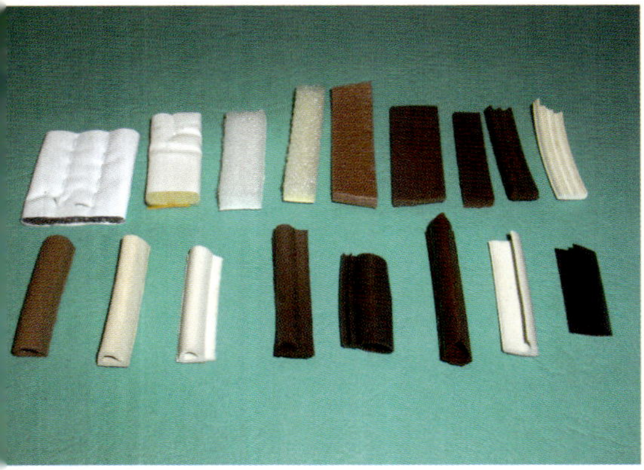

Quelques exemples de joints en mousse

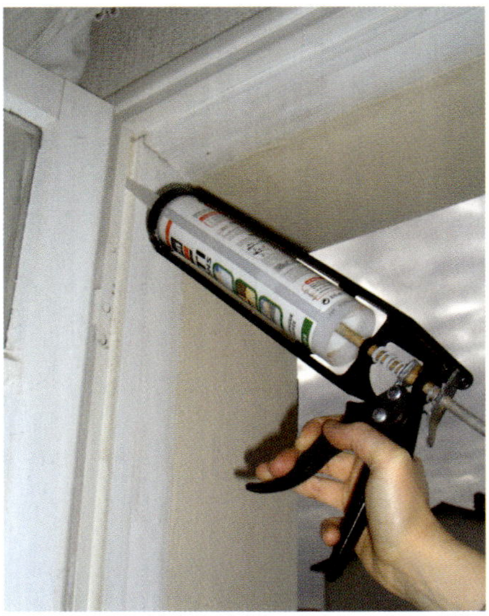

Pose d'un joint moulé au silicone

Le calfeutrage des ouvertures aide à limiter la ventilation de l'habitation au strict besoin du renouvellement de l'air, surtout quand il y a du vent. Une bonne partie de l'année, l'air extérieur est plus froid ou plus chaud que l'air intérieur. En hiver, il fait augmenter votre consommation de chauffage. Et en été, une entrée excessive d'air chaud participe à la surchauffe de votre logement.

Commencez par les fenêtres

Le matériel pour contrôler les infiltrations d'air parasites existe depuis longtemps. C'est toute la gamme des joints de calfeutrage. Ils sont classés en plusieurs catégories.

Les joints métalliques

Ce sont les plus chers. Ils ne sont vraiment efficaces que si les feuillures (les parties de la menuiserie qui s'emboîtent) ne sont pas abîmées. Ils comportent une partie fixe, qui se cloue ou se colle sur la fenêtre. La partie mobile fait ressort : à la fermeture, elle obstrue le jeu entre le dormant (la partie fixe, le cadre) et l'ouvrant.

Bien qu'ils soient les plus durables, ces joints sont relativement peu utilisés. Sans doute pour les raisons évoquées ci-dessus.

Les joints moulés

Ce sont des joints souples, réalisés au mastic silicone. Comme leur nom l'indique, ils s'adaptent parfaitement aux irrégularités des feuillures. Les

joints ainsi réalisés sont très efficaces. On peut cependant leur reprocher :
– une consommation importante de matériau peu écologique (silicone) qui dégaze pendant un certain temps des vapeurs d'acide acétique ;
– l'absence de jeu entre le dormant et l'ouvrant ; ce qui peut poser problème, pour des menuiseries en bois qui ont tendance à gonfler en présence d'humidité.

Voici le mode opératoire :

1) Pour une bonne prise du mastic silicone, l'air ne doit pas être trop sec. La température extérieure doit être supérieure à 5° C, mais pas non plus trop élevée.
2) À l'aide d'un chiffon et d'alcool à brûler ou de diluant organique (distillat d'écorce d'agrumes), nettoyez les feuillures, ainsi que les autres surfaces de contact entre le dormant et l'ouvrant. S'il le faut, utilisez une brosse et n'hésitez pas à gratter s'il reste des surépaisseurs d'anciennes peintures ou des traces d'un précédent calfeutrage : pour un bon accrochage du joint, la surface doit être bien propre et dégraissée. Si la fenêtre est à deux battants, faites la même chose pour leurs parties qui sont en contact, lorsqu'elle est fermée.
3) Avec un « pistolet » pour les cartouches de 310 ml, déposez un cordon régulier de mastic silicone au milieu des surfaces préparées.
4) Sur toutes les surfaces des ouvrants où le mastic ne doit pas adhérer (sous peine que la fenêtre reste collée), appliquez au pinceau un anti-adhérent liquide ou de la bande de plastique non adhésif.
5) Fermez la fenêtre une minute pour mouler le mastic.
6) Ouvrez la fenêtre et laissez sécher le joint au moins 2 heures.
7) Avec un cutter, éliminez les éventuelles bavures de mastic.
8) Si l'espace entre le dormant et l'ouvrant est important, vous serez peut-être obligés de vous y prendre en deux fois : une fois que le joint est sec, repérez les endroits où il manque du mastic.

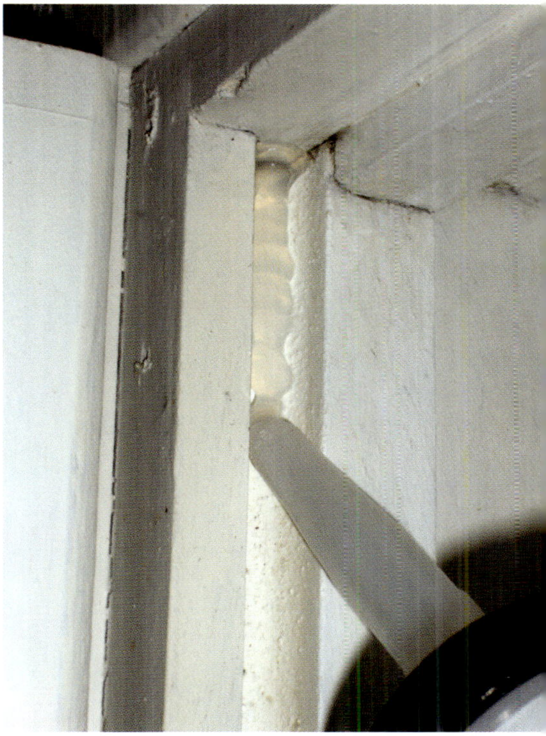

Seule difficulté : la régularité du cordon de mastic

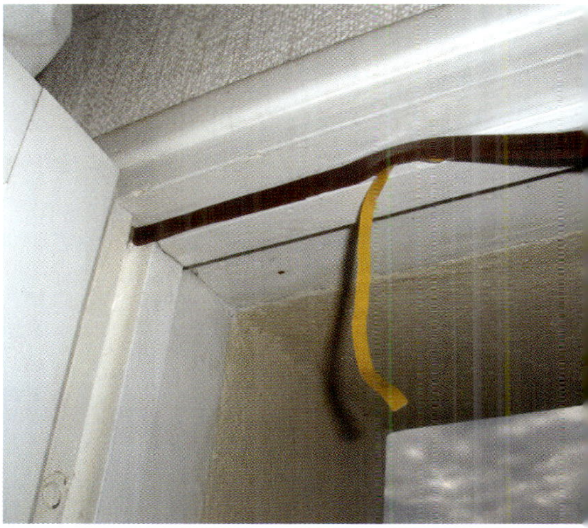

Pose d'un joint en mousse : la pellicule de protection est retirée au fur et à mesure

Important

– Dans tous les cas, faites attention à ne pas boucher les trous percés dans la rainure à la base du dormant : ils permettent à l'eau de pluie ou de condensation de s'écouler. C'est surtout important pour les menuiseries en bois, qui risqueraient de pourrir. S'ils sont obstrués par des déchets, débouchez-les.

– Attention à la ventilation. Dans les maisons anciennes, le jeu des ouvertures est bien souvent le seul moyen de ventilation. En les calfeutrant, le risque est grand d'avoir des désordres importants : humidité, stagnation de gaz polluants. Dans ce cas, vous devez préalablement poser des grilles de ventilation dans les cadres des fenêtres. Dans le doute, consultez un menuisier ou un thermicien.

Les joints en mousse

Ils sont plus faciles à poser et plus polyvalents. Évitez les joints « bas de gamme » en mousse à cellules ouvertes. Ils sont très peu chers, mais vous devrez les remplacer tous des 2 ou 3 ans. Les joints à cellules fermées ou en néoprène sont efficaces et durables.

Le marché propose une grande variété de joints, adaptés à l'espace entre le dormant et l'ouvrant :
– joints plats, pour des jours réguliers mais peu importants, en différentes largeurs ;
– joints en V, pour des jours réguliers mais plus importants ;
– joints en O ou en P, pour des jours irréguliers et importants.
Ils sont autocollants et livrés en rouleaux. Choisissez le type de joint et la longueur adaptés à votre cas. Les joints en mousse nécessitent la même préparation du support que pour les joints moulés.

1) Mesurez la longueur de joint nécessaire à chaque section, horizontale et verticale. Ajoutez quelques millimètres pour tenir compte de l'éventuelle rétraction. Coupez le joint aux ciseaux.

2) Retirez légèrement la bande de papier qui protège l'adhésif et posez le joint, en commençant par un angle de la fenêtre. Retirez la protection au fur et à mesure de votre avancement. Appuyez fermement sur le joint, pour qu'il adhère bien au support.

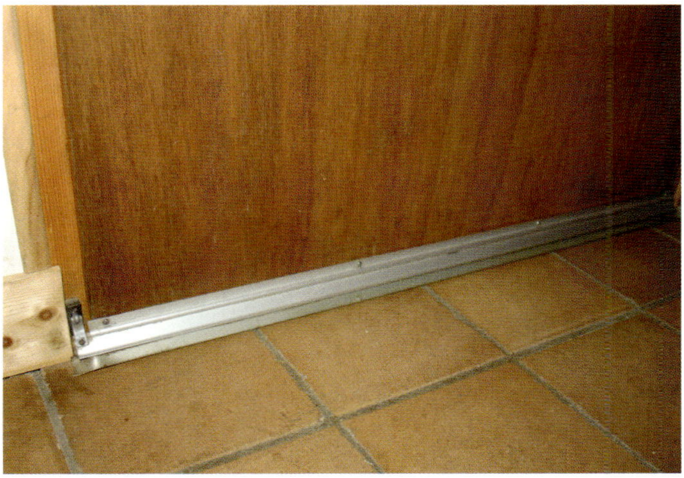

Bas de porte articulé

3) Sur les côtés, collez le joint en fond de feuillure. Si la fenêtre est à double feuillure, posez des joints dans chacune d'elle.
4) Sur les parties horizontales du dormant (en haut et en bas), collez le joint sur la partie verticale de la feuillure, là où le vantail viendra s'appuyer.
5) Pour les fenêtres à deux vantaux, n'oubliez pas la feuillure entre les deux.

Quelques prix

– Joint silicone : 5 à 10 € par fenêtre, selon sa taille et le jour à combler.

– Joint mousse : 0,50 à 1,50 € le mètre, selon le type, en excluant ceux à cellules ouvertes.

– Barre de seuil « brosse » : 8 à 12 €.

Terminez par les portes

Vos portes et vos portes-fenêtres bénéficieront du même traitement que les fenêtres. En revanche, les bas de porte recevront un traitement différent. Si elles sont anciennes, le jour est sans doute important.
Vous avez le choix entre :
– les bas de porte fixes : ils sont constitués d'un matériau souple (un bourrelet gainé ou une brosse) qui frotte sur le sol à l'ouverture de la porte. Le bourrelet est fragile est s'use vite par frottement ;
– les bas de porte articulés : ce sont des plinthes de calfeutrage basculantes, qui s'inclinent vers le sol à la fermeture de la porte et se relèvent à l'ouverture, pour éviter le frottement.
Sinon, il vous reste la bonne vieille solution du boudin de porte. Il est efficace mais peu pratique car vous devez le repositionner à chaque ouverture de la porte.

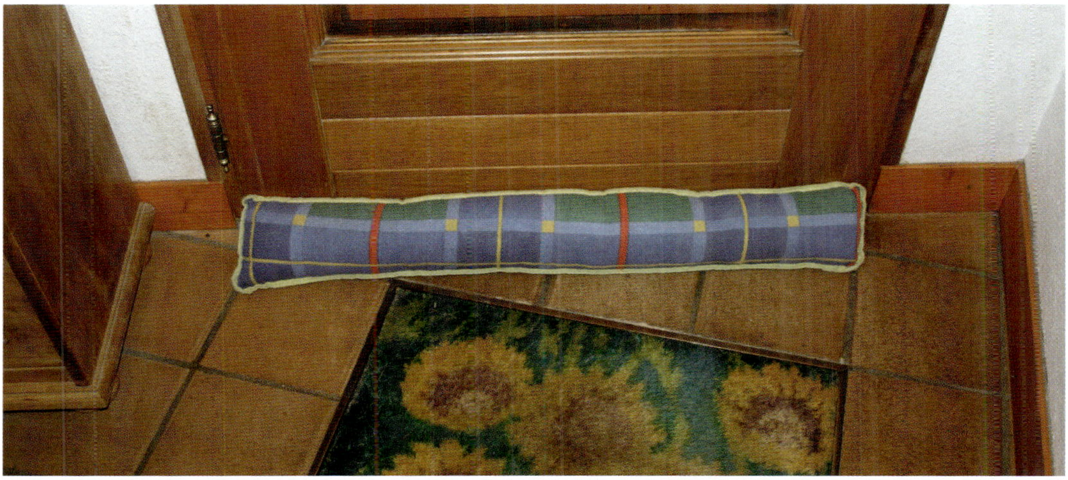

Le bon vieux boudin anti-courant d'air

4 Votre maison, une troisième peau

Le confort thermique d'été

Une maison naturellement fraîche en été

Pendant les grosses chaleurs, nous cherchons la fraîcheur dans nos habitations. Depuis la réglementation thermique RT 2000, les constructions neuves doivent intégrer le confort d'été. Mais des bâtiments un peu plus anciens ne sont pas toujours capables de nous protéger des surchauffes, surtout s'ils ont de grandes baies vitrées. Pour lutter contre les effets indésirables du soleil, il existe une « stratégie du froid ». Elle ne passe pas forcément par la climatisation, mais plutôt par la prévention.

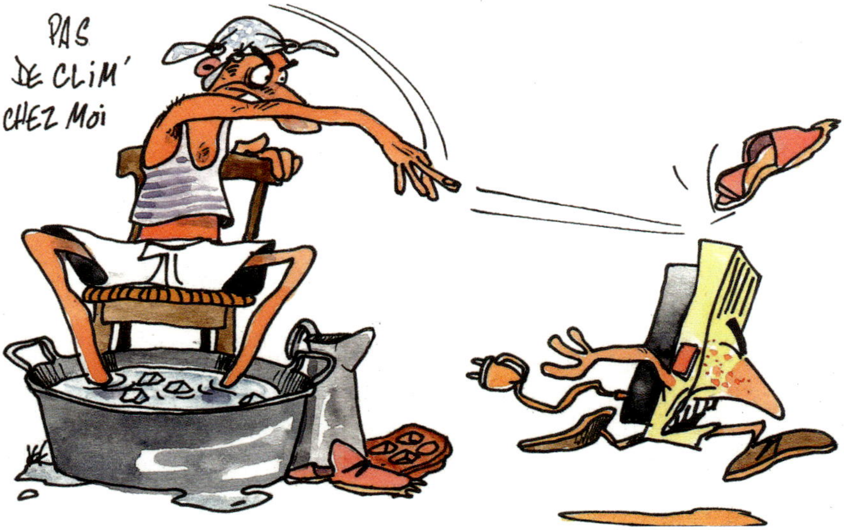

Bioclimatisme, encore et toujours

Une maison bien conçue est naturellement protégée. Exemple : l'architecture traditionnelle méridionale. Adaptée au climat local, la maison bioclimatique est confortable toute l'année :

– La forme « compacte » et la bonne isolation thermique limitent la pénétration de la chaleur extérieure par les parois.

– Les vitrages sud, qui peuvent être responsables de plus de la moitié de la chaleur « entrante », sont faciles à protéger : dans la journée, le soleil est haut dans le ciel (60 à 70° C) et un débord de toit (casquette) les protège efficacement. Par ailleurs, ils réfléchissent jusqu'à 1/3 du rayonnement.

– Comme dans les vielles maisons en pierre, la forte inertie thermique des murs freine les variations de température et conserve la fraîcheur plus longtemps.

Mais tout le monde n'habite pas une maison bioclimatique... Voici les autres solutions :

Les vitrages « solaires » : une fausse bonne idée

Intégrant une couche réfléchissant les 2/3 du rayonnement, ces vitrages sont en fait anti-solaires. Ils sont intéressants pour les fenêtres de toit. Mais ils filtrent indifféremment le soleil estival et hivernal, réduisant l'intérêt bioclimatique des vitrages sud pour prodiguer de la chaleur gratuite en hiver. Utiliser plutôt du vitrage à facteur solaire élevé (70 %) complété par des protections solaires, extérieures et modulables.

Attention aux vitrages zénithaux

Une toiture vitrée reçoit en été 2 fois plus d'énergie qu'un vitrage vertical au sud, car les rayons solaires sont à leur puissance maximale et presque perpendiculaires au vitrage : c'est un véritable capteur solaire. Il est impératif de protéger :

– Les fenêtres de toit : si elles sont implantées sur les versants sud ou ouest, il faut les équiper de vitrage à faible facteur solaire (pourcentage de la transmission de l'énergie solaire). Sinon, un store les occultera aux heures les plus chaudes.

– La couverture de la serre ou de la véranda, surtout en région méditerranéenne : si elle n'est pas opaque ou recouverte d'une toiture, il faut la protéger avec des canisses ou, mieux (mais plus cher, surtout s'il est motorisé) un store extérieur.

Attention également aux vitrages exposés à l'ouest : le soir, le soleil est bas et se retrouve face à eux, au moment où il fait le plus chaud. À cette exposition, il est pratiquement impossible de maintenir une température acceptable dans une véranda !

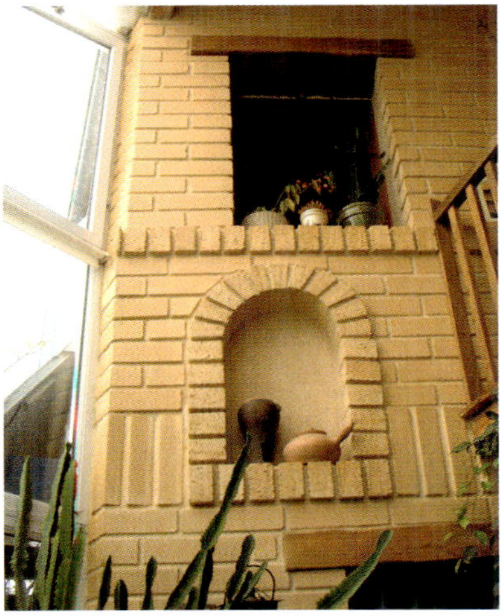

Des murs en briques de terre crue apportant une véritable inertie thermique

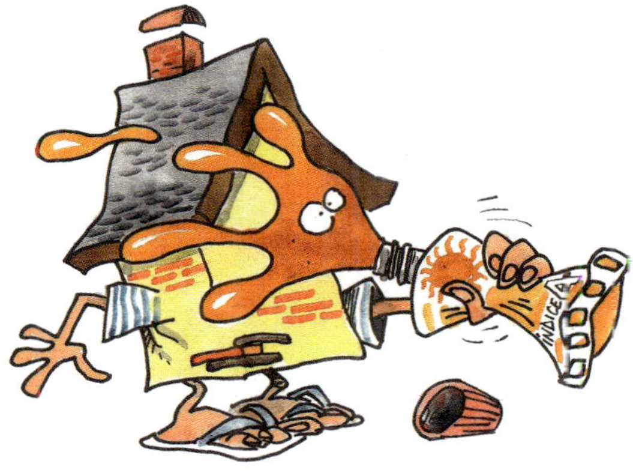

Une bonne protection solaire ...

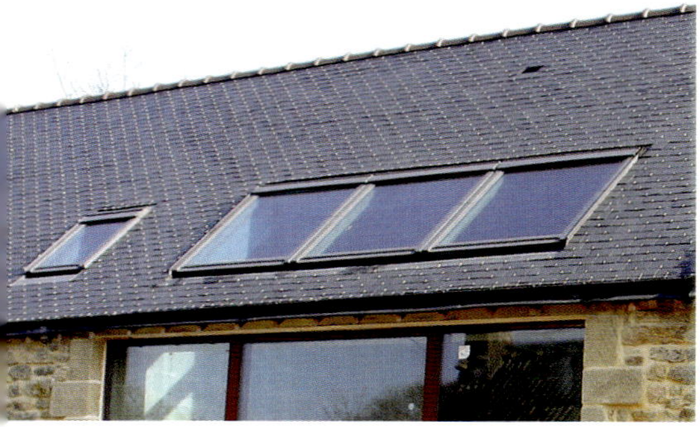

Attention aux vitrages zénithaux : l'été, il font entrer une grande quantité de chaleur

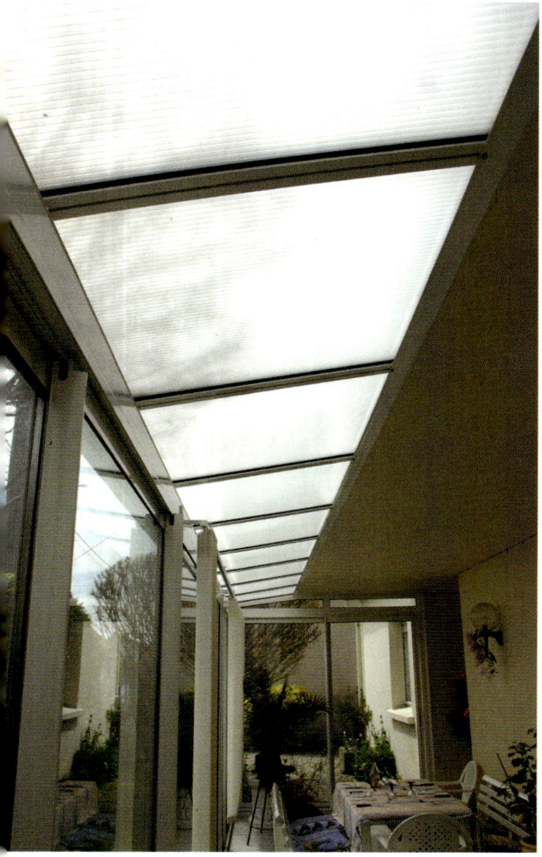

Les protections solaires

La meilleure protection consiste à stopper le soleil avant qu'il n'entre. On dispose de :

Protections végétales

Il s'agit d'ombrager la maison par des écrans de verdure :

– Au sud, les arbres proches arrêtent le soleil d'été mais le laissent passer l'hiver, quand ils ont perdu leur feuillage.

– Aux autres expositions, une haie bloque le soleil de début et de fin de journée, quand il est bas.

– Végétaliser la façade sud par une vigne vierge ombrage le mur et diminue son échauffement de 10 à 15° C. On évite le lierre, qui fait aussi de l'ombre en hiver.

– Végétaliser la toiture limite aussi son échauffement, à la fois par les plantes et par l'effet de masse du substrat (terre, pouzzolane).

– Faire courir une glycine ou une treille sur la tonnelle, la pergola ou l'auvent qui surplombent les ouvertures exposées les transforme en parasols verts.

– Le sol enherbé limite la réflexion solaire sur les vitres et s'échauffe peu.

En prime, toute cette végétation rafraîchit de quelques degrés l'air ambiant, par évapotranspiration. Et elle produit de l'oxygène !

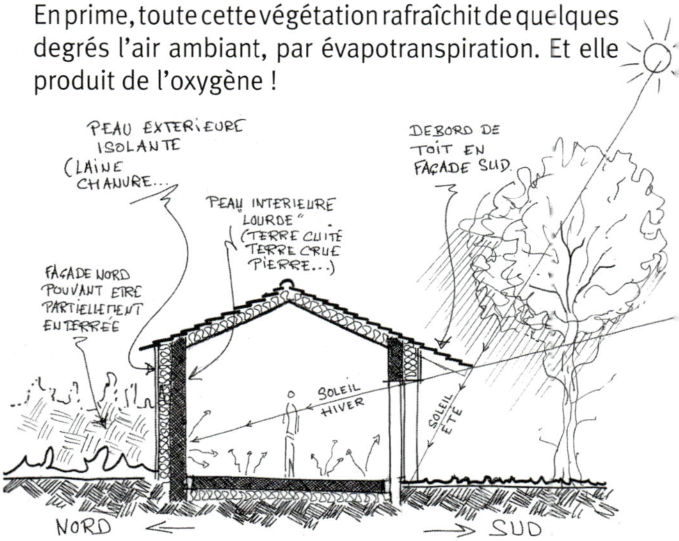

Protection des vitrages exposés au sud © Jocelyn Fuseau, architecte

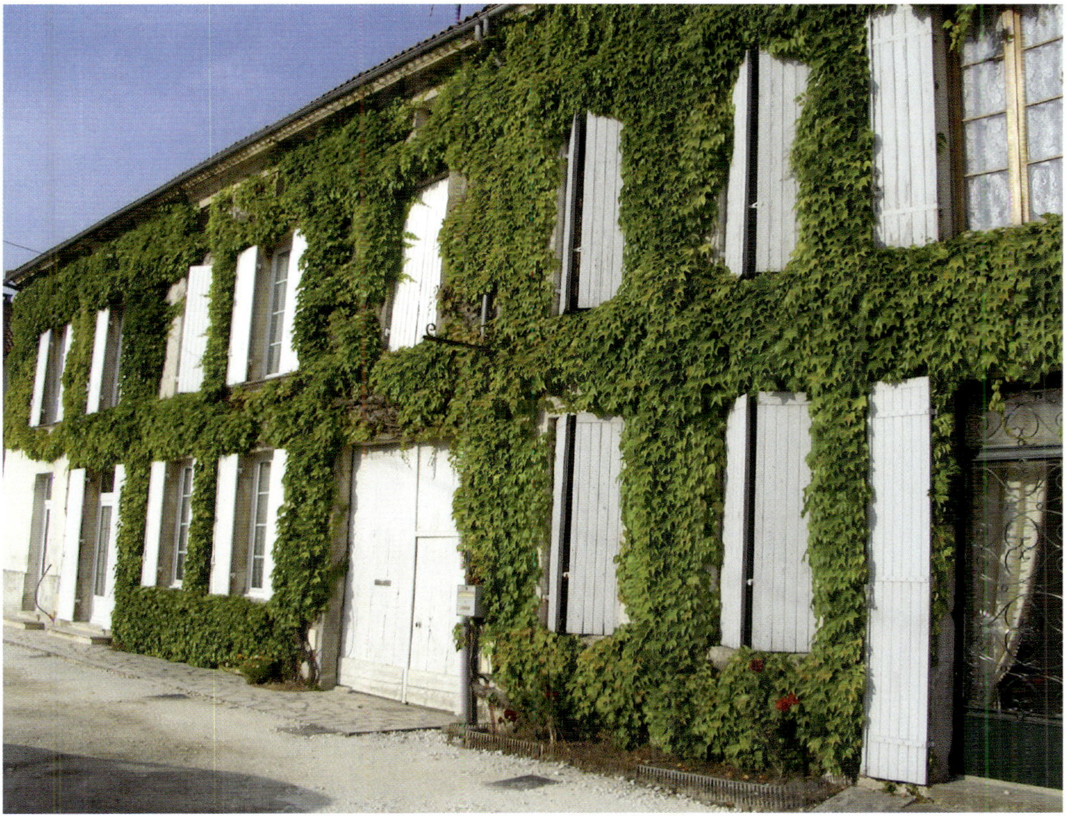

Façade végétalisée par de la vigne vierge

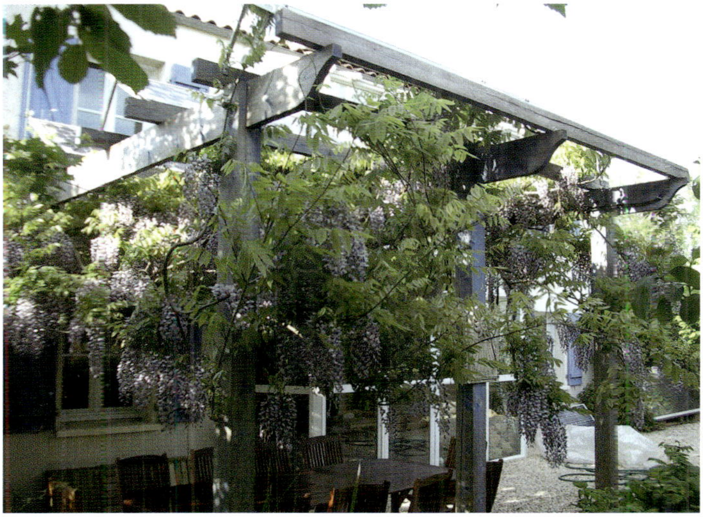

Une pergola « solaire » : photopiles et glycine.

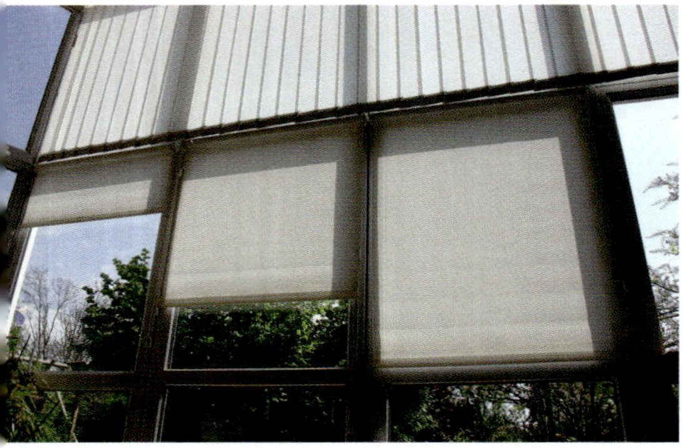

Stores intérieurs à bandes verticales en haut, à enrouleur en bas

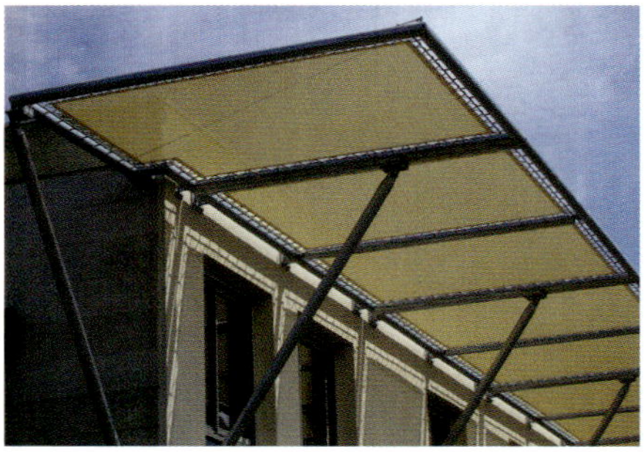

Casquette sur maison « moderne »

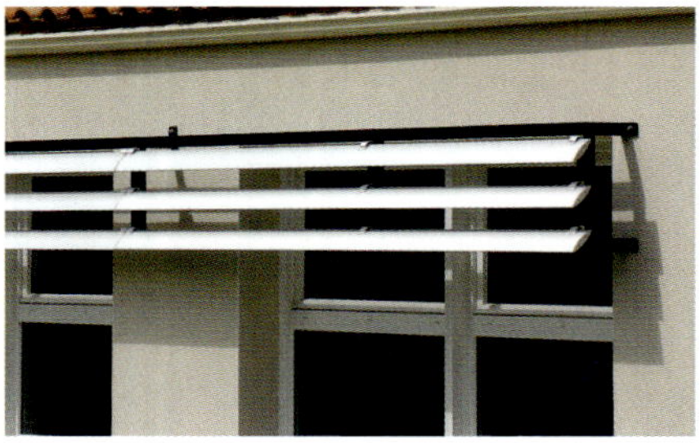

Brise-soleil à lames verticales

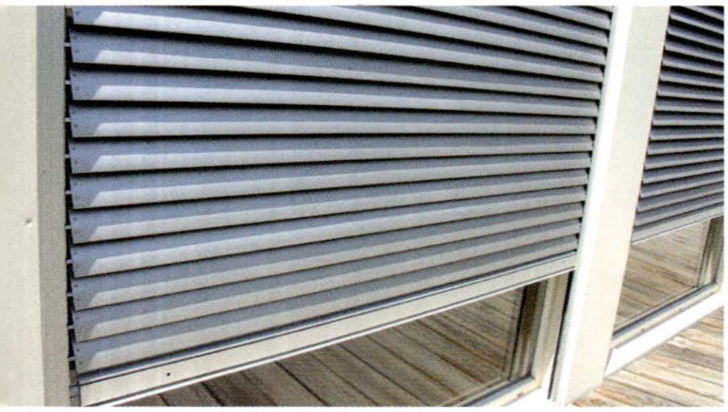

Store vénitien extérieur

Protections « artificielles »

Quand la construction ne bénéficie pas de protections naturelles, il reste les solutions classiques :

– Fermer les volets (jalousies) ou les mettre en « tuile ». Mais ils sont de plus en plus souvent absents, en particulier dans les appartements. Et la pénombre n'est pas toujours appréciée...

– Équiper les vitrages de stores. Les modèles extérieurs sont plus efficaces, car ils arrêtent le soleil avant qu'il ne frappe les vitrages. Mais un store intérieur blanc réfléchit 50 % du rayonnement. Bien appliqué sur la fenêtre, le store limite la circulation d'air chaud entre le verre et la toile. Plus important, il ombrage les « masses thermiques » (les murs lourds et le sol) et les empêche d'emmagasiner de la chaleur, qu'elles restitueraient le soir.

Les toiles foncées sont les plus efficaces, mais celles de couleur claire préservent la luminosité. Le vitrage-store (un store vénitien, intégré dans le double vitrage et motorisé) est quant à lui une solution élégante, quoique chère.

Enfin, les brise-soleil sont également très efficaces pour ombrager les vitrages : ils peuvent être :

– horizontaux, en casquette ;

– verticaux, contre la fenêtre, mais ils diminuent la luminosité en hiver.

Diminuer les apports internes

Une bonne prévention des surchauffes estivales consiste à limiter le fonctionnement des appareils électriques dans la journée, surtout s'ils ont une mauvaise efficacité énergétique (non classé A et +).

Évitez de faire fonctionner le four et couvrir les plats de cuisson. C'est le moment de cuisiner à l'extérieur, avec un cuiseur solaire (voir p. 128) et d'utiliser la marmite norvégienne (voir p. 131).

Supprimez les consommations inutiles et les veilles.

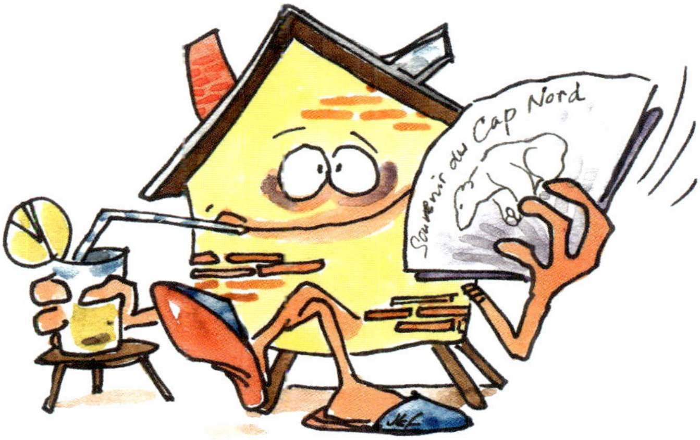

Ventiler à bon escient

Aux heures les plus chaudes, ne ventilez pas l'habitation plus que le strict nécessaire. La VMC simple flux est désavantagée car elle fonctionne en permanence, sans tenir compte des besoins réels.

En revanche, la véranda doit être balayée par un flux d'air « traversant », grâce à des ouvertures à chaque extrémité ou en toiture. Dans la journée, les portes de séparation avec l'habitation doivent rester fermées, pour ne pas faire entrer l'air chaud.

L'un des critères du confort thermique étant la vitesse de l'air, n'hésitez pas à utiliser les ventilateurs et les brasseurs d'air au plafond : pour une faible consommation électrique, ils apportent un bienfait immédiat en accélérant l'évaporation de la transpiration, donc le rafraîchissement cutané. Mais ne les laissez pas tourner en quittant la pièce : l'échauffement du moteur participe alors à celui de la maison.

En revanche le soir, dès que l'air extérieur est plus frais que l'air intérieur, il faut ouvrir les fenêtres : la surventilation nocturne « traversante » est un moyen simple et très efficace pour abaisser la température. Elle permet aussi d'emmagasiner des « frigories » pour le lendemain, surtout si les murs ont une certaine inertie thermique : nouvel avantage à l'isolation extérieure.

D'où l'intérêt d'ombrager une terrasse au sud ou à l'ouest (pergola ou voile solaire – voir la fiche bricolage qui est consacrée à cette dernière p. 77) car elle est très chaude en soirée et retarde la surventilation de plusieurs heures.

Enfin, le puits canadien/provençal (voir p. 65) est redoutablement efficace : il rafraîchit d'au moins 10° C la température de l'air de ventilation.

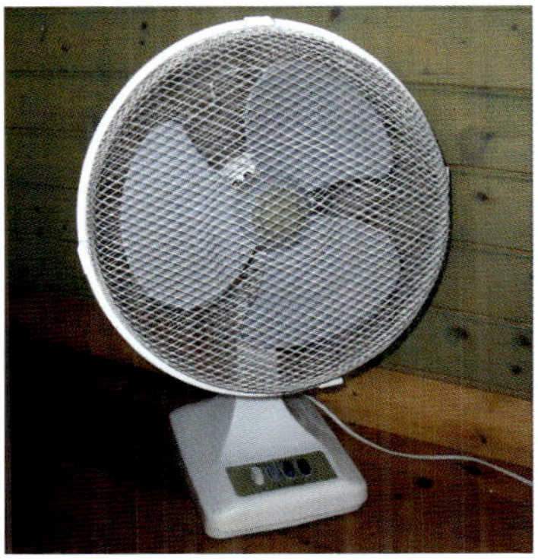

Ce bon vieux « ventilo »

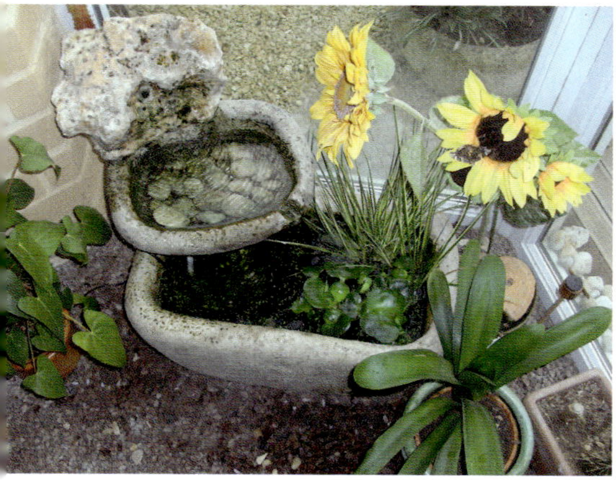

Une fontaine rafraîchissante

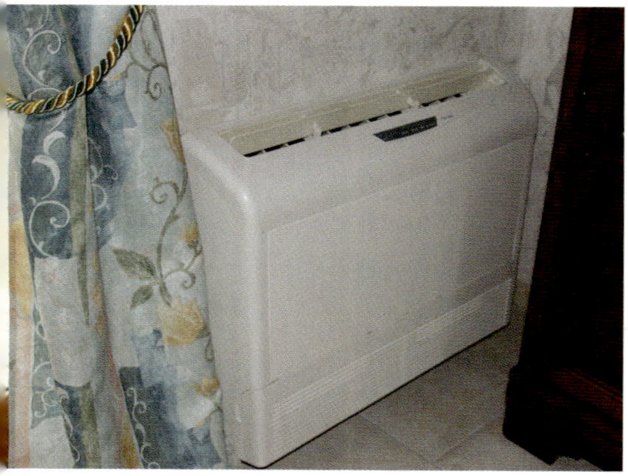

Monosplit fixe

L'eau

C'est un élément important de l'arsenal anti-surchauffe : en s'évaporant, elle absorbe une grande quantité de chaleur :

– L'évapo-transpiration du feuillage des végétaux, à l'extérieur et à l'intérieur, contribue à rafraîchir l'atmosphère.

– Un brumisateur (générateur de vapeur d'eau) est plus efficace. Attention toutefois au risque de « surhumidification » et à la consommation d'eau…

– Un jardin aquatique à l'extérieur (bassin, mare, ruisseau) et une fontaine à l'intérieur apportent leur touche de fraîcheur, ainsi que l'apaisement du bruit de l'eau courante.

Pas de clim' chez moi !

Recourir à la climatisation, c'est avouer que la construction a été mal conçue. La « clim' » est de plus en plus souvent proposée, alors que les mesures classiques de rafraîchissement naturel n'ont pas été exploitées. C'est en particulier vrai dans le cas du chauffage par pompe à chaleur, dit réversible : comment résister à cette solution de facilité ?

Mais si la clim' résout ponctuellement le problème de surchauffe, elle présente des inconvénients :

– Elle augmente fortement la consommation d'électricité (250 à 1 000 € par saison) et génère un pic de puissance électrique, qui devient difficile à gérer « vu du réseau » : c'est la période où de nombreuses centrales sont arrêtées pour entretien, ou difficiles à refroidir par manque d'eau.

– Elle augmente la chaleur ambiante et les fuites de fluide frigorigènes (chaque clim' en contient en moyenne 700 g) libèrent de puissants gaz à effet de serre : un véritable cercle vicieux !

Si la clim' est incontournable :

– Éviter les « monosplits » sur roulettes, pour une seule pièce. Outre un piètre rendement, ils obligent à laisser une porte entrouverte pour le passage de la gaine de ventilation : l'air chaud qui entre annule une bonne partie du rafraîchissement.

Mettez vos vitrages à l'ombre d'une voile solaire

C'est l'été et son cortège de grosses chaleurs. Pour ne pas transformer votre maison en sauna, il est primordial d'ombrager vos vitrages les plus exposés au soleil. Bien sûr, vous pouvez mettre les volets en « tuile » ou baisser les volets roulants, mais la maison se retrouve dans la pénombre. Voici une autre solution, que vous pouvez réaliser vous-mêmes. C'est moins cher qu'un store à enrouleur ou une bannette. C'est la « voile solaire ».

Pour être efficaces et arrêter les rayons du soleil avant qu'ils ne frappent les vitrages, les protections solaires doivent se situer à l'extérieur et former des « casquettes ». Une alternative économique aux produits du commerce consiste à vous confectionner des carrés ou des rectangles de tissu, que vous accrocherez au-dessus de vos fenêtres, de vos portes-fenêtres ou de votre véranda. Simplement suspendus à des cordelettes, ils ondulent au gré du vent, d'où ce nom de voiles solaires : elles évoquent volontiers des voiles de bateaux. Pour une véranda, l'effet est plus esthétique avec deux voiles, légèrement croisées.

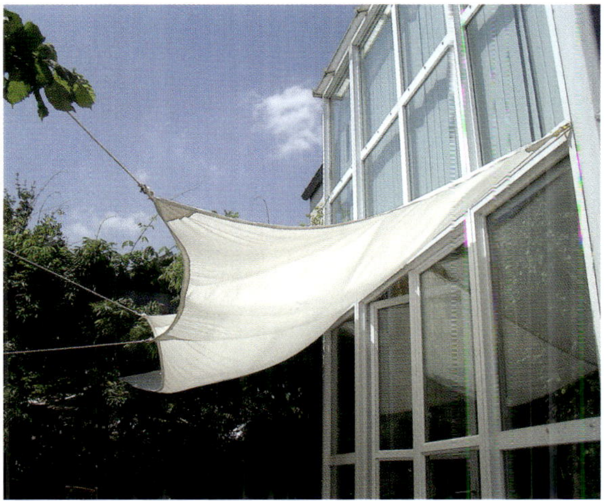

Vous obtiendrez un bon compromis entre l'efficacité d'ombrage et une absorption raisonnable de la lumière, en choisissant du tissu blanc ou de couleur claire. Chez les marchands de textiles, vous trouverez de la toile spéciale pour l'extérieur, résistante aux UV, aux intempéries et aux salissures. Mais pour faire un essai, vous pouvez recycler un vieux drap blanc : il résistera deux ou trois saisons, avant de se déchirer.

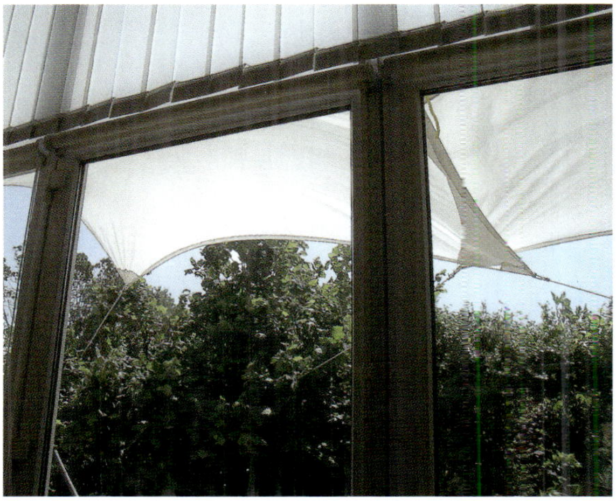

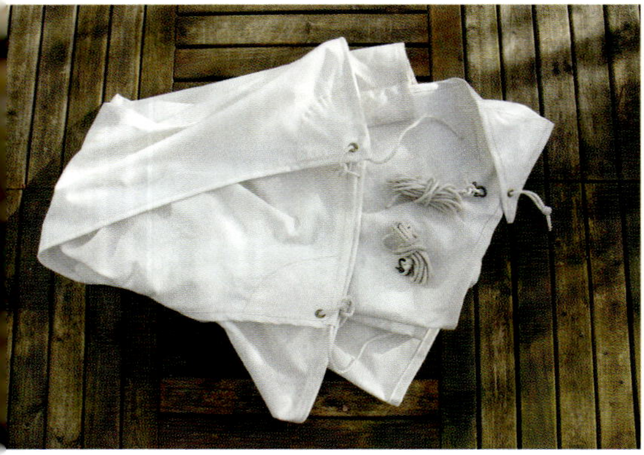

La voile solaire prête à la pose

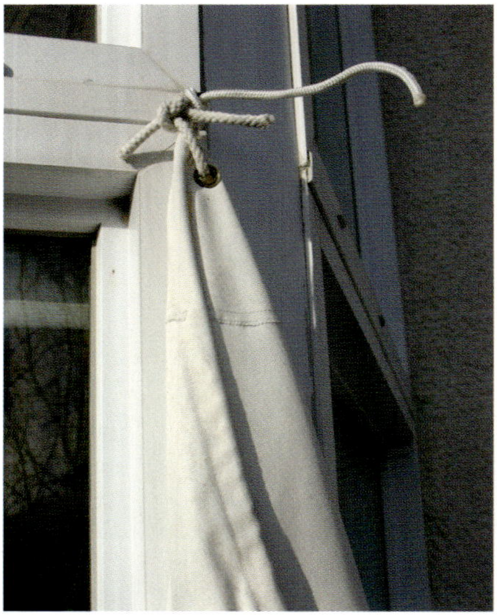

La voile solaire accrochée au premier piton

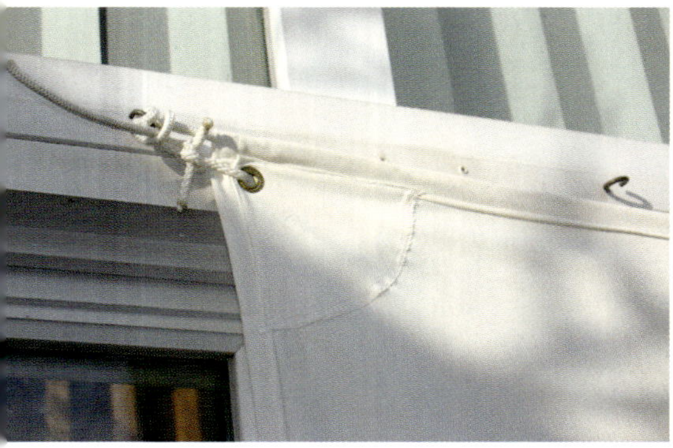

Accrochage au second piton

Mise en œuvre

1) Mesurez la largeur du vitrage à protéger. Pour une protection plus efficace, débordez de chaque côté en ajoutant 40 à 50 cm. Si c'est une véranda, vous serez limités par ses dimensions, car c'est sur elle que vous accrocherez la voile, non sur le mur. Le tissu est vendu en largeur de 1,40 m : pour une fenêtre d'une largeur de 1 m, le débordement de 20 cm de chaque côté sera correct. Pour des fenêtres plus larges, vous utiliserez le tissu dans l'autre sens.

2) Pour un bon ombrage du vitrage, la longueur de projection de la voile, à partir de ses points d'ancrage, sera comprise entre 1 m et 1,40 m. Vous pouvez confectionner une voile carrée ou rectangulaire, mais en la taillant en trapèze, vous protégerez mieux la fenêtre quand le soleil est sur les côtés.

3) Avec une machine à coudre, faites des ourlets sur le pourtour. La bordure qui sera contre le mur (ou la véranda) recevra un ourlet large et ouvert aux extrémités : vous pourrez y passer une cordelette qui servira à accrocher la voile. Renforcez les quatre coins avec un triangle de tissu.

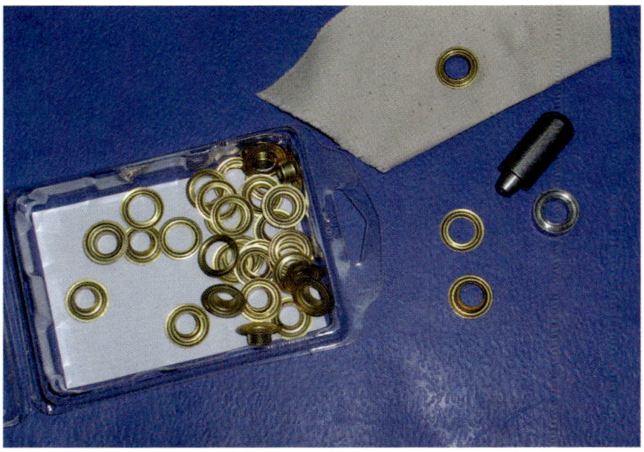

4) À chaque angle renforcé, posez un œillet de bâche. Il vous servira à nouer une cordelette pour l'accrochage de la voile. Vous trouverez en quincaillerie ces kits, comprenant une matrice et un emporte-pièce : il vous suffit de suivre les instruction, c'est très facile.

5) Fixez deux pitons ronds dans le mur (ou dans un profilé de la véranda) à la hauteur souhaitée. Pour qu'ils ne rouillent pas, choisissez-les en laiton ou en acier inox. Pour leur écartement, ajoutez quelques centimètres à la largeur de la voile.

6) Passez la cordelette enfilée dans l'ourlet du bord d'attaque de la voile (celui qui est contre le mur ou la véranda) dans l'un des pitons et nouez-la. Passez-la dans le second piton et tendez-la bien : étarquez en quelque sorte, puisqu'il s'agit d'une voile !

7) À ce stade, la voile peut encore coulisser sur la cordelette. Avec des morceaux de cordelette passés dans les œillets et les pitons, bloquez la voile bien centrée.

8) Nouez des cordelettes aux deux oeillets encore libres. Intercalez une manille en laiton : effet voile garanti, s'il n'était pas encore évident !

9) Attachez les cordelettes aux branches des arbres proches, ou à tout autre point fixe. Si vous n'en avez pas, plantez deux piquets en bois. Réglez :
– la hauteur, pour pouvoir facilement passer sous la voile ;
– la tension, pour éviter les plis disgracieux.

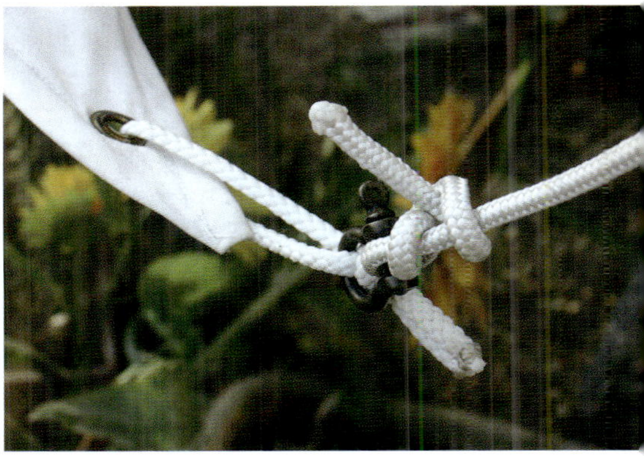

Fixations des cordelettes aux angles libres

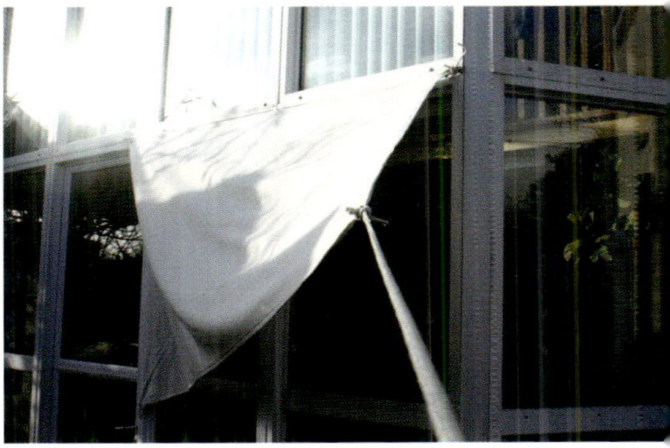

La voile en cours d'accrochage aux branches

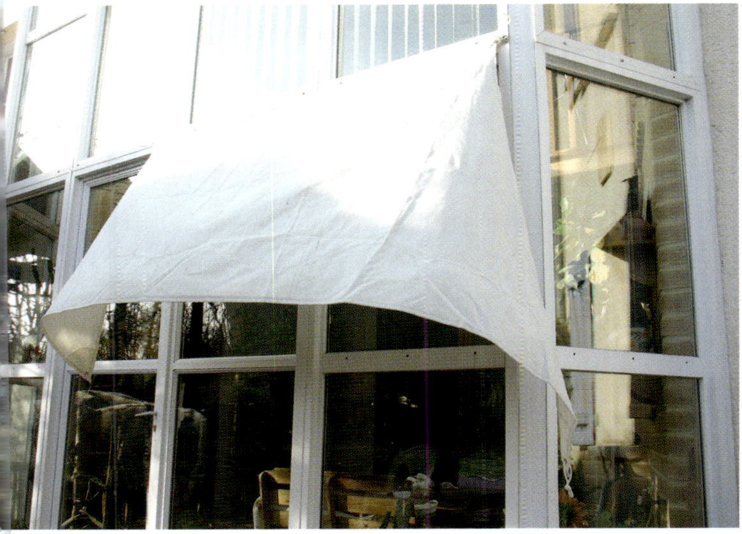

La voile, avant la fixation des cordelettes qui serviront à l'accrocher aux branches

1 Les équipements « énergie »

La fée électricité

De la centrale à la prise de courant : un colossal gâchis d'énergie !

En France, plus de 80 % de l'électricité provient de centrales thermiques. Or, les trois quarts de l'énergie mobilisée ne sont pas utilisés et se perdent dans la nature. Et lorsque vous économisez 1 kWh d'électricité chez vous, c'est en réalité 4 kWh qui sont épargnés, au niveau de la centrale électrique !

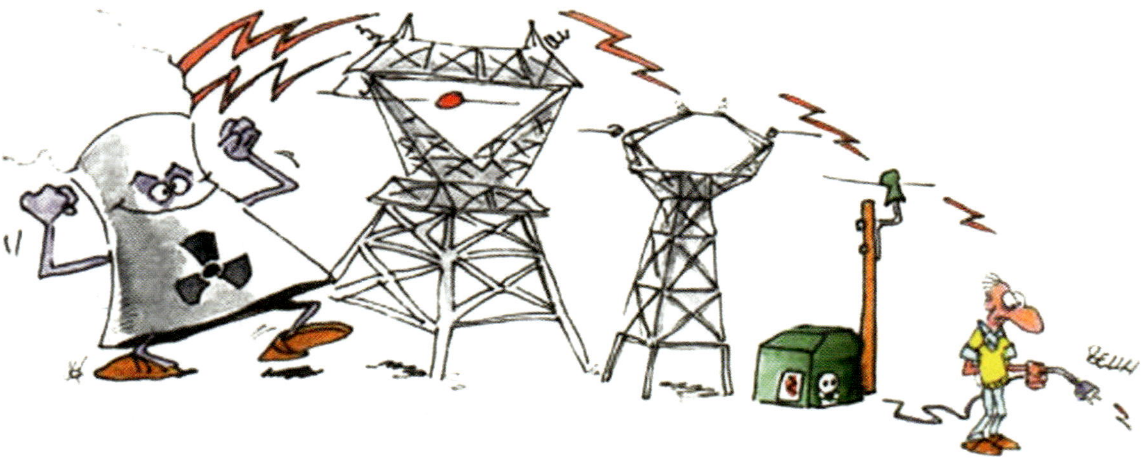

Gaspillage à la production

Qu'elle fonctionne au charbon, au fioul, au gaz ou à l'atome, une centrale thermique de production d'électricité utilise toujours le même principe : une source de chaleur fait bouillir de l'eau sous pression, la vapeur d'eau fait tourner une turbine qui entraîne un alternateur (une génératrice de courant électrique). Mais produire l'électricité à partir de la chaleur, en passant par la case énergie mécanique, se fait de façon dégradée et avec de grosses pertes. À l'arrivée, deux tiers de cette chaleur ne sont pas convertis en électricité.

Ainsi, selon le ministère de l'Industrie, en 2005 la production d'énergie d'origine électrique a été de 134 Mtep (mégatep ou million de tonnes équivalent pétrole). Mais la consommation (énergie finale) n'a été que de 41 Mtep : 36 en France + 5 à l'étranger (contrats de vente d'électricité à nos voisins européens). Vous pouvez calculer rapidement le rendement de cette production d'électricité : c'est l'énergie électrique finale, divisée par l'énergie primaire ou énergie de départ. Dans notre cas, il n'a donc été que de 31 %.
Le reste de la chaleur (69 %) n'a pas été utilisé : il s'agit d'une gigantesque perte d'énergie ! En effet, à cause des risques liés aux technologies employées (surtout le nucléaire, qui représente les trois quarts de la production française d'électricité), les centrales électriques ont été éloignées des villes.

Du coup, il n'est pas possible de récupérer cette chaleur : la transporter sur de grandes distances entraînerait des pertes thermiques trop importantes, ou serait très coûteux. C'est la rançon du gigantisme et de la centralisation. Si l'on faisait le choix de petites unités de production, non nucléaires, fonctionnant au gaz ou, mieux, au bois (qui est renouvelable et dont le bilan CO_2 est neutre pour l'environnement) celles-ci pourraient être implantées en périphérie des villes. Ces petites unités thermiques fonctionneraient en cogénération, c'est-à-dire en produisant simultanément de la chaleur et de l'électricité, avec un rendement global qui pourrait atteindre les 90 %. Produite au niveau des villes, au plus près des besoins, cette chaleur circulerait dans des réseaux de chaleur urbains pour le chauffage, comme au Danemark.

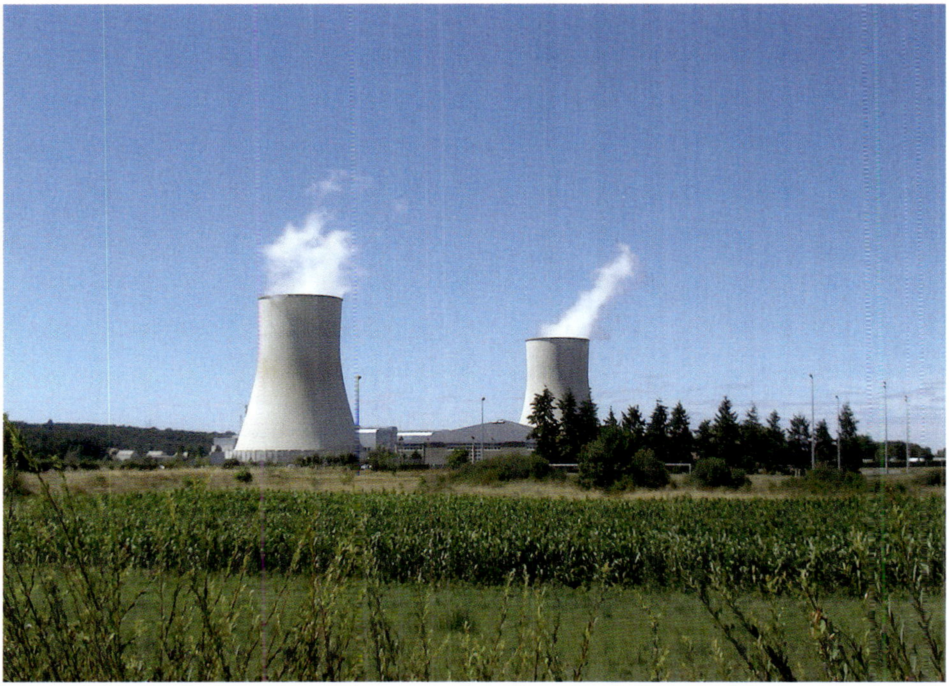

Centrale nucléaire : le plus centralisé des modes de production d'électricité !

Électricité renouvelable

Une bonne partie de la production d'électricité « thermique » pourrait avantageusement, pour notre environnement et notre santé, être remplacée par des systèmes à conversion directe, sans passer par la chaleur. Comme les barrages hydroélectriques, les aérogénérateurs ou les piles photovoltaïques. Ces modes de production d'électricité décentralisés font partie des sources d'énergies renouvelables (SER), qui se renouvellent en permanence car elles sont issues des cycles naturels. Dans l'Hexagone, elles ne représentent encore que 14 % de notre électricité, alors qu'une directive européenne nous demande de parvenir à 21 %... en 2010 !

Gaspillage au transport

La production d'électricité « centralisée » génère un autre gâchis, qui est lui aussi souvent passé sous silence. Il est lié au transport de cette électricité, sur de longues distances. Il est essentiellement dû à l'échauffement des lignes électriques par effet Joule, c'est-à-dire par le frottement des électrons (les particules électriques) dans le conducteur de courant, le câble électrique. La haute tension (HT) et la très haute tension (THT à 225 000 V et 400 000 V), utilisées sur près de la moitié des 100 000 km de lignes du réseau électrique, limite ces pertes « en ligne ». Mais celles-ci atteignent quand même 8 %. Adopter une production d'électricité décentralisée aurait également pour avantage de réduire fortement ces pertes.

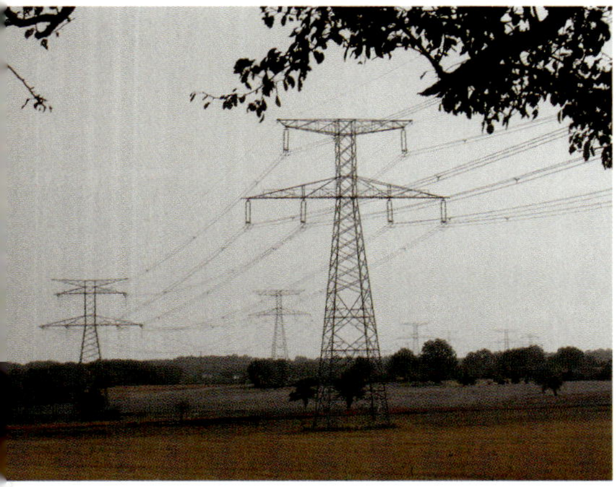

Des lignes à haute tension
qui ne font pas que dégrader le paysage ...

L'électricité : pour les usages spécifiques

Au final, en additionnant les pertes à la production (69 %) à celles du réseau de distribution (8 %), seulement un quart de l'énergie de départ arrive réellement à la prise de courant. Le bilan n'est pas mirobolant !

En conséquence, vous devez réserver l'électricité aux usages « spécifiques », ceux qu'on ne peut que difficilement honorer autrement : l'éclairage, le froid, le fonctionnement des moteurs électriques ou le multimédia.

Chaque fois que c'est possible, évitez les usages thermiques de l'électricité : le chauffage électrique, l'eau chaude électrique, la cuisson électrique. Certes, à partir de vos prises de courant le rendement des appareils est très bon, souvent proche de 100 %. Mais vous ne devez pas oublier ce qui se passe en amont de ces prises de courant.

Retransformer en chaleur une électricité péniblement acquise est un non-sens énergétique. Il vaut infiniment mieux préparer votre eau chaude sanitaire et chauffer votre logement avec un système efficace : une chaudière à haut rendement, fonctionnant de préférence au bois, ou encore un équipement solaire. Éventuellement avec une pompe à chaleur efficace, qui « récupère » une bonne partie de l'énergie perdue à la production.

Qu'est-ce qui consomme le plus d'électricité chez vous ?

Comme beaucoup de gens, vous pensez sans doute que votre four électrique, votre fer à repasser ou votre aspirateur engloutissent une bonne part de l'électricité consommée par vos appareils électroménagers. Détrompez-vous, ce sont les appareils de froid qui se taillent la « part du lion » !

C'est le cabinet Olivier Sidler qui, en 1994, a « levé ce lièvre » à l'issue d'une campagne de mesures dans des logements (voir graphique ci-dessous). En réalité, les résultats sont cohérents : même s'ils ne sont pas de forte puissance, ce sont les appareils qui fonctionnent le plus longtemps qui consomment le plus.

Du coup, le réfrigérateur et le congélateur peuvent à eux deux consommer près de 1 000 kWh par an, soit entre 1/4 et 1/3 de la consommation moyenne « usages spécifiques » d'un ménage Le réfrigérateur « américain » pouvant à lui seul en consommer 40 % (voir *Comment bien utiliser vos appareils de froid* p. 90).

Viennent ensuite l'éclairage (surtout si les lampes sont à incandescence, voir *Adoptez l'éclairage à haute efficacité* p. 100), le sèche-linge et l'aquarium (qu'on oublie volontiers).

Les appareils de forte puissance se retrouvent à la fin, avec une consommation annuelle qu'on pourrait qualifier de ridicule : c'est qu'ils ne fonctionnent que peu d'heures dans l'année.

Sources : Société Énertech

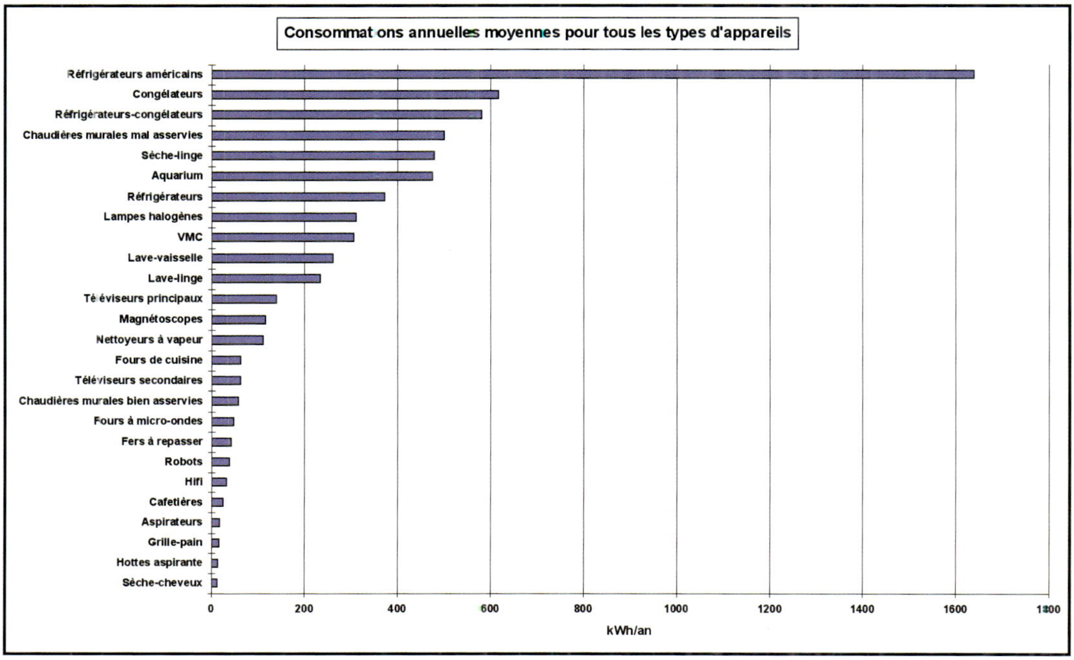

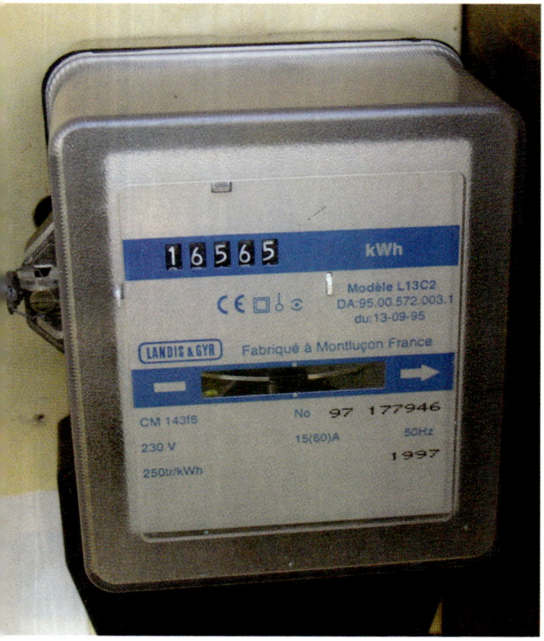

Le compteur de kWh

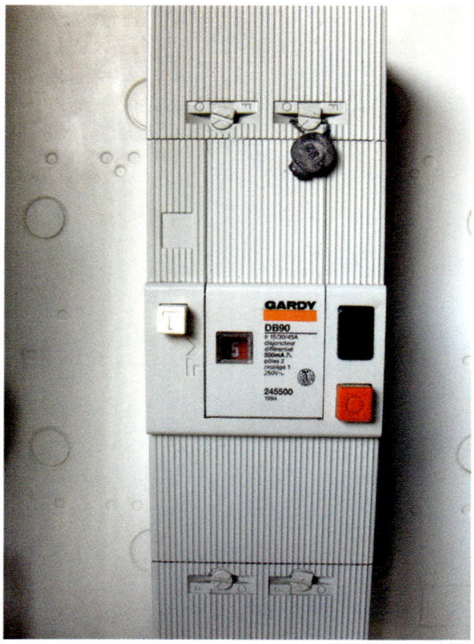

Disjoncteur calibré à 15 ampères (3 kVA)

Selon l'ADEME, la répartition de la consommation électrique domestique serait la suivante :

- congélateur 20%,
- réfrigérateur 12%,
- éclairage 14%,
- lave-vaisselle 14%,
- sèche-linge 14%,
- audiovisuel 12%,
- lave-linge 7%,
- divers 7%.

Là aussi, les postes « froid » et « éclairage » représentent la moitié de la consommation.

L'abonnement électrique

Pour réduire le coût de votre abonnement, choisissez celui qui est réellement adapté à vos besoins. Voici les options tarifaires généralement conseillées :

- sans chauffage électrique ni ballon d'eau chaude électrique et un équipement électroménager de base : 3 kVA (kilowatts) ;
- sans chauffage électrique et un équipement électroménager de base + un lave-vaisselle, un lave-linge ou un four électrique : 6 kVA ;
- avec chauffage électrique + équipement électroménager de base + four électrique/plaques électriques et lave-vaisselle simultanément, ou four électrique/plaques électriques et lave-linge simultanément : 9 à 18 kVA.

Le fournisseur d'électricité propose souvent un abonnement trop puissant d'une « tranche » tarifaire. Vous vous retrouvez dans le même cas, si vous avez réduit la puissance de vos équipements électriques. Ainsi, passer d'un abonnement 9 kVA à un 6 kVA vous fait économiser 52 € par an (simple tarif) et 73 € (double tarif avec option heures creuses).

Le délestage

Si votre abonnement est trop « juste », vous êtes vite rappelé à l'ordre : le disjoncteur saute régulièrement, par exemple lorsque vous mettez votre lave-linge en route.

Multimédia : une inquiétante inflation

Depuis 1994, les consommations ont un peu évolué. Si celle des frigos américains a baissé de près de moitié, celle du poste multimédia augmente fortement : 20 à 30 % en deux ans ! La faute en revient à :

– La mode des écrans géants (LCD et surtout Plasma) qui peuvent consommer 850 kWh par an contre 160 pour un téléviseur classique, soit 5 ou 6 fois plus.

– L'ADSL et le téléchargement de films et de musique, les ordinateurs fonctionnant parfois en continu, l'écran n'étant pas systématiquement éteint.

– La Freebox ou la Livebox qui consomment, même quand le téléphone est arrêté (sinon le téléphone ne fonctionne pas...).

Cette rapide dérive de consommation est inquiétante, car elle annule des années d'effort en matière d'efficacité énergétique. Par exemple, l'effet positif du remplacement des tubes cathodiques par des écrans plats, qui consomment 3 fois moins, est annulé par l'augmentation de leur taille. Et il semble difficile de s'opposer au mouvement, puisque les écrans les plus petits disparaissent progressivement...

En revanche, il n'est pas évident de savoir si votre abonnement est trop « fort ». Pour choisir la bonne option tarifaire, vous pouvez vous référer à *L'abonnement électrique* p. 84 mais ce n'est qu'une « grille » assez grossière, qui ne tient pas compte, par exemple :
– de vos équipements (basse consommation ou non) ;
– du niveau d'isolation de votre logement, qui va solliciter plus ou moins les émetteurs de chaleur.

Si vous avez entrepris une démarche « négaWatt », vous pouvez tenter de faire baisser la puissance souscrite, par exemple 9 kVA au lieu de 12. Si elle s'avère trop juste (disjonctions régulières), vous pourrez toujours revenir à l'ancienne puissance.

Puissance ou consommation ?

On constate fréquemment une confusion entre la puissance et la consommation, même dans les milieux professionnels. La puissance s'exprime en watts (W) ou en kilowatts (1 kW = 1 000 W) : elle correspond à l'énergie instantanée.

La consommation est donnée en wattheures (Wh) ou kilowattheures (1 kWh = 1 000 Wh). Elle fait intervenir la durée de fonctionnement et représente l'énergie consommée par unité de temps.

Par exemple, une lampe d'une puissance de 100 W consommera en 2 heures 200 Wh (ou 0,2 kWh).

La solution la plus élégante consiste à installer un « délesteur de puissance ». Cet appareil électronique évite au compteur électrique de « sauter » en cas de surconsommation, en diminuant la puissance fournie au chauffage électrique. Il compare l'intensité mesurée à celle qui est programmée. Un dépassement du seuil fixé provoque, pendant quelques minutes, le délestage, c'est-à-dire la coupure des circuits non prioritaires, ceux des radiateurs ou convecteurs.

Le délesteur peut avoir deux ou trois voies. Si le dépassement persiste, une autre voie est délestée. Si la surcharge subsiste quand le délesteur tente de rétablir la situation, il lance un nouveau cycle de délestage. Le délestage est un outil d'optimisation de votre installation électrique. Il permet d'« écrêter » vos pics de consommation. Vous l'amortissez en quelques années seulement, par la souscription à un abonnement moins puissant et donc moins cher.

L'étiquette-énergie : un « garde-fou »

En 1995, la Communauté européenne rend l'étiquette-énergie obligatoire sur les appareils électroménagers exposés. D'abord apparue sur les réfrigérateurs, elle colonise un nombre croissant d'équipements : lave-linge et lave-vaisselle, sèche-linge, fours, appareils de production d'eau chaude ou de stockage d'eau chaude, climatiseurs et lampes.

D'un simple coup d'œil, elle permet d'évaluer à quelle classe énergétique appartient l'appareil, qui est noté de A (sobre) à G (gaspilleur).

Sont également notés :
– la consommation en kWh, annuelle ou par cycle selon l'appareil,
– l'efficacité (de lavage, d'essorage, de séchage, d'éclairage, etc.),
– le(s) volume(s) ou la capacité,
– la consommation d'eau,
– le bruit émis, en décibels (dB).

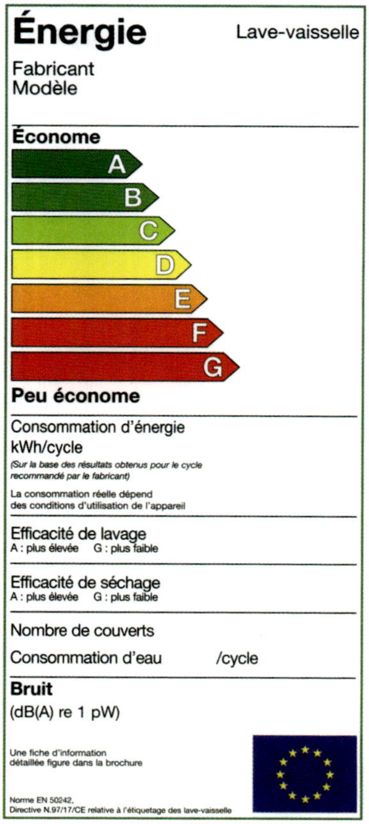

Depuis 1999, on a interdit aux fabricants de commercialiser les appareils les plus énergétivores (classes E à G). L'échelle s'est alors repositionnée, puisque sont apparus les classes A+ et A++.

Si l'appareil bénéficie également de l'écolabel européeen, symbolisé par une fleur, c'est encore mieux : ils ont été vérifiés par des organismes indépendants et sont conformes à des critères écologiques et de performances stricts.

Quelques bémols

L'étiquette-énergie est un outil commode, pour comparer les appareils sur différents critères. Cependant :

– Pour les appareils de froid, vous devrez sortir votre calculette et effectuer une règle de trois, pour rapporter la consommation à un même volume, par exemple 100 litres.

– Les valeurs affichées sont celles annoncées par les fabricants et non des mesures dans un laboratoire indépendant : les bancs d'essais comparatifs des associations de consommateurs mettent régulièrement en lumière des différences significatives.

– Les revendeurs ne jouent pas tous le jeu, certains n'affichent pas les étiquettes : vous êtes en droit de les exiger.

– Il est bien difficile de trouver les appareils A++ en France : il faut les commander !

Supprimez vos consommations de veilles

De nombreux appareils, que vous croyez avoir éteints, continuent à consommer du courant. Pas grand-chose, quelques wattheures. À l'arrivée, cette consommation inutile représente 15 % de votre facture d'électricité « spécifique », soit plus de 500 kWh par an ! En France, la consommation de « veille » mobilise deux réacteurs nucléaires et la tendance est à la hausse. Comment stopper l'hémorragie ?

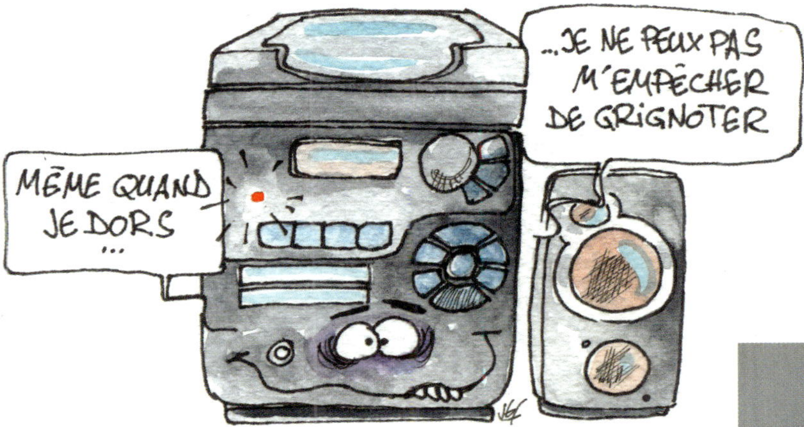
MÊME QUAND JE DORS ...
...JE NE PEUX PAS M'EMPÊCHER DE GRIGNOTER

Une consommation cachée

La veille (ou standby) est une mise en attente, entre deux utilisations. Elle concerne une très large gamme d'appareils, dont la liste ne cesse de s'allonger :

– Ceux qui disposent d'une télécommande, avec fonction marche/arrêt : téléviseur, vidéoprojecteur, chaîne hifi, lecteur DVD, démodulateur satellite...

– Ceux qui affichent l'heure et qui ont une fonction de programmation : radio-réveil, cafetière, four à micro-ondes, magnétoscope ou enregistreur de DVD, lave-linge et lave-vaisselle...

– Ceux qui fonctionnent avec un petit transformateur-prise : répondeur téléphonique, téléphone sans fil, fax, modem, imprimante...

– Ceux, de plus en plus nombreux, qui fonctionnent avec une batterie qui se recharge également avec un « transfo-prise » : aspirateur de table, perceuse/visseuse, téléphone portable, appareil photo numérique... Certains « transfos » ont un bon rendement : ils chauffent très peu. Les bons systèmes intègrent un

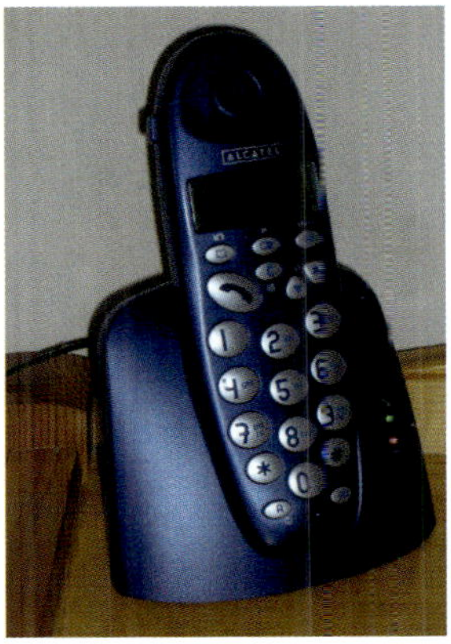

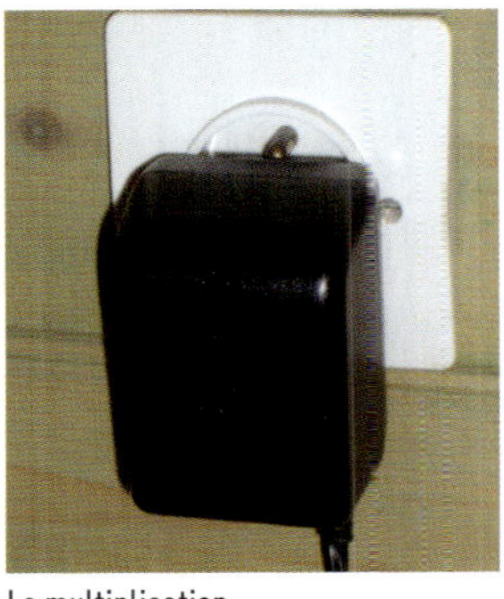

La multiplication des petits transformateurs...

régulateur de charge, qui coupe l'alimentation quand la batterie est chargée : le « transfo » devient froid.

– Ceux qui sont alimentés par un circuit secondaire à basse tension et qui restent alimentés, car l'interrupteur est placé après le transformateur : lampes halogènes de bureau, radio-cassette-CD...

– Ceux qui ont de l'électronique dite « embarquée » : ordinateur, plaques de cuisson à induction...

La puissance électrique « résiduelle » est de 4 à 20 W. Ces dernières années, les fabricants ont fait l'effort d'en réduire certaines à 1 watt. Mais on trouve encore des veilles supérieures à 10 W. Or, 10 W sur une année, c'est plus de 80 kWh d'électricité, soit 9 €. Du courant vraiment gaspillé, car ce n'est pas pour assurer une fonction, si ce n'est d'attente !

Voici le « cas d'école » d'un téléviseur de 60 W qui « tire » encore 10 W en veille. En fonctionnant 3 heures par jour, il consomme 3 x 60 = 180 Wh (0, 18 kWh) alors que sa veille consomme 21 (heures) x 10 = 210 Wh. Conclusion : il consomme moins en fonctionnement que pendant le temps où il est « arrêté » ! Pour les appareils qui fonctionnent très peu de temps chaque jour, la consommation de veille peut même représenter 90 % de leur consommation annuelle.

Vous ne pouvez plus assister à ces consommations « parasites » sans intervenir !

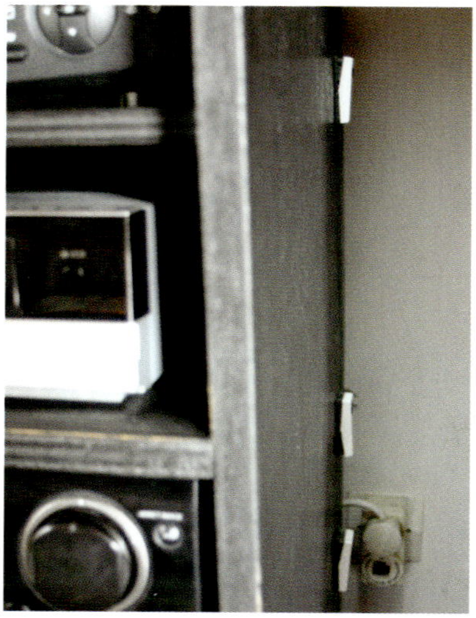

Une solution : un interrupteur pour chaque appareil

Déconseillé : éteindre par la télécommande

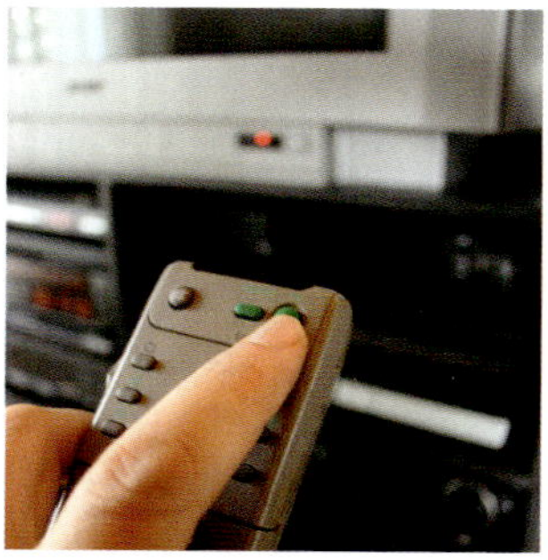

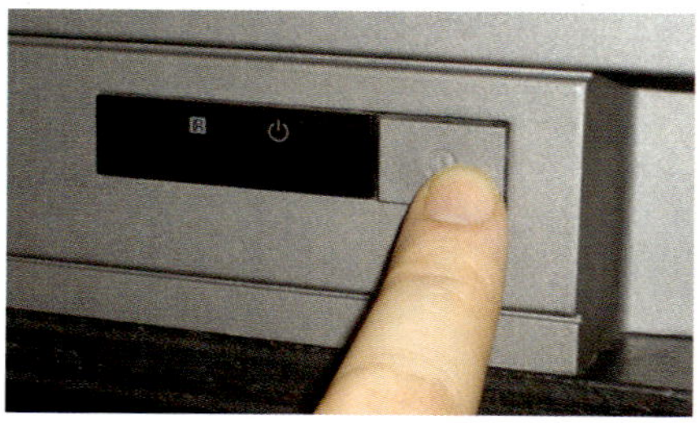

Conseillé : éteindre avec l'interrupteur

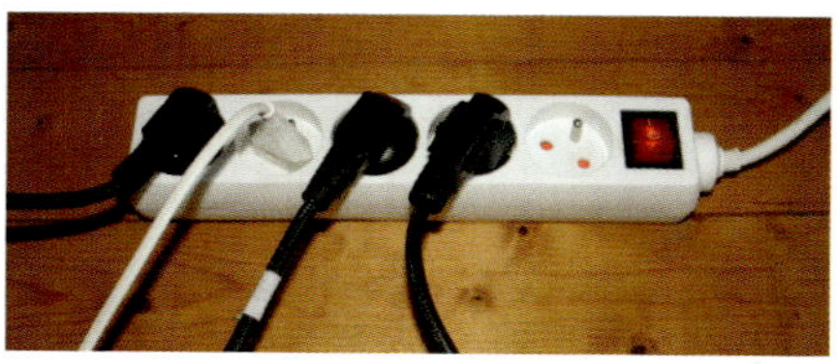

Barrette multiprise avec interrupteur à voyant : un classique

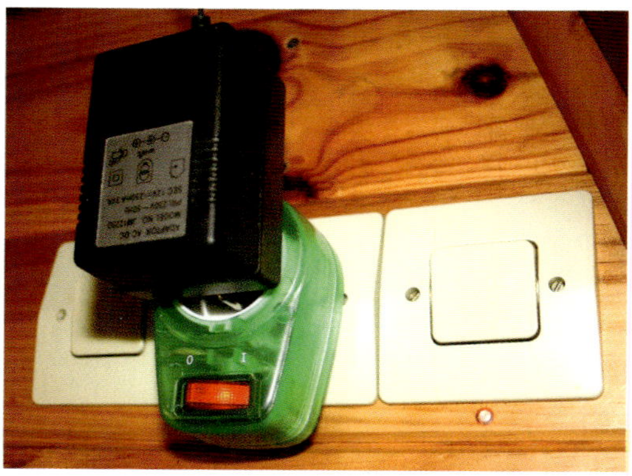

La version « minimaliste » pour éteindre un appareil

Que faire ?

– À l'achat : demandez la consommation de veille. Le vendeur sera probablement en peine de vous répondre : il n'aura pas la notice sur place et ce ne n'est pas son problème. Insistez pour obtenir cette information.

– Chez vous : repérez les consommations cachées. C'est facile : si ça chauffe ou si un voyant est allumé, il y a consommation de courant. Les secteurs où se concentrent les appareils « à veille » sont la cuisine et le coin multimédia : télévision, hi-fi et informatique. Mais le mieux est d'utiliser un énergimètre, qui donne instantanément la puissance (au watt près) et mesure la consommation électrique.

Les solutions

– Débranchez : les appareils rarement utilisés, les chargeurs et les transfos dès qu'ils ne servent plus, tout appareil dont une LED verte ou rouge reste allumée, excepté ceux qui doivent restés branchés en permanence, comme le téléphone sans fil et le fax, sauf éventuellement la nuit. Les magnétoscopes et autres enregistreurs (à part les modèles anciens, qui perdent la programmation, voire la présélection des stations et l'heure) peuvent désormais être débranchés.

– Éteignez les appareils avec l'interrupteur plutôt que par la télécommande.

– Pour le multimédia, branchez tous les appareils sur une barrette multiprises avec interrupteur : un voyant lumineux indique qu'ils sont sous tension. Plus cher mais automatique, les coupe-veille : sur le principe « maître/esclave », ils mettent hors tension les « périphériques » quand l'appareil principal (TV ou ordinateur) est éteint.

– Remplacez vos petits transfos-prises par des modèles équipés d'une alimentation à « découpage » : ils ont un bien meilleur rendement et réduiront les veilles de plusieurs watts.

Précisions

– Les ordinateurs labellisés Energy star consomment moins, mais ne vous dispersent pas de les programmer pour que l'écran s'éteigne au bout d'un certain temps de non utilisation.

– Les écrans plats à cristaux liquides (LCD) consomment 2 à 3 fois moins que leurs ancêtres à tube cathodique.

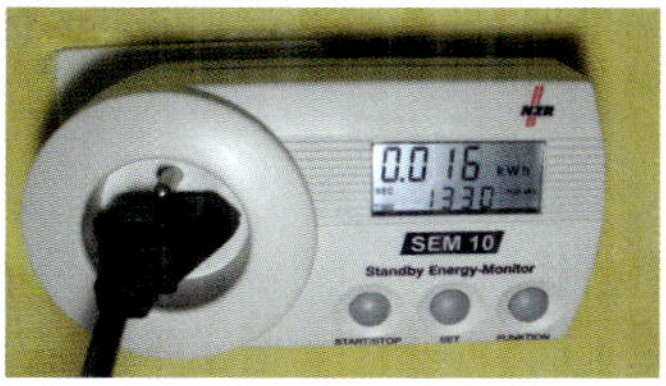

L'énergimètre : pour mesurer la puissance et la consommation électriques

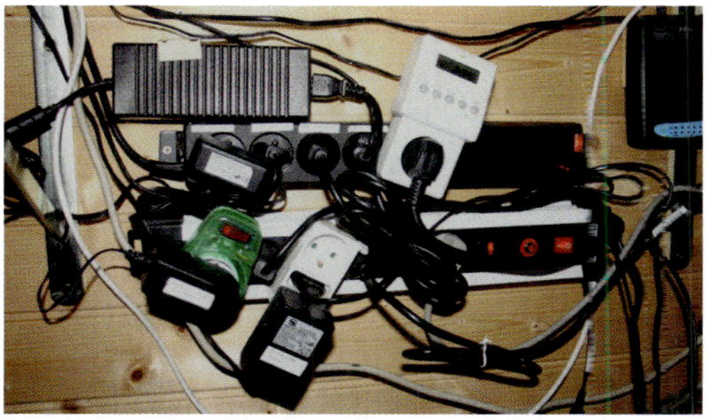

Malgré l'apparent fouillis, c'est un équipent optimisé pour le multimédia : deux barrettes multiprises coupent séparément les appareils principaux et les « périphériques ».

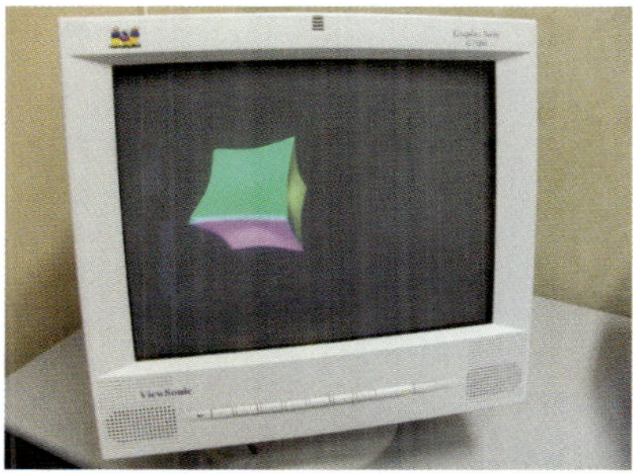

L'écran de veille ne réduit pas sa consommation

Le froid

Comment bien utiliser vos appareils de froid

Frigo et congélateur consomment 25 à 30 % de l'électricité « spécifique », soit jusqu'à plus de 1 000 kWh par an. Ce n'est pas étonnant, ils fonctionnent 24 heures sur 24. Réduire cette consommation d'énergie passe par un choix judicieux du matériel, un bon emplacement et quelques astuces d'utilisation.

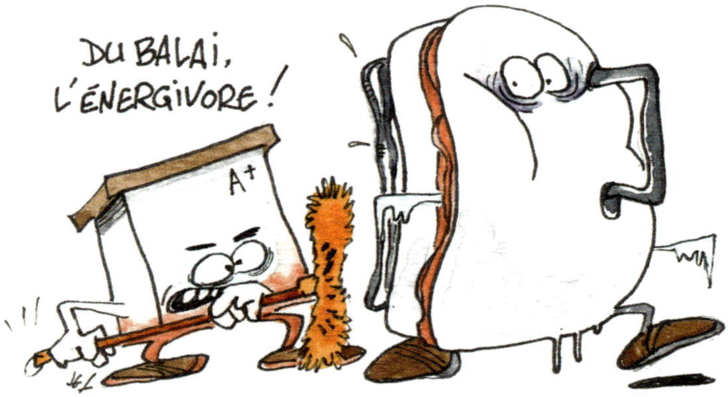

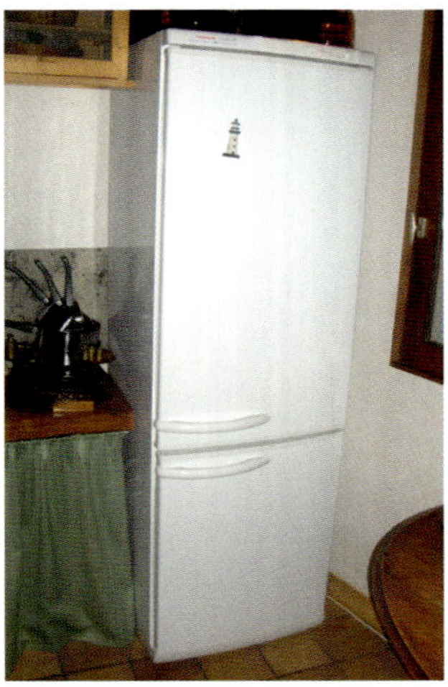
Réfrigérateur-congélateur « armoire »

Le matériel

La consommation électrique des appareils de froid est proportionnelle à leur volume. Par ailleurs, plus un appareil est rempli et moins il consomme : du fait de la forte inertie thermique du contenu, le thermostat déclenche moins souvent le compresseur. Or, ce dernier consomme beaucoup plus au début de chaque cycle marche/arrêt. Évaluez bien vos besoins, pour ne pas vous retrouver régulièrement avec un appareil à moitié vide.

Comme volume utile, comptez :
– pour un réfrigérateur : 100 litres pour une personne seule + 50 litres par personne supplémentaire ;
– pour le congélateur : 40 à 50 litres par personne, le double si vous avez un jardin potager.

Mais vous devez accorder ce volume à votre mode de vie : repas pris à la maison ou à l'extérieur, fréquence des courses, volume des produits frais et congelés, cuisine au jour le jour...

Les appareils courants fonctionnent par « froid statique ». Du fait de la stratification de l'air, la température varie entre 4 et 6° C, voire 8° C. La température la plus faible se trouve en partie basse : c'est là que vous devez entreposer les denrées les plus fragiles.

Dans les appareils à « froid ventilé », un brasseur d'air assure une température homogène. La température est constante et il n'y a pas de formation de givre (« no frost »). L'inconvénient, c'est leur surconsommation : jusqu'à 30 %.

Pour gagner de la place, le combiné réfrigérateur-congélateur est intéressant : les deux appareils sont superposés. En revanche, le congélateur (même s'il est placé en bas, où il fait généralement moins chaud) n'est pas vraiment à sa place dans la cuisine. En cas de panne, les deux appareils sont immobilisés. Privilégiez les modèles à deux compresseurs, un pour chaque appareil. Ils sont moins sujets aux pannes et ne recourent pas à une résistance électrique pour maintenir le réfrigérateur en froid « positif ».

Le congélateur « bahut » consomme moins que le congélateur « armoire ». En particulier lors de l'ouverture de la porte, car le froid stagne dans la cuve. Privilégiez les modèles surisolés (10 cm d'isolant dans les parois au lieu de 6), ils consomment nettement moins.

Les réfrigérateurs dits « américains » sont ces « monstres » de 500 litres à double porte, qui fabriquent également de l'eau glacée et de la glace pilée. Il y a quelques années, ils arboraient fièrement une consommation de 1 000 à 1 500 kWh par an. Leurs constructeurs ont fait des progrès : ils ne consomment « plus que » 500 à 1 000 kWh et certains bénéficient de la classe A. Mais ils demeurent le symbole d'un mode de vie très peu « négaWatt ».

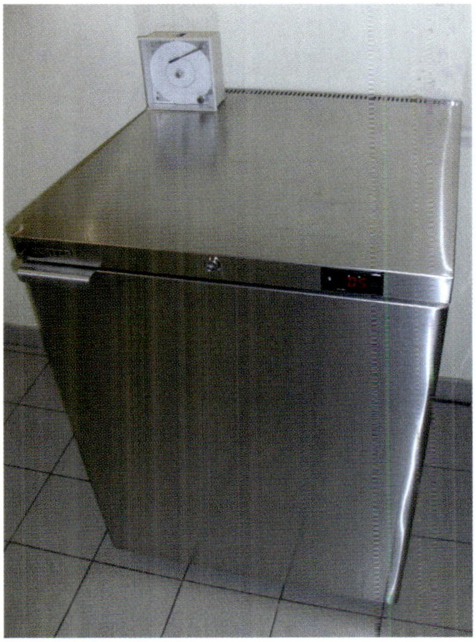

Réfrigérateur à froid ventilé

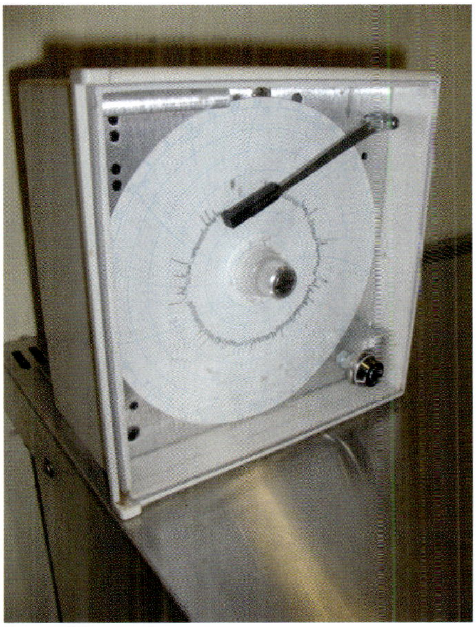

Froid ventilé : la variation de température est inférieur à 1° C

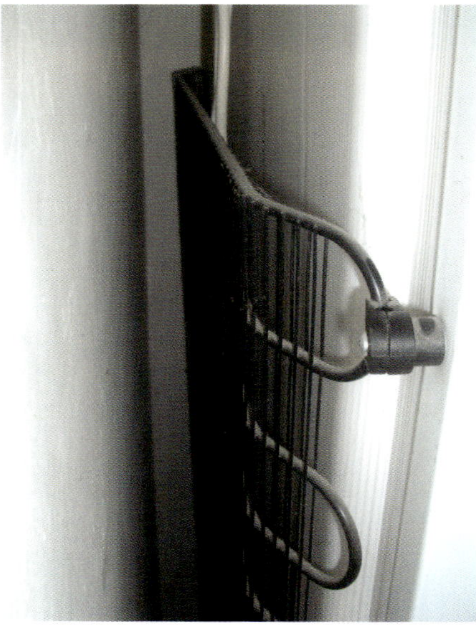

La grille de l'évaporateur

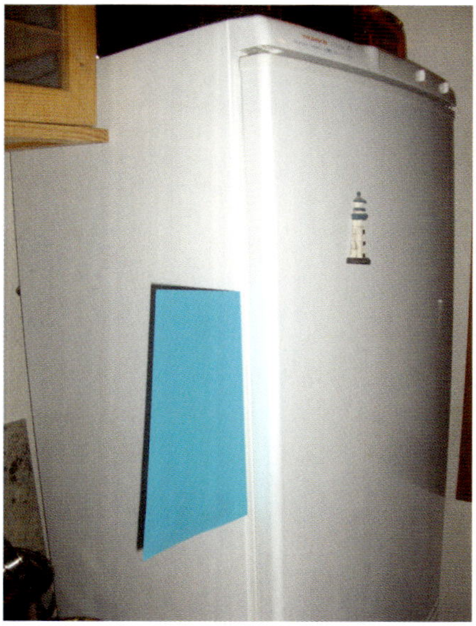

Pour vérifier l'étanchéité du joint de porte : la technique de la feuille

L'étiquette-énergie

Entre deux appareils de même volume, la consommation varie du simple au double, voire plus.

Pour choisir le modèle le plus sobre en électricité, il vous suffit de lire les étiquettes-énergie. Depuis 1999, seuls les appareils de classe A, B, C et D sont autorisés à la vente. Vous trouvez désormais des modèles plus efficaces, notés A+. Il existe même des A++, mais ils sont difficiles à trouver en France.

L'étiquette-énergie indique l'efficacité énergétique pour une contenance donnée, ce qui n'a rien à voir avec la consommation annuelle, qui est également affichée. Ainsi, un grand frigo classé A+ consomme plus qu'un petit classé A ou B. Pour pouvoir vraiment comparer les appareils, vous devez calculer leur consommation rapportée à un volume de 100 litres, en effectuant une règle de 3 : divisez la consommation en kWh par an par le volume en litres, puis multipliez par 100. Les meilleurs frigos (classe A++) consomment moins de 0,15 kWh par jour pour 100 litres, soit 55 kWh par an. Un modèle de classe C consomme 3 fois plus et un frigo vieux de 20 ans peut consommer 10 fois plus : en fin de vie, le compresseur surconsomme.

Consultez également les bancs d'essais comparatifs des revues de consommateurs : ils mettent souvent en évidence des écarts entre les consommations annoncées par les fabricants et les mesures effectuées en laboratoire.

Vous avez toujours intérêt à choisir le modèle le plus performant : il est plus cher mais le surcoût est amorti en quelques années seulement, grâce à la réduction de la consommation d'énergie. Si vous comparez l'utilisation d'un réfrigérateur classe C à celle d'un classe A+ sur une période de 15 ans (durée de vie moyenne d'un frigo), la consommation la plus faible vous fait économiser plus de 450 €. C'est l'équivalent du prix d'achat de l'appareil ! Et le modèle « basse consommation » dure plus longtemps, car son compresseur est moins sollicité. Selon des experts, près de 80 % de l'énergie consommée pendant l'existence d'un frigo est de l'électricité utilisée pour faire du froid. Seuls 20 % sont liés à la fabrication et au transport de l'appareil et moins de 1 % au recyclage final : c'est la fameuse énergie grise. Ainsi, vous pourriez changer de frigo au bout de 6 à 10 ans, à condition que le nouvel appareil soit de classe A+ ou A++.

Le bon emplacement

Les appareils de froid sont sensibles à la température ambiante, quelques degrés de plus font augmenter leur consommation :
– réfrigérateur et réfrigérateur-congélateur : + 30 à 40 %, entre 18° C et 23° C, encore un argument pour ne pas excéder les 19° C en hiver, mais l'été cette température est souvent largement dépassée ;
– congélateur : jusqu'à + 50 % l'été, surtout s'il est placé dans un local non chauffé en hiver.

Vous devez impérativement les éloigner de sources de chaleur telles que le four, un radiateur ou le soleil. L'idéal pour le congélateur, c'est un local non chauffé comme le cellier, le garage ou la cave, si elle n'est pas humide. L'hiver, sa consommation y est fortement réduite.

Laissez 5 à 10 cm entre la grille arrière et le mur, pour bien évacuer la chaleur dégagée par l'évaporateur. Si votre réfrigérateur est encastré dans une cuisine intégrée, vérifiez que l'air circule bien à l'arrière. Nettoyez la grille une fois par an.

Le bon usage

– Un degré en moins dans l'appareil, c'est 5 % de consommation en plus. En conséquence, réglez vos appareils strictement aux

L'étanchéité de la porte

Le joint de porte

Il empêche l'air chaud ambiant de pénétrer. S'il est en mauvais état, la surconsommation électrique peut être énorme. Régulièrement, nettoyez le joint et vérifiez son étanchéité :
– Pour le frigo : la méthode classique consiste à refermer la porte sur une feuille de papier. Elle doit résister quand vous tirez. Renouvelez l'opération sur tout le pourtour du joint. En cas de défaillance, son changement n'est pas toujours simple et peut nécessiter un changement de porte : si l'appareil a 10 ans, il est préférable de le remplacer.
– Pour le congélateur : c'est plus simple. En ouvrant la porte, de l'air chaud de la pièce y pénètre. Quand vous la refermez, cet air se refroidit instantanément et se contracte, créant une dépression. La porte doit alors être difficile à rouvrir immédiatement.

La fermeture de la porte

– Pour le frigo : veillez à ce qu'elle ne soit pas gênée par un plat trop large ou une queue de casserole : elle pourrait rester entrouverte pendant des heures.
– Pour le congélateur : du givre en expansion peut produire le même effet. Mais c'est plus grave car la température est plus basse et il peut rester ainsi plusieurs jours.

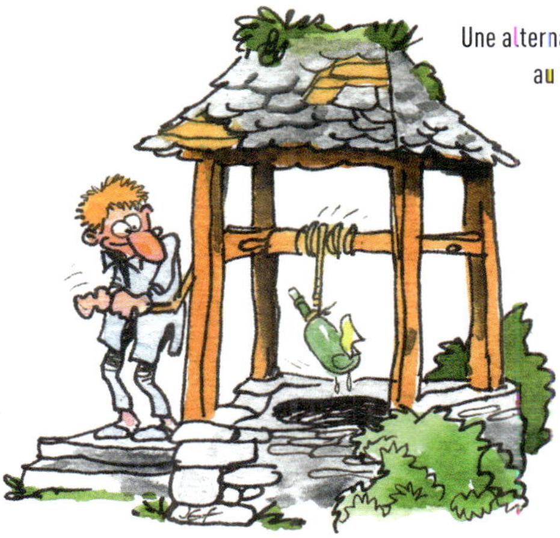

Une alternative au frigo

températures recommandées, soit +4° C en bas du réfrigérateur et –18° C dans le congélateur. Pour avoir une mesure exacte dans le réfrigérateur, utilisez un thermomètre trempant dans un verre d'eau. Mesurez également en haut de l'appareil.

– Ouvrez la porte le moins souvent et le moins longtemps possible. Groupez les entrées et sorties de denrées, mais remettez immédiatement en place celles qui n'ont pas été consommées : l'air froid, qui s'échappe à l'ouverture, ne représente que le trentième de l'énergie liée au réchauffement d'1 litre d'eau, de 5° à 20° C.

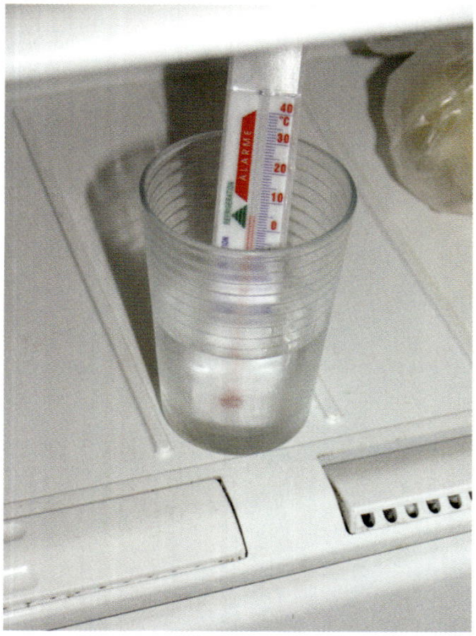

Pour une mesure fiable de la température

– Dégivrez régulièrement vos appareils. Le givre sur ses parois provient de la vapeur d'eau de l'air qui pénètre à l'ouverture de la porte (surtout l'été car il est plus chaud et contient plus d'eau) et de l'évaporation de l'eau contenue dans les aliments, s'ils ne sont pas protégés.

Si 5 mm de givre augmentant la consommation de 30 %, 3 cm la font doubler. Un givrage rapide est sans doute le signe d'une mauvaise étanchéité ou d'un défaut d'isolation des parois. Les appareils à dégivrage automatique vous évitent une corvée : celui-ci s'effectue à chaque arrêt du moteur.

– Pour limiter le givrage, emballez les aliments (film plastique ou boîte hermétique) et couvrez les plats.

– Ne faites pas entrer un plat encore tiède, attendez qu'il soit à la température de la pièce (ou mieux, à la température extérieure en hiver).

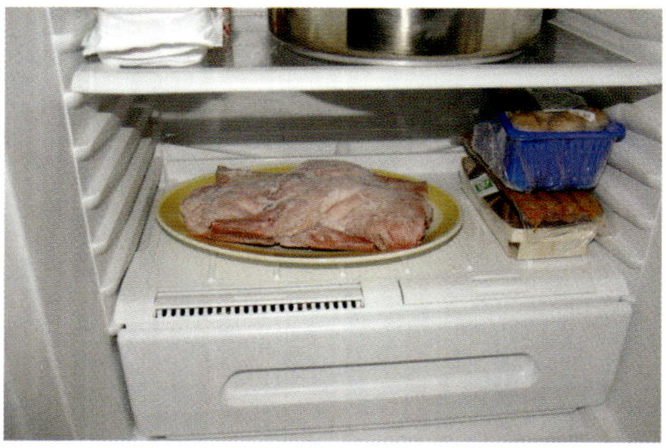
Décongélation dans le réfrigérateur

– N'utilisiez pas votre four à micro-ondes pour décongeler. Placez vos surgelés dans votre frigo, la veille : ce dernier récupèrera le froid et diminuera sa consommation électrique. Faites la même chose pour la glace de dégivrage du réfrigérateur ou du congélateur, jusqu'à ce qu'elle soit fondue.

– En cas d'absence prolongée, débranchez le frigo. Laissez sa porte entrouverte, pour ne pas occasionner de moisissure.

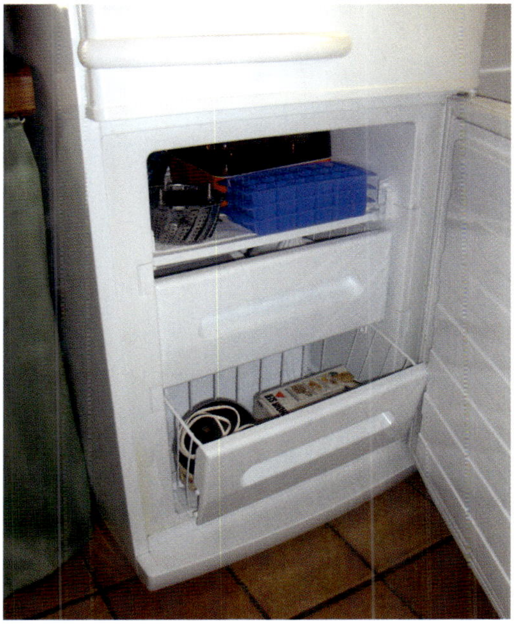

Congélateur recyclé en placard !

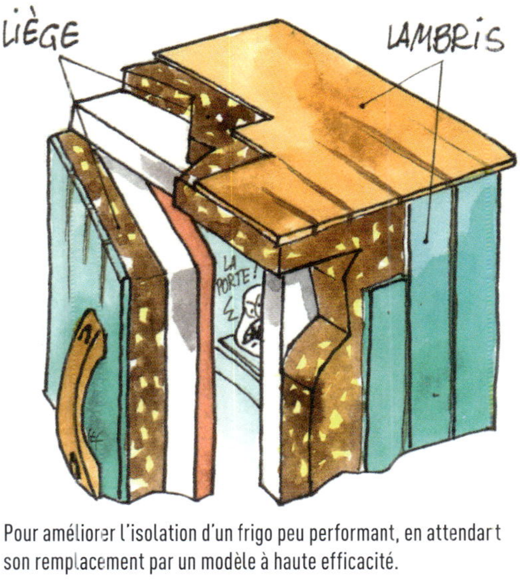

Pour améliorer l'isolation d'un frigo peu performant, en attendant son remplacement par un modèle à haute efficacité.

Pour une alimentation saine, équitable et... sans réfrigérateur !

En 1950, le réfrigérateur n'existait que pour les commerçants. S'en passer aujourd'hui semble une plaisanterie. Depuis 25 ans que j'ai vendu congélateur et frigo, j'ai rejoint les milliards d'individus qui n'en ont pas.

Auparavant, le potager était la « grande surface ». En moins de 60 ans, les 80 % de ruraux des années 1950 sont devenus 80 % de citadins. Pendant un temps, ces urbains ont trouvé génial le petit garde-manger placé sur le balcon au nord de la fenêtre de la cuisine, ou mieux encore cette protubérance à l'extérieur, où l'on accédait par une porte intérieure, isolée et décorée. Le garde-manger s'est mué en frigo.

L'éloignement de la terre alimentaire amène désormais la nourriture à grand coût écologique : transport, puis fréon et électricité pour la conserver dans ces carcasses rayonnantes de perturbations électromagnétiques. En se passant de frigos, nous économiserions en France la production de 3 réacteurs nucléaires et cet énorme gaspillage de la chaîne du froid.

Mon changement d'alimentation, pour une meilleure santé, est à base de 50 % de crudités sous forme de fruits et légumes, qui se conservent 3 ou 4 jours dans un lieu frais et aéré au nord de la maison. Les céréales, légumineuses, graines germées et huiles variées remplacent avantageusement la viande, les produits laitiers et le beurre. Manger avec plaisir de temps en temps, juste après l'achat donc, une bonne viande ou un bon fromage n'est pas un crime !

Patrick Baronnet

La lumière

Favorisez la lumière naturelle

L'astre du jour délivre la meilleure lumière qui soit : abondante, complète et... gratuite ! Pour votre confort et votre portefeuille, vous devez l'aider à entrer dans votre logement et à s'y diffuser sans entrave.

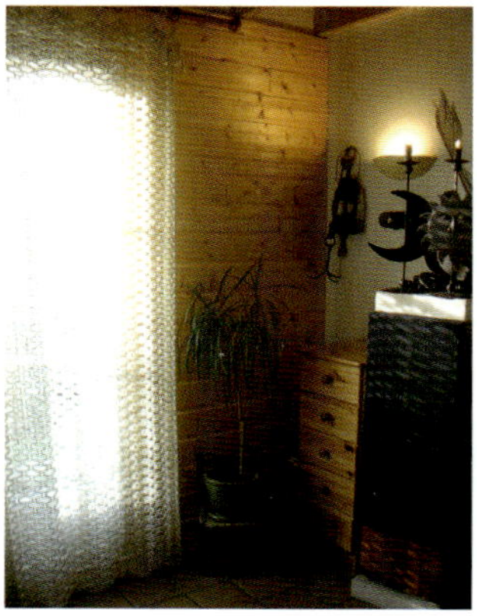

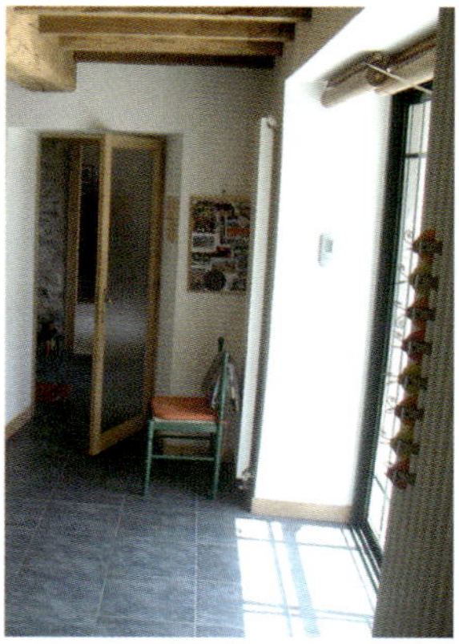

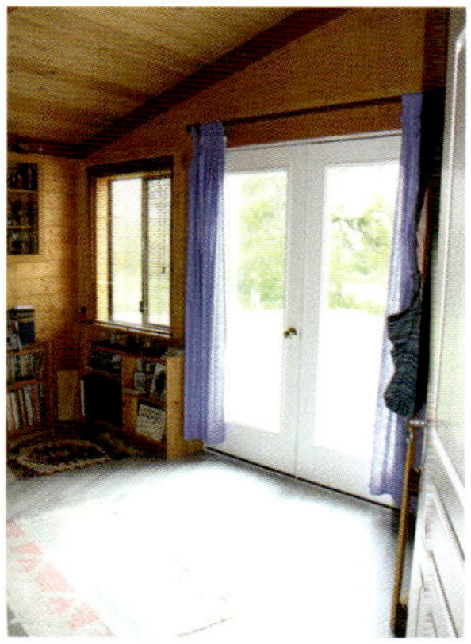

Le soleil prodigue toute l'année la lumière indispensable à toute vie. L'hiver, il est évidemment moins généreux, ce qui peut provoquer une forme de dépression liée au manque de lumière.

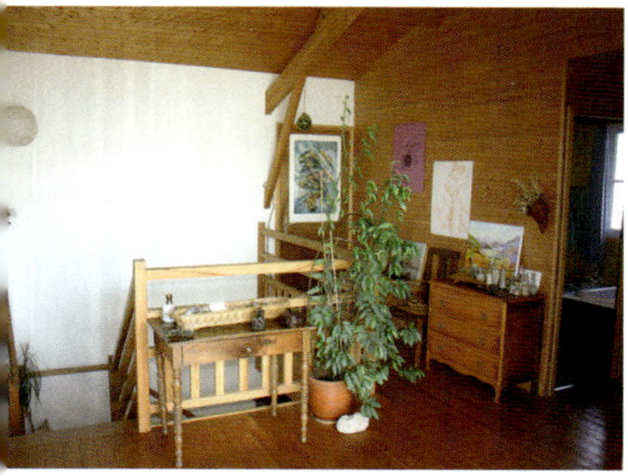

Un mur du fond réfléchissant, pour diffuser la lumière solaire

La lumière solaire est toujours plus forte que toutes les lampes. Elle couvre harmonieusement tout le spectre lumineux, des infrarouges aux ultraviolets : qualitativement, aucune lumière artificielle ne peut rivaliser. Nous avons tendance à l'oublier, surtout si le logement est mal orienté par rapport au soleil et donc sombre. Dès que la lumière baisse, nous sommes habitués à ce que l'éclairage électrique prenne le relais.

Or, une disposition judicieuse des vitrages fait économiser une centaine de kWh d'électricité par an. Pensez-y si vous faites construire, mais aussi en cas de gros travaux d'aménagement ou pour une extension.

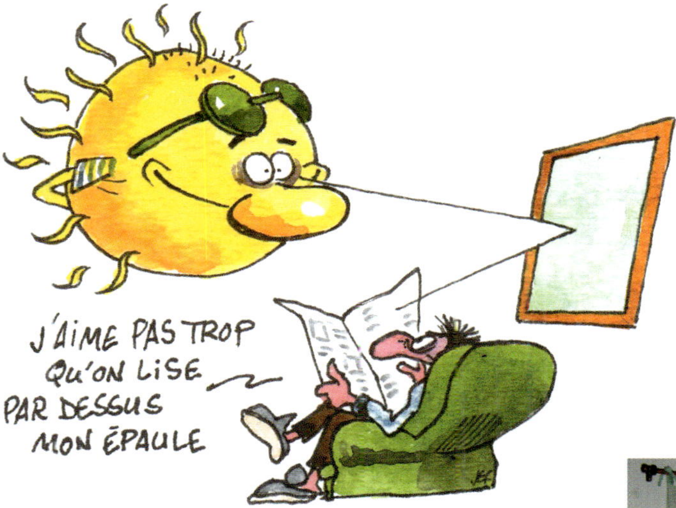
J'AIME PAS TROP
QU'ON LISE
PAR DESSUS
MON ÉPAULE

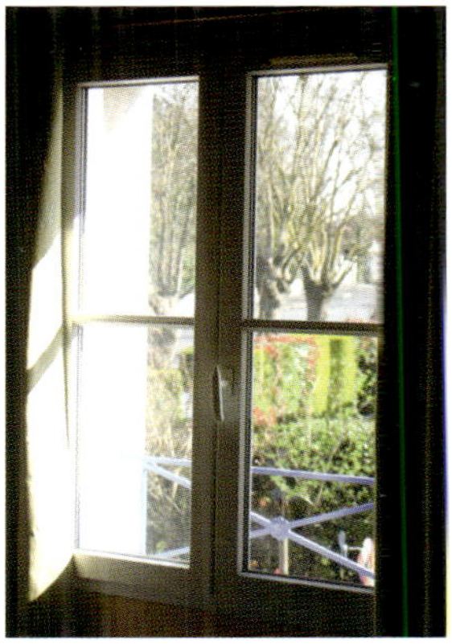

Les tableaux des fenêtres font d'excellents réflecteurs

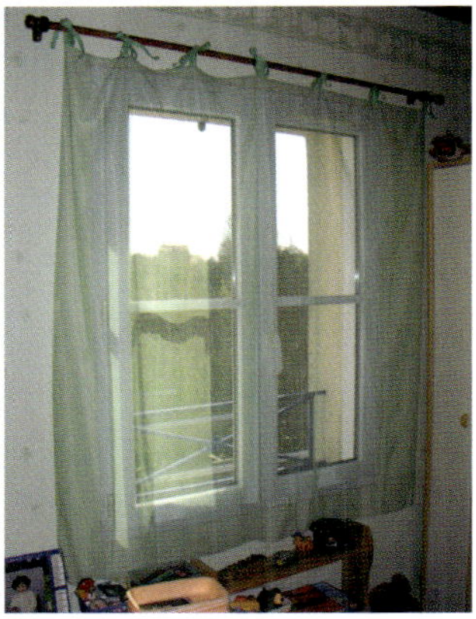

Déshabillez vos fenêtres !

Faites entrer le soleil !

Voici ce que vous pouvez faire, pour optimiser les apports de lumière solaire et améliorer votre confort visuel :

– Installer 20 % de surface vitrée orientée au sud par rapport à celle de la pièce, soit une fenêtre de 2 m^2 pour 10 m^2 de plancher. C'est évidemment un minimum, car les habitations bioclimatiques vont jusqu'à 50 à 80 % ! À l'est et à l'ouest, qui ne voient le soleil que le matin ou le soir, vous pouvez doubler cette surface. Mais au nord, inutile de l'augmenter : à aucun moment de l'année elle ne capte le rayonnement solaire direct. Et en hiver, sauf à poser du triple vitrage, les déperditions thermiques sont énormes.

– Privilégier des fenêtres hautes : elles font pénétrer plus de lumière au fond de la pièce.

– Disposer des plans de travail sous les fenêtres, plutôt que dans un coin sombre.

– Préférer des parois claires pour réfléchir et diffuser la lumière : surtout le plafond et le mur qui fait face aux vitrages.

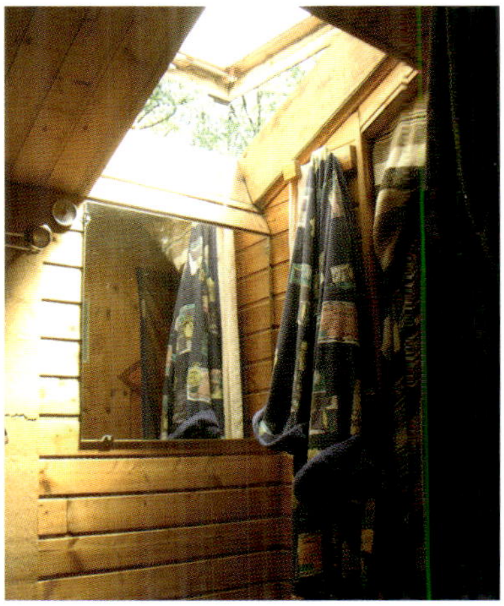

Fenêtre de toit

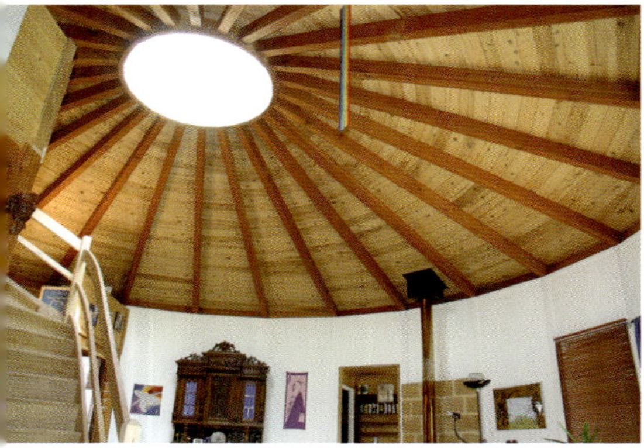

Puits de lumière central, dans une yourte

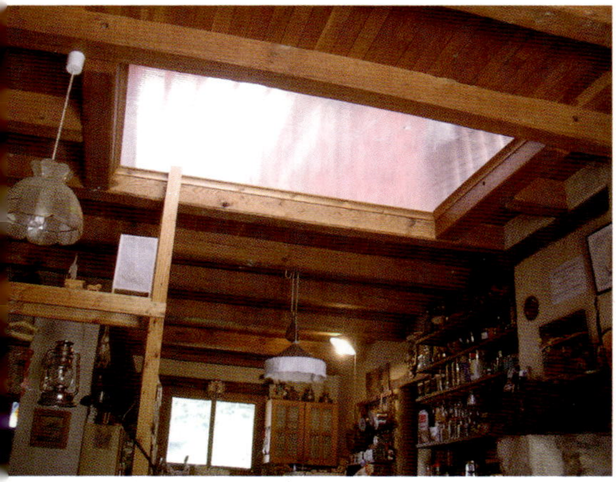

Puits de lumière : le toit est trois mètres au-dessus

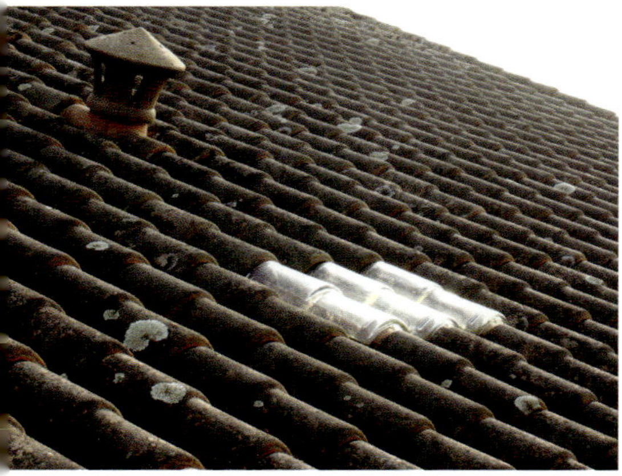

Tuiles de verre : pour réaliser facilement un puits de lumière

– Attention aux rideaux : un simple voilage fait perdre 20 % de lumière (les problèmes de vis-à-vis sont toutefois à considérer).

– Attention également au mobilier foncé, près des fenêtres : il absorbe de la lumière au lieu de la réfléchir dans la pièce.

– À l'extérieur, pas de végétation trop près des vitrages : elle arrête une partie de la lumière, surtout l'hiver quand le soleil est bas (ainsi que les apports de chaleur gratuite).

Une fenêtre tournée vers le ciel

Même par temps gris, l'éclairage zénithal (par le plafond) est bien plus efficace que par une fenêtre verticale. Car il récupère la lumière en provenance du centre du ciel, qui est toujours la plus forte. Les avantages :
– un éclairement plus régulier sur la journée,
– une meilleure diffusion dans le logement, surtout s'il est « profond » dans l'axe sud-nord : le bain de lumière est assuré.

L'été en revanche, vous risquez de surchauffer le logement : le soleil est très haut dans le ciel et « bombarde » les vitrages de toiture. Des protections efficaces sont nécessaires (voir *Une maison naturellement fraîche en été* p. 70).

Vous disposez de deux systèmes : la fenêtre de toit et le puits de lumière. Si la première est connue car elle équipe bon nombre de maisons à étage, le second mérite une plus grande place dans les techniques d'éclairement. Le meilleur exemple est représenté par la yourte mongole : une maison ronde avec un puits central.

À partir de la toiture, le puits de lumière fait pénétrer verticalement la lumière du jour à travers un plafond. Ce dernier peut être épais, plusieurs étages ne lui font pas peur. Il permet l'éclairage naturel de pièces aveugles ou mal éclairées. Pour absorber le moins de lumière possible, ses parois sont claires : le papier aluminium est une solution efficace et bon marché.

Le lumiduc

Ce petit puits de lumière comprend une calotte transparente (en toiture ou en façade sud) équipée d'un réflecteur. Elle se prolonge par un tube cylindrique en aluminium poli et se termine par un diffuseur blanc, au plafond ou au mur de la pièce à éclairer.

La lumière solaire est conduite jusqu'à plusieurs mètres de distance, son trajet peut être sinueux.

Le diamètre va de 20 à 60 cm.

Certains modèles de diffuseurs peuvent être équipés d'un tube fluorescent circulaire, qui prend le relais en cas d'absence de soleil : pas besoin d'ajouter un luminaire !

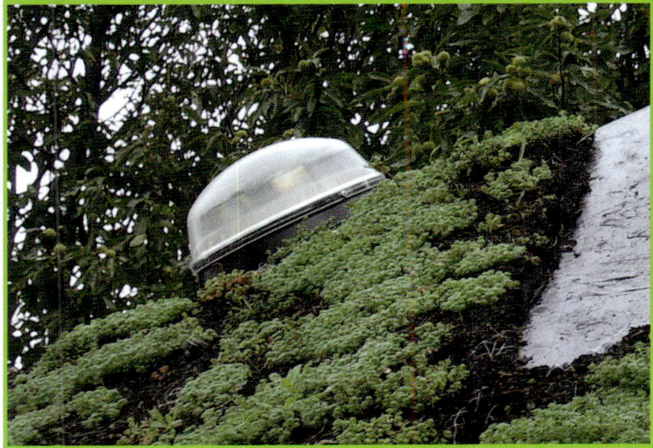

Lumiduc : la calotte extérieure

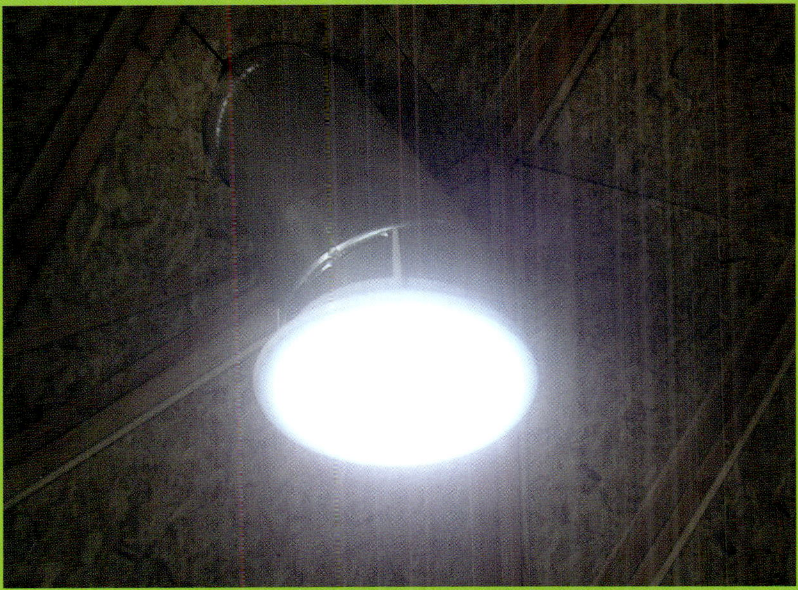

Lumiduc : le diffuseur de lumière

Adoptez l'éclairage à haute efficacité

Le poste « éclairage » représente environ 15 % de votre facture d'électricité « spécifique », soit 600 kWh annuels en moyenne. Vous avez tout fait (ou presque) pour favoriser la lumière naturelle. Mais le soir arrivé, la lumière électrique reprend ses droits. Il vous reste à utiliser ce que la technologie offre de meilleur et à l'exploiter au mieux.

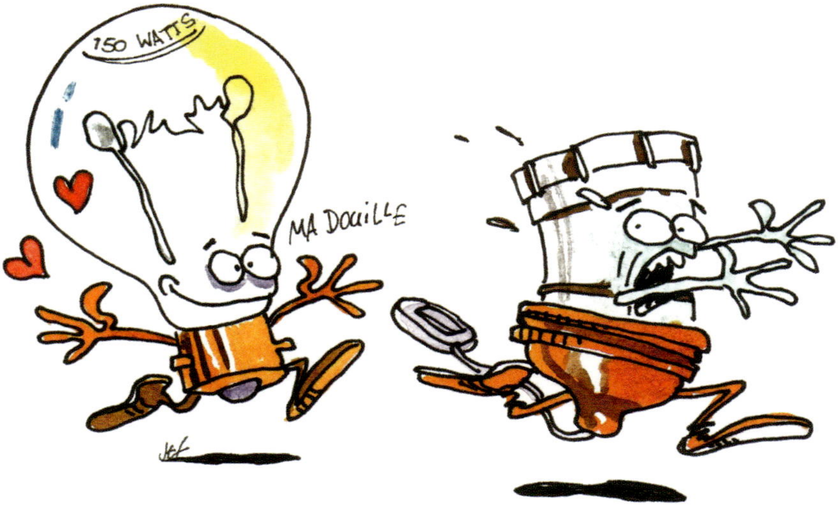

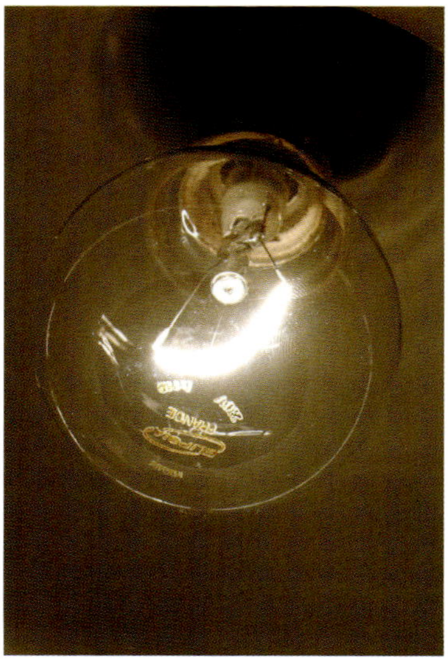

Une ampoule qu'on ne devrait bientôt plus voir...

Que la lumière fuse !

Deux technologies principales se partagent le marché de l'éclairage : l'incandescence et la décharge.

Dans la famille « incandescence », vous trouvez :
– Les lampes classiques, héritées d'Edison : enfermé dans une ampoule de verre sous vide, un filament de tungstène est porté à incandescence par le passage d'un courant électrique. Les meilleures lampes bénéficient de gaz « rares » : argon, krypton ou xénon.
– Les lampes halogènes : un gaz de la famille des halogènes (fluor, brome ou iode) se combine avec le tungstène « vaporisé » et se dépose sur le filament. L'augmentation de température améliore le rendement. La durée de vie est doublée : 2 000 heures au lieu de 1 000.

Les lampes à décharge contiennent des vapeurs de mercure, de sodium ou des halogénures métalliques.

Excité par une décharge électrique entre deux électrodes, le gaz produit des ultraviolets. La poudre fluorescente qui tapisse le verre émet alors de la lumière visible. La famille « décharge » comprend :

– Les lampes à fluorescence : les tubes droits ou circulaires et les lampes fluo compactes.

– Les lampes aux halogénures métalliques et à vapeur de sodium. Longues à s'allumer, elles n'existent pas en petite puissance et délivrent souvent une lumière orange. Elles sont plutôt adaptées à l'éclairage public.

Enfin, il y a quelques années sont apparues les LED (diodes électroluminescentes) blanches à haut rendement. C'est une classe à part, qui n'utilise ni filament ni gaz.

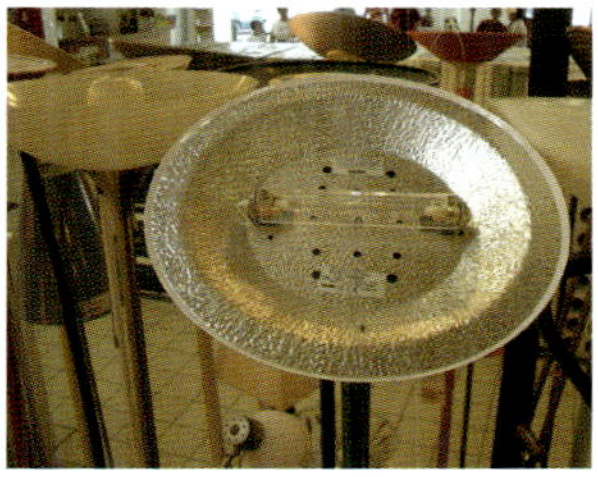

Des lampadaires halogènes encore bien présents !

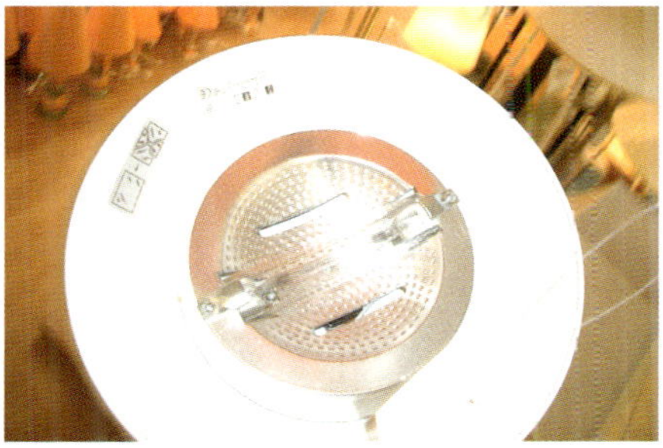

Lampe halogène « crayon » en action

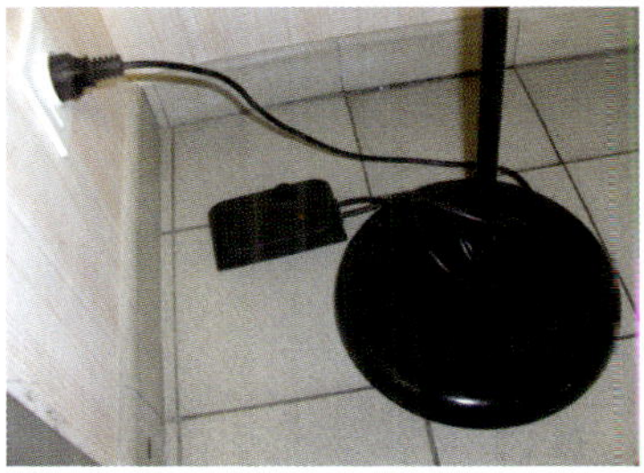

Variateur de lumière

Lumière ou chauffage ?

Depuis 100 ans que nous l'utilisons, la lampe à incandescence a fait peu de progrès. Certes, sa lumière est de bonne qualité, vantée pour sa « chaleur ». Le problème, c'est que seulement 5 % de l'électricité consommée est transformée en lumière. Les 95 % restants sont dissipés en chaleur. Il s'agit donc d'un véritable petit radiateur à infrarouge. En hiver, cette chaleur n'est pas perdue car elle participe au chauffage du logement. Mais elle le chauffe aussi l'été, surtout s'il est mal conçu et nécessite l'éclairage également en plein jour. En ajoutant ce piètre rendement à celui de la production/distribution de l'électricité (23 %), seulement 1 % de l'énergie de départ sert à faire de la lumière !

En dépit de leurs piètres performances, ces lampes continuent à bien se vendre. C'est qu'elles sont bon marché : autour de 0,50 € pour les modèles de base.

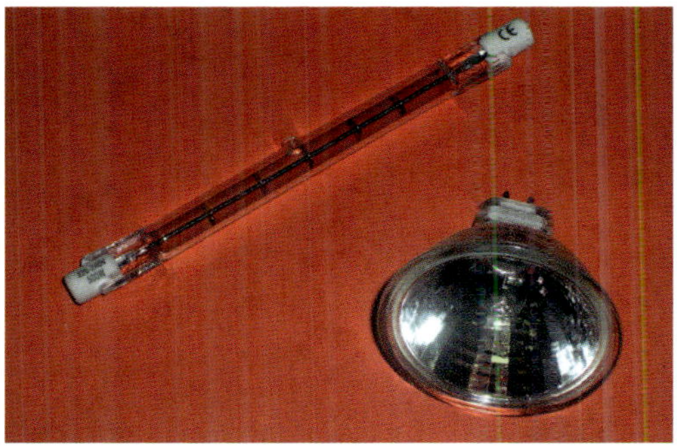

Deux lampes halogènes courantes : « crayon » de 300 W et spot de 20 W

Les lampes halogènes sont 20 à 30 % plus efficaces, mais on est encore loin du compte : 93 % de l'électricité sont encore gaspillés. Leur succès vient de leur lumière blanche, au spectre lumineux proche de celui du soleil. Mais également des deux produits phares que sont :

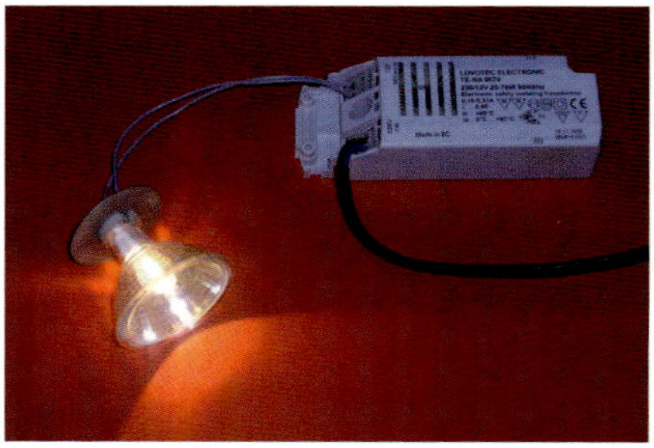

Spot halogène alimenté par un « transfo »

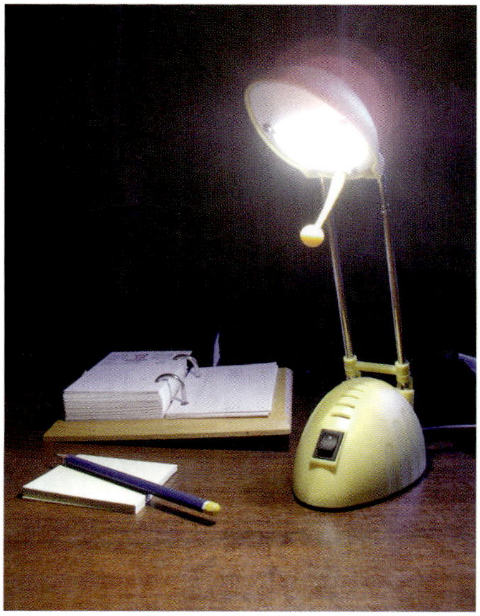

Lampe de bureau, équipée d'une halogène de 50 W. Dans l'embase, le transfo a rarement un bon rendement.

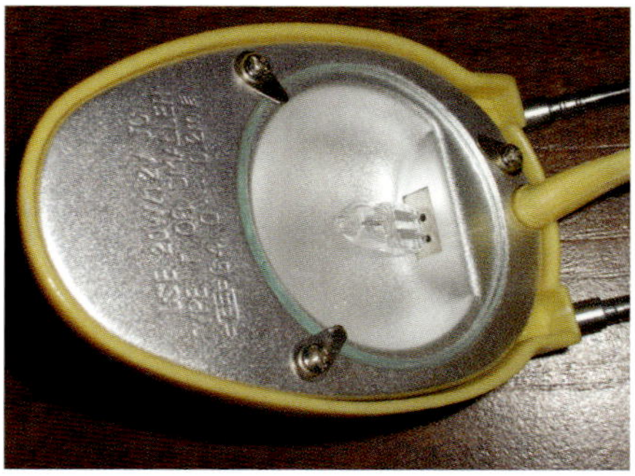

Gros plan sur l'ampoule, protégée par un verre anti-UV

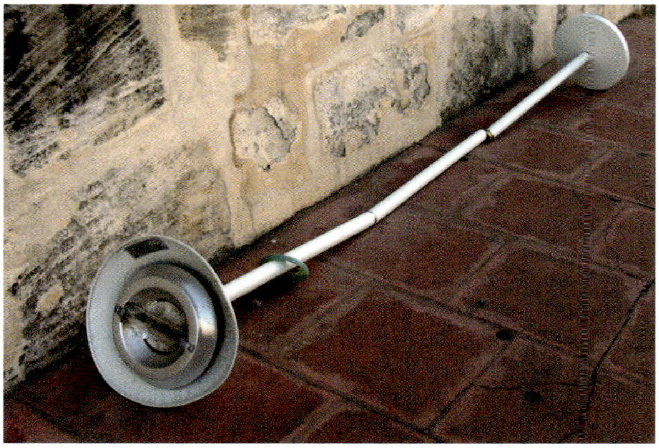

Ne pleurez pas sur lui, il ne méritait pas mieux !

Les lampadaires halogènes à la casse !

L'éclairage indirect vers le plafond produit une lumière agréable et bien répartie. Mais du fait de l'absorption d'une partie de la lumière, surtout si le plafond n'est pas blanc, il requiert beaucoup plus de puissance lumineuse.

Le lampadaire halogène utilise une lampe dite « crayon », de 300 W, voire 500 W. Utilisé 3 heures par jour, sa consommation électrique est énorme : 300 à 500 kWh sur une année, soit 33 à 55 €. À lui seul, il peut donc consommer autant que toutes les autres lampes de votre maison !

Le lampadaire halogène est également apprécié par sa capacité à moduler la lumière grâce à un variateur pour créer une ambiance « intime ». Mais la lampe halogène n'atteint son rendement nominal qu'à pleine puissance. À faible éclairement, il est plus médiocre que celui d'une ampoule ordinaire (si, c'est possible !) et la durée de vie de la lampe est réduite.

Le variateur des lampadaires peu chers est souvent un simple curseur sur un bobinage électrique : la consommation électrique ne baisse pas en proportion de celle de l'intensité lumineuse. Les variateurs électroniques n'ont pas cet inconvénient. Si vous tenez malgré tout à utiliser votre lampadaire, équipez-le en lampes fluorescentes (*voir « Fluorisez » votre lampadaire halogène* p.115).

– le lampadaire de plafond, par éclairage indirect ;
– les spots, encastrés ou non. Ils sont en très basse tension (12 V) et nécessitent un transformateur. Or, le rendement de ce dernier est mauvais (sauf s'il est électronique), ce qui n'améliore pas le bilan lumineux.

Dommage que les lampes aux halogénures métalliques et aux vapeurs de sodium ne soient pas adaptées à l'éclairage domestique, car les meilleures ont une efficacité de 50 %.

L'efficacité des LED a récemment dépassé celle des lampes halogènes. Si leur faible puissance unitaire les cantonne à des usages annexes, elles semblent appelées à un rapide développement (voir *LED : l'avenir de l'éclairage* p.110).

Restent les lampes à fluorescence. Elles délivrent 4 à 6 fois plus de lumière que les lampes à incandescence ! C'est donc la technologie à privilégier.

Les classiques tubes fluorescents font 60 à 150 cm de longueur. L'esthétique des réglettes n'étant pas folle, réservez-les à l'éclairage des pièces de service. Les réglettes électroniques sont plus chères, mais leur rendement est bien meilleur. Elles chauffent moins, sont silencieuses et produisent une lumière exempte du classique effet stroboscopique (lumière « hachée »). Il existe également des tubes circulaires, pour certains luminaires ronds, par exemple des lampes de bureau.

Les lampes fluo compactes (LFC) sont nées il y a une vingtaine d'années de la miniaturisation et du repli des tubes « fluo ». Les progrès de la technique ont permis de les miniaturiser, en particulier le ballast électronique logé dans le culot. Aujourd'hui, les LFC peuvent remplacer toutes les ampoules ordinaires, quel que soit le luminaire. Elles sont équipées des différents modèles de douilles : à vis (E14, E27), à baïonnette, etc. Elles ont même réussi à ressembler aux ampoules « flamme » qui équipent certains plafonniers.

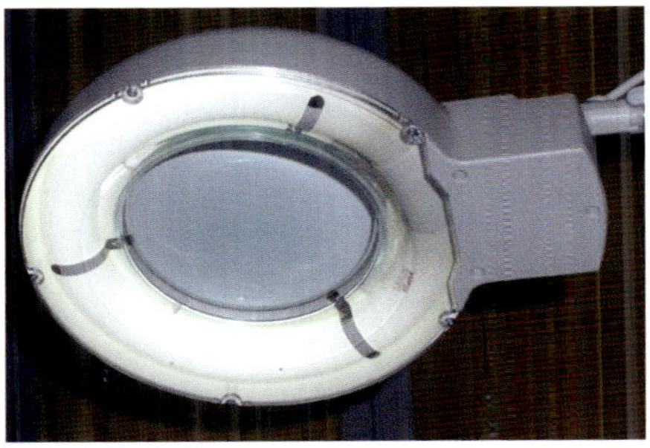

Lampe orientable, équipée d'un tube fluo circulaire

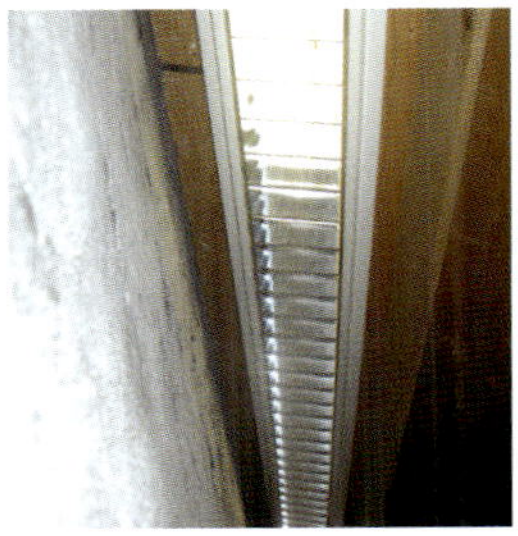

Réglette fluo électronique, dite à basse luminance (réflecteur optimisé)

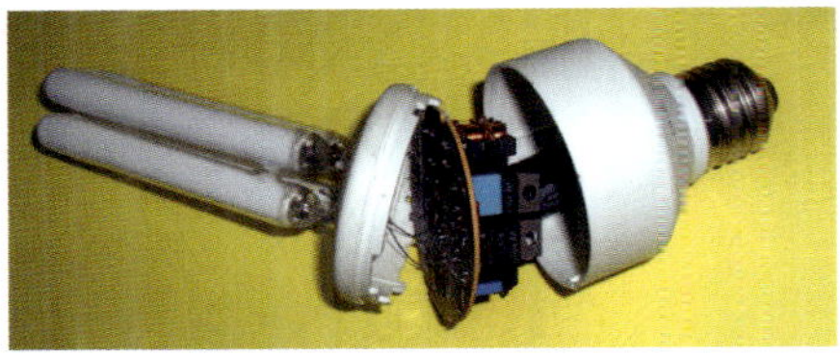

LFC « éclatée »

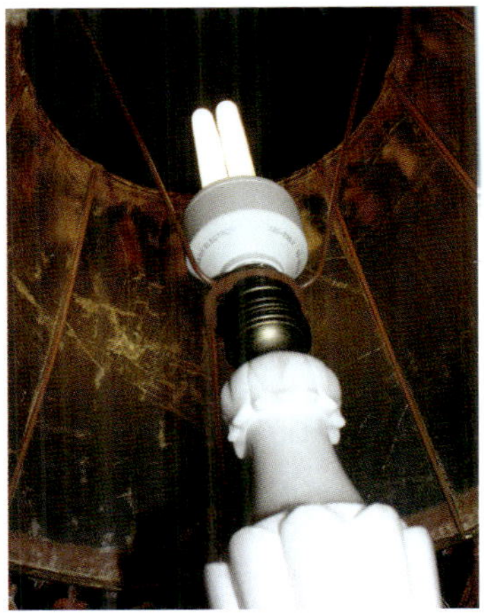

LFC derrière un abat-jour

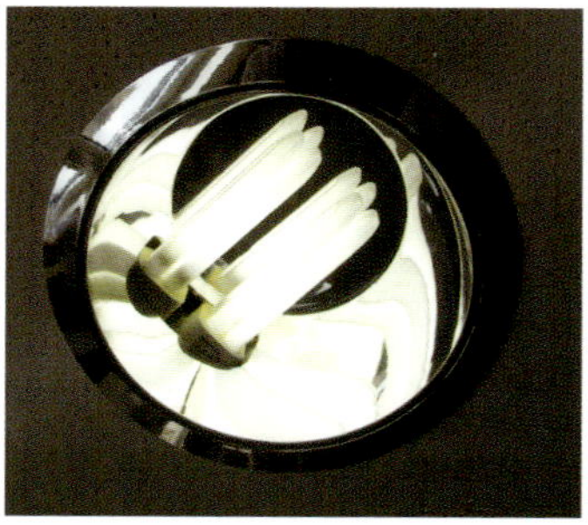

Plafonnier équipé de deux LFC

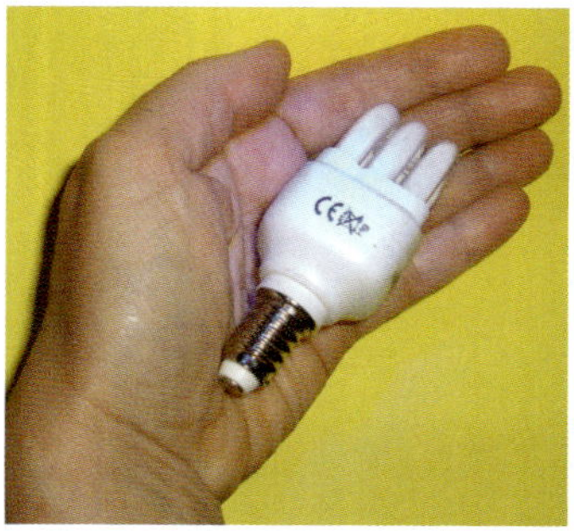

LFC de 5 W: difficile de faire plus petit !

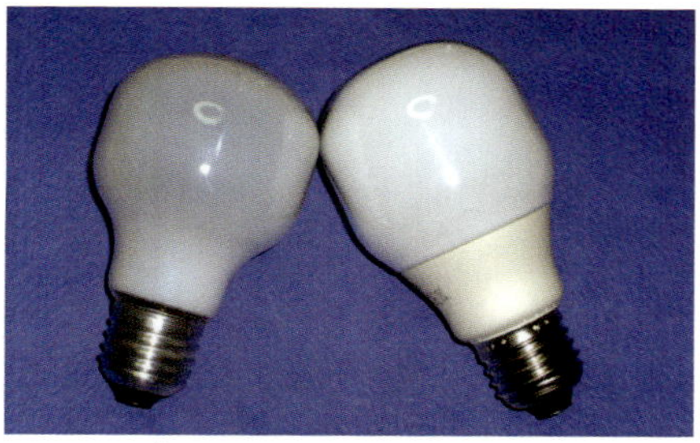

À gauche, une ampoule ordinaire de 60 W, à droite son homologue LFC de 11 W

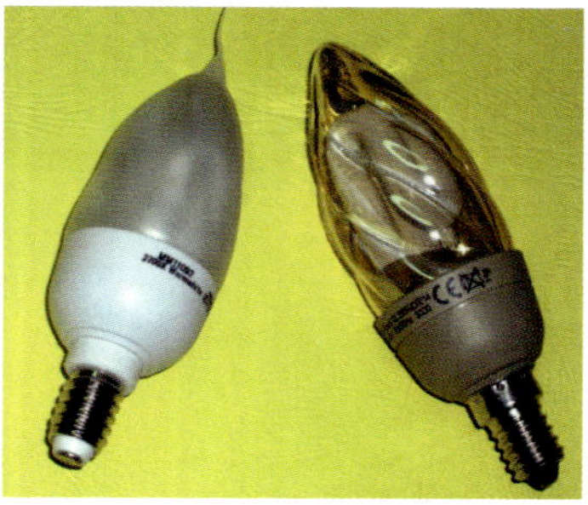

Deux LFC « flamme » de 5 W

Vous trouvez également des spots fluo pour remplacer les spots halogènes, ainsi que des LFC équipées d'un réflecteur pour diriger le faisceau lumineux.

Enfin, il existe des LFC à variateur de lumière intégré : en fait, elles ont deux allures d'éclairage, ce qui suffit à leur assurer une certaine souplesse.

Classiquement, les LFC consomment 5 fois moins que les ampoules à incandescence. En terme de lumière émise, l'équivalence en puissance électrique consommée donne :
– 5 W contre 25 W,
– 11 W contre 60 W,
– 15 W contre 75 W,
– 20 W contre 100 W.

Vous trouvez également des modèles de 23 et 30 W, équivalents à 120 et 150 W. Il existe même un modèle de 72 W, mais son encombrement est conséquent !

Sur leur étiquette énergie, les LFC bénéficient des meilleures classes énergétiques : A et B. Les lampes halogènes sont notées C à G et les ampoules ordinaires E à G. Vous aurez remarqué une certaine incohérence dans le classement : C pour certaines halogènes, alors qu'elles devraient être à F...

Le second avantage des LFC est une température bien plus faible que les lampes à incandescence : 70° C au lieu de 150° C, ce qui élimine les risques de brûlure et d'incendie.

Trois défauts sont reprochés aux LFC :
– Un moins bon indice de rendu des couleurs (IRC) que les lampes à incandescence. Mais elles s'améliorent : il existe désormais des modèles « lumière du jour ».
– Un « temps de chauffe » avant d'atteindre leur plein rendement lumineux, qui varie de 30 secondes à 3 minutes. Ne les utilisez pas dans les lieux de passage (couloir, escalier).
– Une énergie grise de 7 kWh, contre 1 kWh pour les lampes à incandescence. Mais la différence est « remboursée » en moins de 150 heures : moins de

2 % de sa durée de vie. Quand elles ne fonctionnent plus, pensez à les déposer en déchetterie : elles contiennent un peu de mercure et se recyclent très bien.

Une LFC coûte plus cher à l'achat qu'une lampe ordinaire. Mais un rapide calcul, pour un modèle de 20 W, montre que vous êtes très largement gagnant à l'arrivée :

– Elle dure 10 fois plus longtemps que son homologue à incandescence : sur 10 000 heures, vous auriez acheté 10 ampoules à 0,50 € et dépensé 5€, soit la moitié du prix moyen de la LFC (10 €). On commence à trouver des LFC qui durent 15 000 heures, ainsi que des modèles à ballast réutilisable : on ne change que le tube.

– Votre LFC fait 80 W de moins que l'ampoule ordinaire. En 10 000 heures, elle vous fait économiser 80 x 10 000 = 800 000 Wh, soit 800 kWh. Au prix moyen de 0,11 € le kWh, votre économie financière est d'environ 90 €, soit 8 fois son prix d'achat. L'achat d'une lampe fluo compacte équivaut à un placement

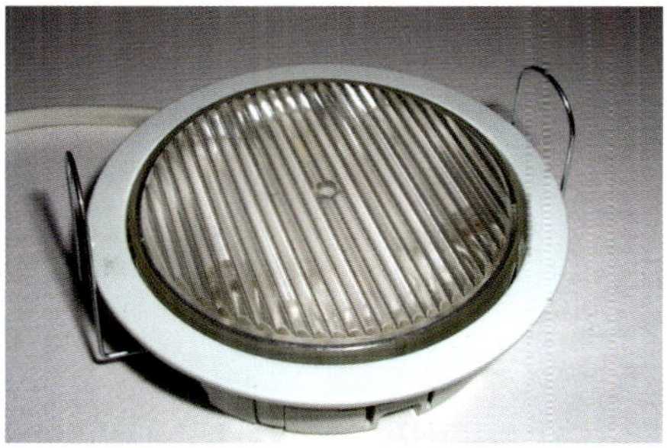

Spot fluo 7 W, à encastrer (version plate : 2 cm)

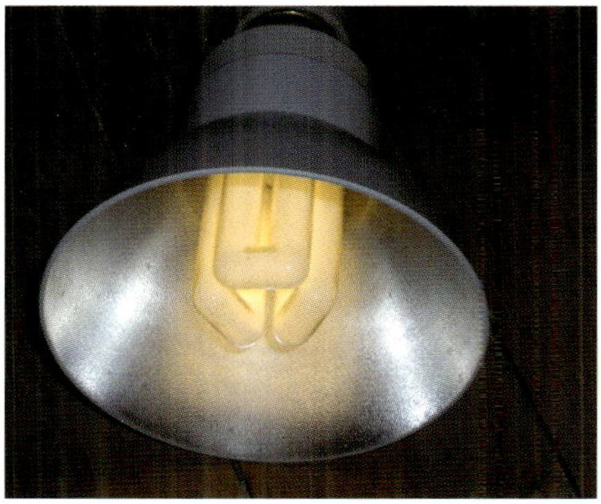

LFC avec réflecteur

	Puissance en watts	Efficacité lumineuse en lumens par watt	Indice de rendu des couleurs %	Température de couleur, en °K	Durée de vie en heures
Incandescence ordinaire	1 à 1 000	8 à 15	90-95	2 500 à 3 000	1 000
Incandescence Halogène	5 à 2 000	12 à 25	95-100	4 000 à 6 000	2 000
Tube fluorescent	4 à 58	60 à 90	50 à 98	2 700 à 6 000	8 000 à 12 000
Fluo compacte	5 à 27	50 à 60	85 à 90	2 700 à 5 000	6 000 à 10 000
Vapeur de mercure	50 à 400	16 à 58	55 à 60	3 300 à 4 200	16 000 à 24 000
Halogénures métalliques	35 à 3 500	54 à 120	80 à 93	3 000 à 6 000	10 000 à 12 000
Sodium basse pression	26 à 180	130 à 200	20	2 000	14 000 à 24 000
LED blanche à haut rendement	0,1 à 5	30	70 à 85	4 000	80 000 à 100 000

Comparatif des caractéristiques des principales lampes

Dispersez vos sources de lumière

Un bon éclairage ne se mesure pas au nombre de watts installés. Une puissante source de lumière, comme un plafonnier ou un lampadaire halogène, ne vous garantit pas un éclairage de qualité. Au contraire, il est bien plus fonctionnel de multiplier les sources de lumière, où le besoin s'en fait sentir : au-dessus de l'évier ou du plan de travail, sur le bureau, à côté du coin lecture. Du coup, chaque lampe n'a besoin que d'une faible puissance (surtout si elle est à fluorescence) et parfaitement adaptée à l'usage.

L'éclairage indirect (vasques, abat-jours) ou dirigé (spots) est bien plus décoratif. Il permet de modeler, voire de « sculpter » votre espace intérieur, de jouer avec les teintes, de créer des ambiances plus ou moins chaleureuses. Il vous permet de laisser libre cours à votre créativité.

Un coin lecture « squatté »...

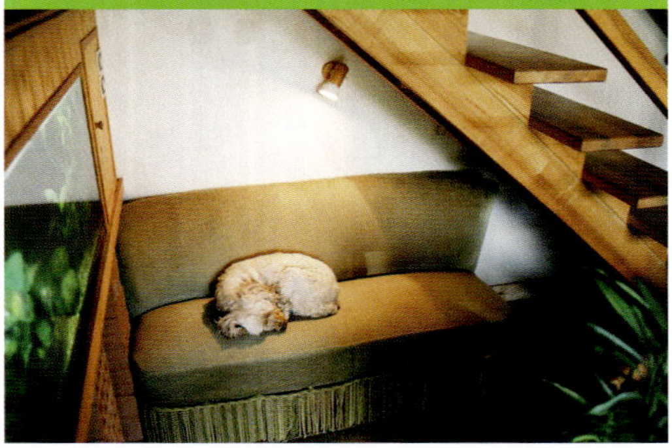

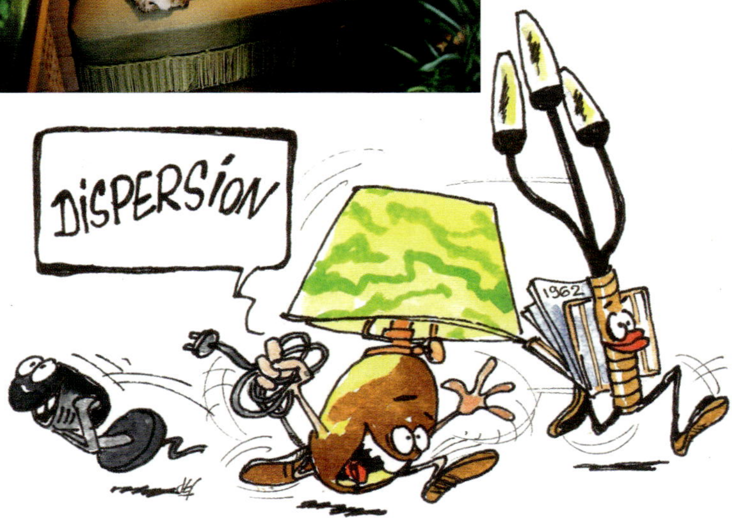

financier à 20 % par an. C'est 10 fois plus que ce que vous rapporte votre livret d'épargne !

Malgré cet excellent bilan, les LFC ont encore du mal à percer et représentent moins de 20 % des ventes de lampes.

Un dernier conseil : n'achetez que des LFC de marques connues. Avec la baisse de prix, la qualité ne s'est pas forcément améliorée. Et la durée de vie n'est pas toujours celle qui est annoncée, certaines lampes ne supportant pas les 200 000 allumages nécessaires à un usage normal.

La fin de l'incandescence aurait-elle sonné ? Plusieurs pays ont annoncé leur intention d'interdire la fabrication d'ampoules ordinaires. Rien ne vous oblige à attendre que la France suive le mouvement, vous avez tout à gagner à enfin adopter un éclairage performant.

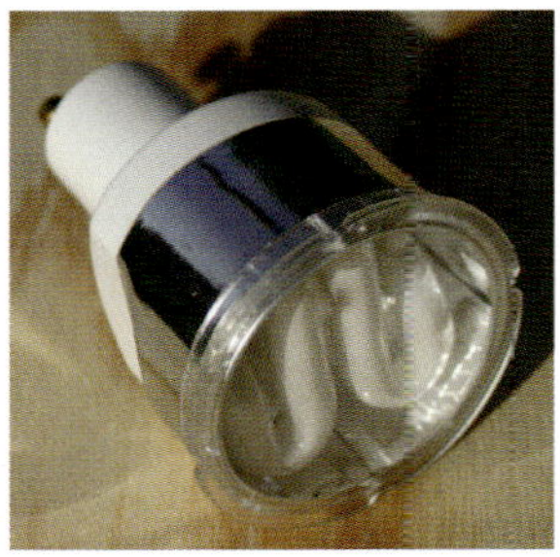

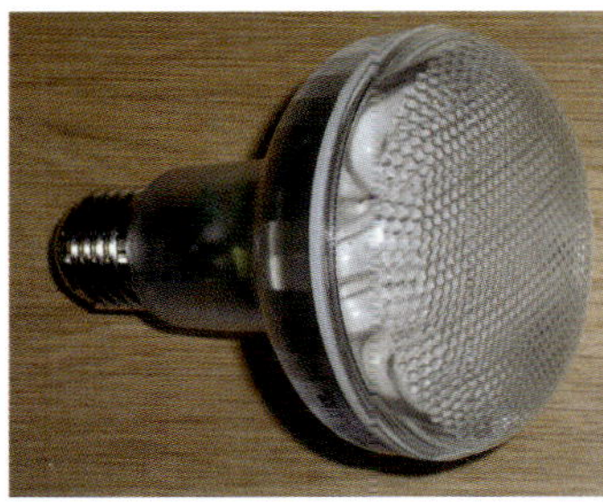

Deux modèles de spots fluo, pour remplacer avantageusement des spots à incandescence

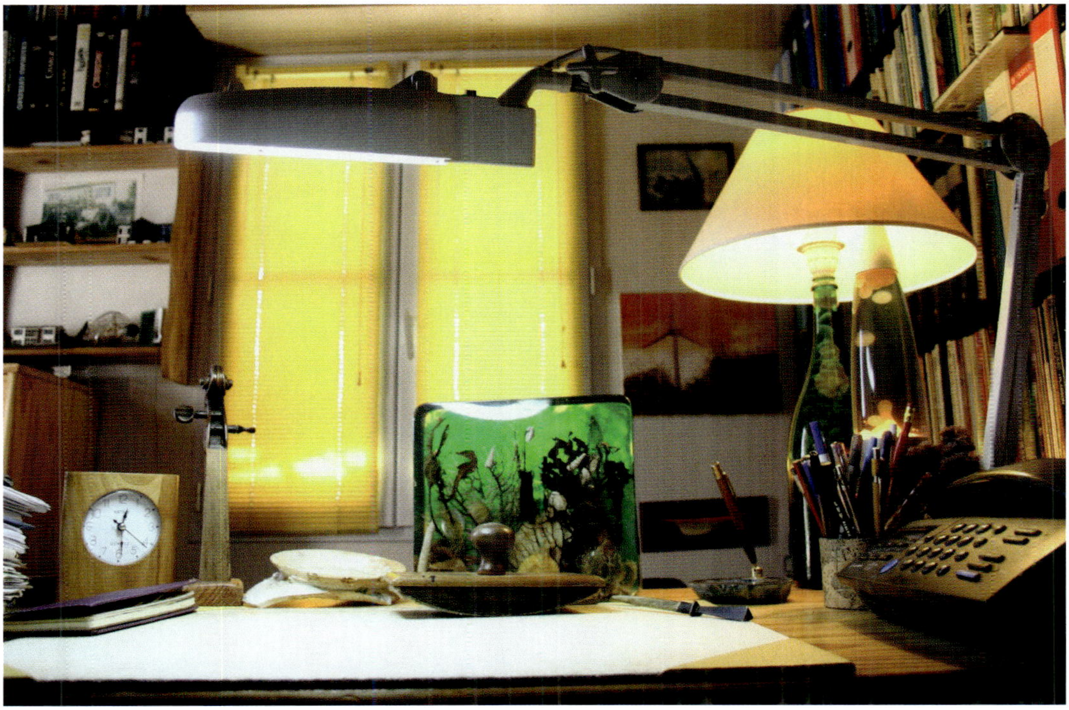

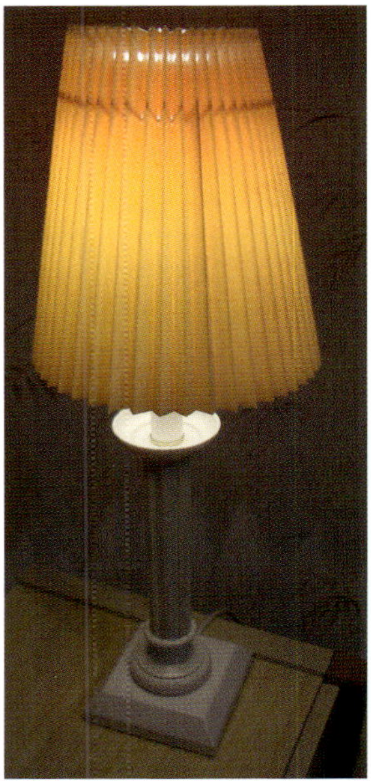

Un abat-jour « mange-lumière »

Des luminaires pas très... lumineux !

À quoi bon utiliser des lampes à haut rendement si vos luminaires absorbent une bonne partie de la lumière ?

Les luminaires qui diffusent la lumière par réflexion ne sont pas toujours équipés de réflecteurs performants. La plupart du temps, c'est une simple couche de peinture. Si elle est blanche, l'absorption de lumière est d'environ 20 %. Mais il n'est pas rare de trouver ces réflecteurs bien moins réfléchissants et même noirs : la perte peut atteindre 50 % ! (Voir *Améliorez l'efficacité de vos luminaires* p. 113).

Les abat-jours absorbent également une part significative de la lumière. L'idéal serait de n'employer que des modèles blancs. Le côté décoratif en prendrait un coup, ainsi que l'ambiance... Ceci dit, renoncez à ceux qui sont vraiment opaques, sauf s'ils sont intérieurement tapissés de blanc : la lumière sera quand même dirigée vers le haut et vers le bas.

Enfin, nettoyez régulièrement luminaires et lampes : une bonne couche de poussière peut vous faire perdre un certain pourcentage de lumière.

Éteignez en sortant !

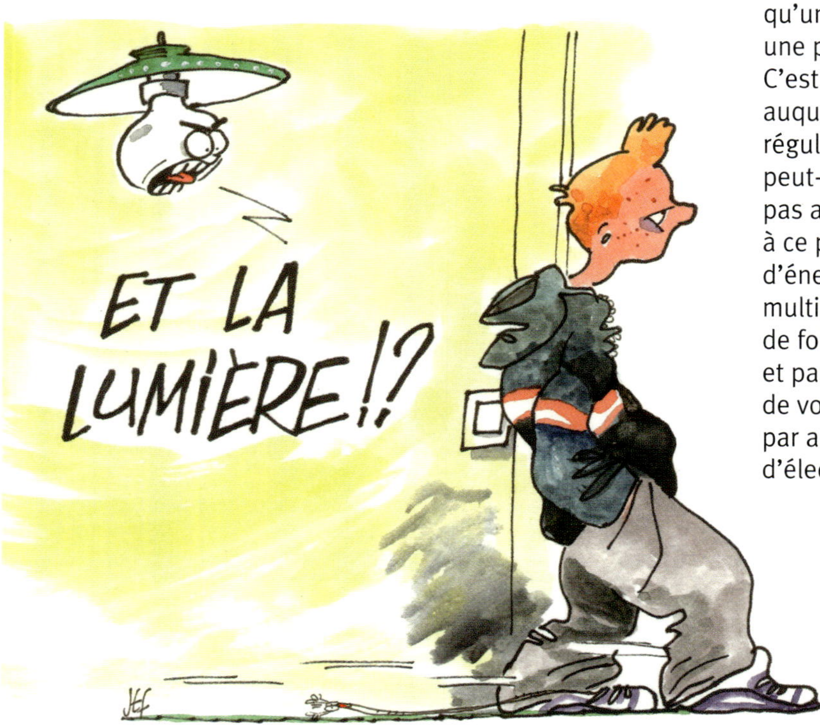

Quoi de plus inutile qu'une lampe qui éclaire une pièce vide ? C'est un spectacle banal, auquel nous assistons régulièrement. Mais peut-être ne prêtez-vous pas attention à ce petit gaspillage d'énergie. Pourtant, multiplié un grand nombre de fois par jour et par les occupants de votre logement, il finit par alourdir votre facture d'électricité.

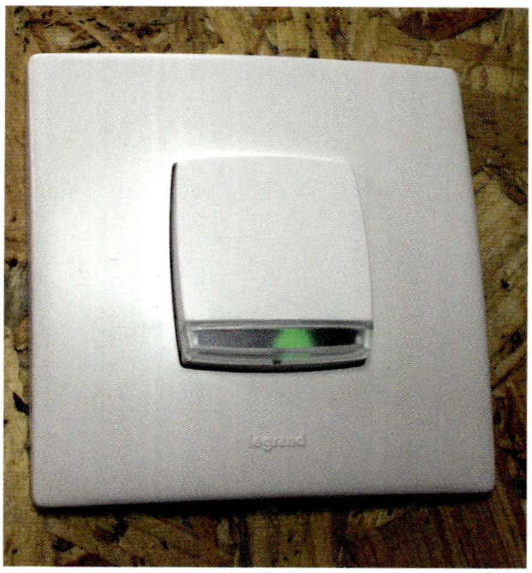

Commande de minuterie avec un voyant lumineux

Éteignez la lumière quand vous quittez une pièce. La « chasse au gaspi » des années 1970 avait fait de ce slogan l'un de ses chevaux de bataille. À l'époque, chacun avait à cœur de participer à l'effort commun. Aujourd'hui, tout le monde ne se soucie pas forcément de réduire sa consommation d'énergie à chaque petit niveau. Pour ces lumières qui restent allumées derrière nous, il y a trois explications :
– la méconnaissance du gaspillage provoqué,
– l'oubli, volontaire ou non ,
– l'alibi « je reviens tout de suite, pas besoin d'éteindre ».

Dans tous les cas, la réponse est la même. Prise individuellement, chaque lumière inutile ne représente qu'une petite perte d'énergie. Mais les petits ruisseaux faisant les grandes rivières, l'addition annuelle est salée : 200 à 400 kWh, soit 5 à 10 % de votre facture d'électricité « spécifique » !

Donc, astreignez-vous à éteindre systématiquement quand vous quittez une pièce.

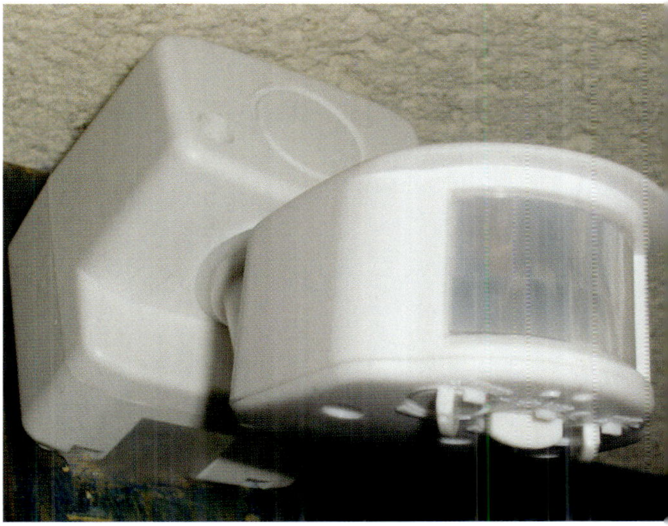

Détecteur de présence

Au doigt et à l'œil

Automatiser l'extinction des lumières est une bonne solution, pour les lieux de passage ou peu éclairés. Par exemple un couloir ou un escalier. Ainsi, vous êtes certain de ne pas oublier d'éteindre. Vous avez :

– La classique minuterie. Pour commander l'allumage, les boutons poussoirs comportent une petite lampe « néon », dont la consommation est négligeable, indétectable à l'énergimètre. Elle reste allumée en permanence et permet le repérage dans le noir. La durée d'allumage est réglable.

– Le détecteur de présence. Une cellule à infrarouge (qui détecte la chaleur du corps) commande l'allumage et l'extinction de la lumière. La durée de fonctionnement est également réglable.

– La lampe fluo compacte à détecteur crépusculaire intégré : elle s'allume seule à la tombée de la nuit et s'éteint au lever du jour. Mais entre les deux, elle reste allumée en permanence : elle est adaptée à l'éclairage extérieur « de sécurité »...

Pour les pièces sombres, telles que des WC sans fenêtre, c'est plus simple : il suffit d'un simple interrupteur commandé par l'ouverture et la fermeture de la porte.

Extinctions et lampes fluo compactes

Le fait d'être éclairé par des lampes fluo compactes, 5 fois moins consommatrices, n'est pas une raison pour les laisser allumées :

– Vous réduisez l'économie de consommation qu'elles apportent, c'est l'effet « rebond ».

– Les bonnes lampes supportent d'être éteintes et rallumées fréquemment : 200 000 fois.

LED : l'avenir de l'éclairage

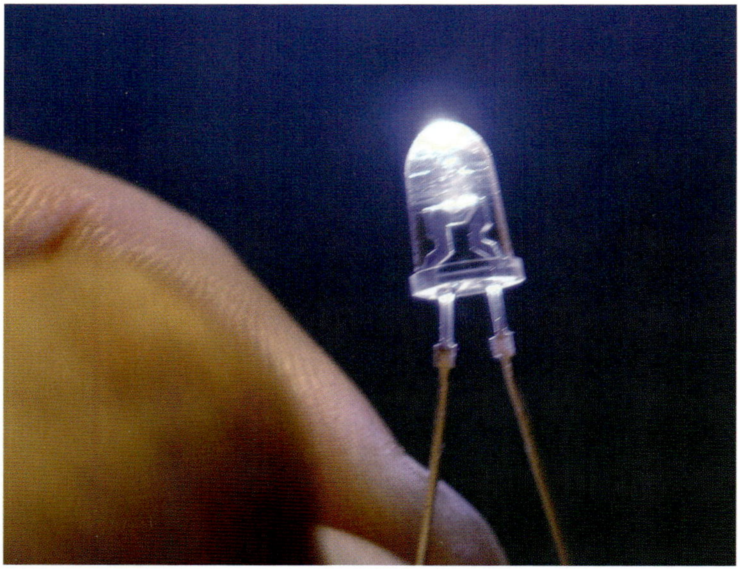

Les LED ou diodes électroluminescentes ont fait des progrès décisifs ces dernières années. Elles commencent à attaquer le domaine de l'éclairage domestique. Il est probable que dans quelques années, elles remplaceront toutes les autres ampoules. Que peut-on en attendre aujourd'hui ?

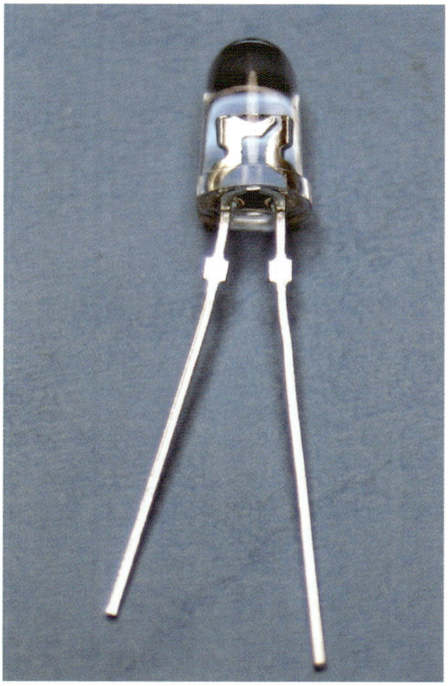

De quoi s'agit-il ?

Apparue en 1962, la LED (Light Emitting Diode ou diode électroluminescente) est un petit bijou d'électronique. Soumise à un courant continu, de 0,5 à 3 V, elle convertit l'électricité en lumière par effet photoélectrique, sans filament ni gaz. La « puce » électroluminescente est noyée dans une résine transparente d'où sortent deux électrodes : une « plus » et une « moins ». La forme, cylindrique et à bout rond, canalise la lumière comme une lentille. Le diamètre est de 3 à 10 mm.

Du fait de leur faible puissance et de leur couleur (verte, jaune ou rouge), les LED restèrent longtemps réservés aux voyants d'appareils électroniques, puis à la signalisation routière et urbaine.

En 1999, l'apparition de la LED bleue permit de synthétiser la lumière blanche. Les LED blanches ont alors commencé remplacer des ampoules à filament. Aujourd'hui, une LED blanche à « haute luminosité » a une puissance inférieure à 0,1 W : ce n'est pas encore suffisant pour « versailliser » les chaumières. Pour obtenir une lumière exploitable, on en assemble jusqu'à 500 par luminaire : c'est le maximum pour de l'éclairage public. Mais ce « bidouillage » fait déjà partie de la Préhistoire, car il existe maintenant des LED dites « de puissance », de 1 à 5 W. Elles peuvent maintenant investir le domaine de l'éclairage domestique. Il est certain que nous les rencontrerons de plus en plus souvent au quotidien.

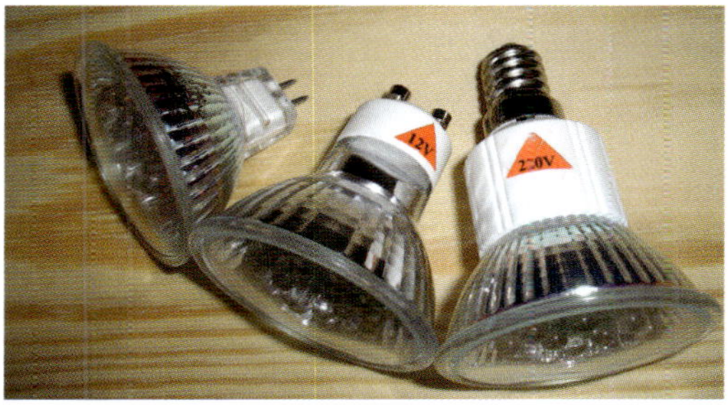

Les différents culots disponibles

Les points faibles des LED

– Leur indice de rendu des couleurs (IRC) est actuellement de 85 %, alors que celui des lampes à incandescence, notamment l'halogène, qui est la référence, atteint 100 %. Mais une marge de progression est probable.

– Leur efficacité lumineuse (l'énergie lumineuse par énergie consommée) ne concurrence pas encore celui de la fluorescence. Mais les meilleures LED blanches atteignent 35 lm/W (lumens par watt), mieux que les halogènes. Et si plus de 90 % de l'électricité reste encore perdue en chaleur, les fabricants annoncent pour bientôt 60 à 120 lm/W, c'est-à-dire une efficacité équivalente à celle de la fluorescence.

– Leur prix reste élevé : environ 10 € le watt, contre 2 € pour la fluorescence. Mais il ne cesse de baisser, parallèlement à une diffusion à grande échelle.

Les avantages des LED

– Durée de vie de 50 000 à 100 000 heures : 5 à 10 fois celle des lampes fluo ou encore 25 à 50 fois celle des lampes à incandescence ordinaires. C'est aussi 4 ans et demi à 11 ans de fonctionnement continu, ou encore 17 à 34 ans à raison de 8 heures par jour !

– Baisse progressive de la quantité de lumière en fin de vie : pas de « claquage » comme les ampoules à incandescence.

– Insensibilité aux chocs et très grande résistance mécanique.

– Absence d'inertie : l'allumage est instantané.

– Faible échauffement et absence de risque de brûlure : un spot à LED ne dépasse pas 32° C, quand les ampoules ordinaires montent à plus de 100° C.

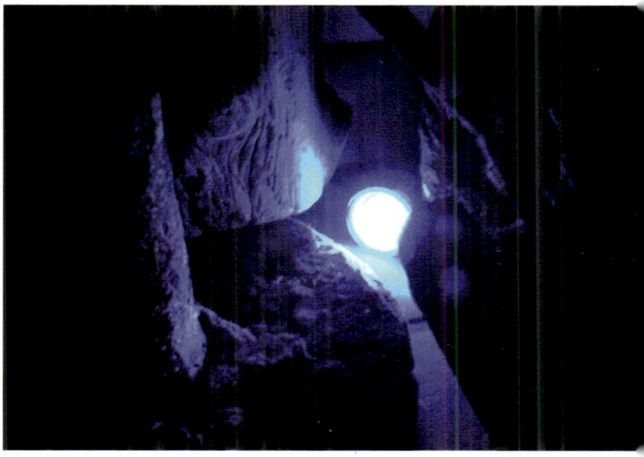

Ce n'est pas une photo tirée du film Titanic, mais un éclairage d'ambiance avec un spot à 20 LED bleues

Des applications domestiques

On trouve maintenant des spots à LED, en 12 V ou 230 V, avec les différents types de douilles pour remplacer les spots halogènes encastrés. Et des lampes de couleur pour l'éclairage d'ambiance et l'éclairage créatif.

Voici un exemple d'application sympathique : un spot de 12 LED à réflecteur dichroïque, pour une lampe de chevet. Bien focalisé, le cône de lumière ne dérange pas le voisin. Et la puissance électrique du spot n'est que d'un petit watt ! En comparaison d'une lampe à incandescence de 20 W (qui est pratiquement la plus petite puissance pour cet usage, si l'on excepte les lampes de frigo) et pour un fonctionnement quotidien d'une heure, une famille de quatre personnes ainsi équipée économise environ 19 W x 4 x 300 jours, soit 23 kWh par an.

Quelques prix de lampes à LED, à titre indicatif

- Spot 12 V à 20 LED : 13 €
- Spot 230 V à 12 LED : 8 €
- Lampe frontale à 3 LED : 7 €
- Barrette de 24 LED : 30 €
- LED de 1 W : 20 €

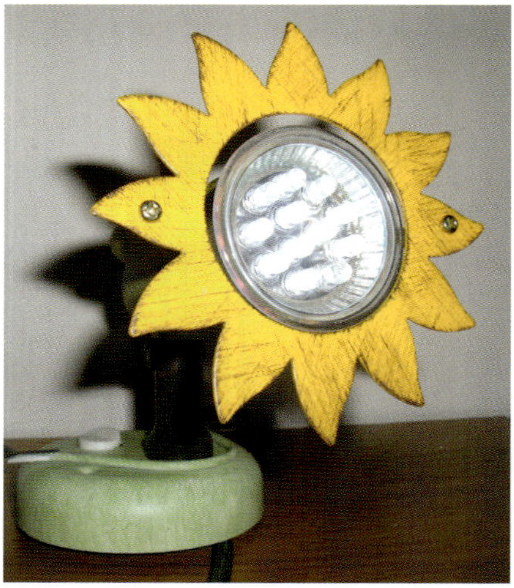

Ce spot a une puissance de seulement 1 watt !

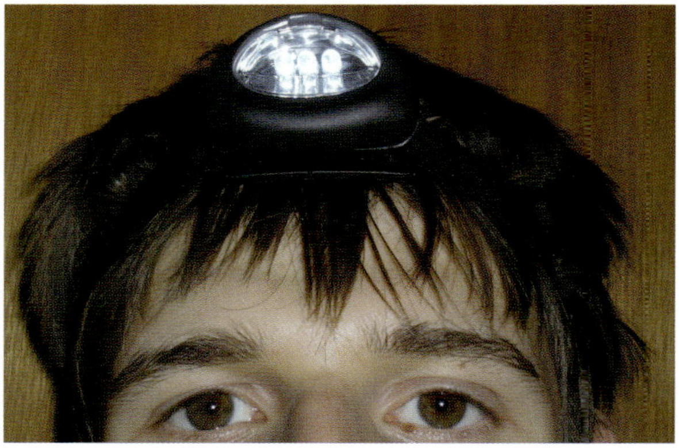

Une alternative à la lampe de chevet !

Améliorez l'efficacité de vos luminaires

Bien étudiés, les luminaires devraient renvoyer ou diffuser pratiquement toute la lumière de l'ampoule qui les équipe. C'est très loin d'être le cas. Avec ce bricolage très simple, vous allez gagner 20 % de puissance lumineuse, ou réduire de 20 % leur consommation électrique.

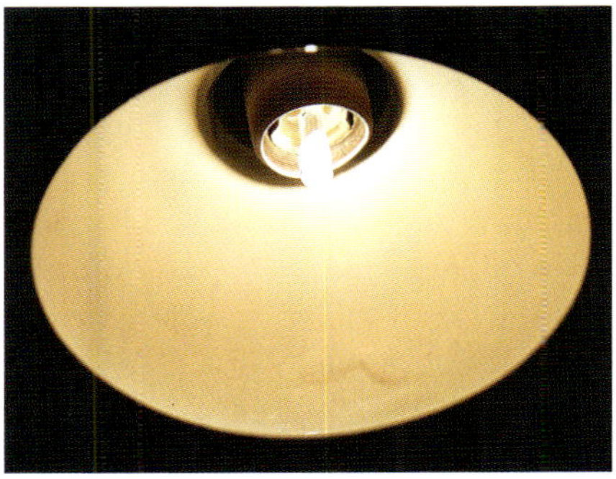

Réflecteur blanc d'origine

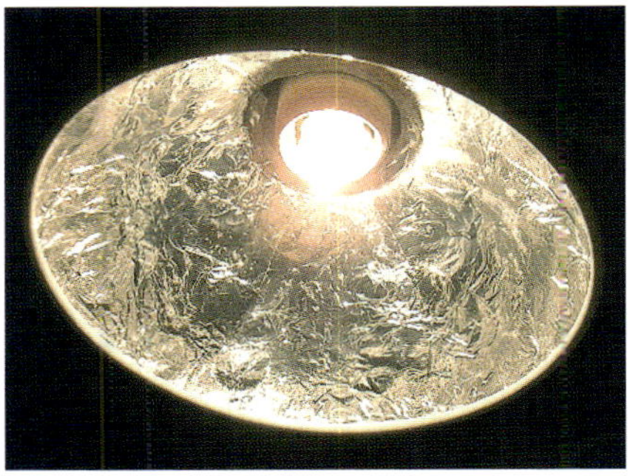

Le même réflecteur après « aluminisation »

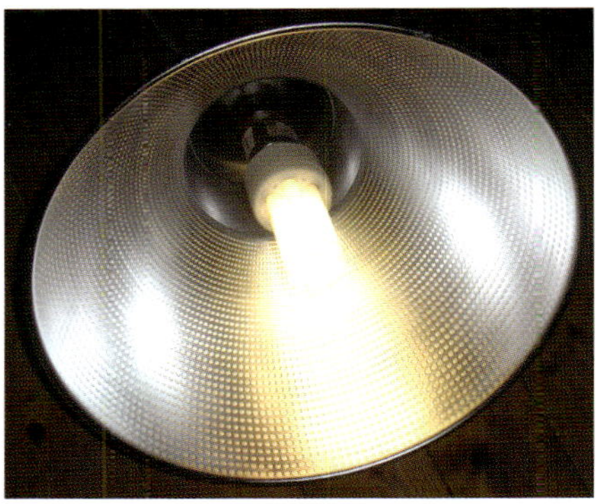

Réflecteur en aluminium de 30 cm de diamètre

Vous ne pouvez rien faire pour améliorer la transparence ou la capacité de diffusion lumineuse des abat-jour et des globes. Si ce n'est rechercher la meilleure transparence au moment de leur achat. En revanche, pour les modèles équipés de réflecteurs (les lampes de bureau par exemple) ou pour les vasques murales, vous pouvez augmenter leur capacité à réfléchir la lumière.

Les modèles du commerce sont rarement équipés d'un réflecteur en aluminium poli, qui est la surface la plus réfléchissante. D'où l'idée de remplacer le réflecteur d'origine, souvent simplement peint en blanc (mais j'en ai vu des noirs !) par un réflecteur en aluminium, bien plus efficace. Dans les magasins de bricolage ou de luminaires, vous pourrez en dénicher, mais il sont en général assez larges : 20 à 30 cm de diamètre. Un peu trop pour une lampe de bureau orientable. Mais ils seront excellents comme plafonniers.

La méthode « bricolée » la plus économique

Sur la face intérieure du réflecteur, il vous suffit de coller de la feuille d'aluminium ménager. Utilisez de préférence la version « renforcée », qui se déchire moins facilement. La forme des réflecteurs étant conique ou en coupole, découpez des bandes trapézoïdales (plus larges d'un côté) qui épouseront mieux la forme du réflecteur. Vous les collerez en les chevauchant légèrement, face brillante visible.

Même un peu froissé (la surface n'est pas plane mais concave), ce « sur-réflecteur » de fortune est efficace. Le résultat n'est peut-être pas très esthétique, mais ce n'est pas gênant pour une lampe dont le réflecteur n'est visible que… si l'on se penche pour le voir !

Pour un meilleur rendu, une autre solution consiste à utiliser du milar aluminisé adhésif, que l'on peut se procurer auprès de certains imprimeurs. Vous en couperez de fines bandes triangulaires, que vous collerez les unes à côté des autres sur le réflecteur d'origine, la pointe des triangles au fond et la partie la plus large au niveau du bord du réflecteur.

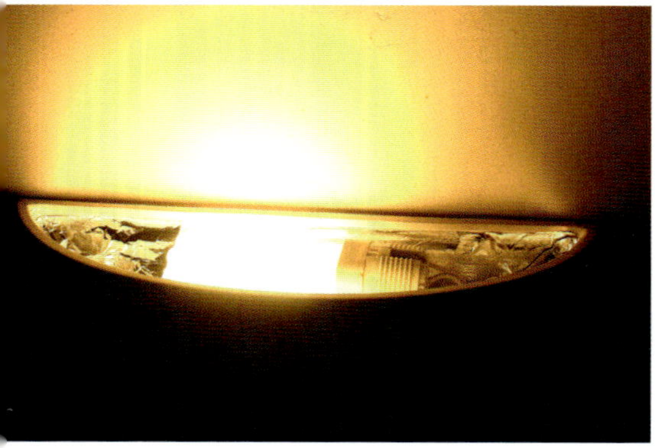

Vasque « aluminisée »

De la même façon, vous pouvez traiter vos vasques murales qui renvoient la lumière vers le mur et le plafond. Sauf celles qui sont translucides, pour laisser passer une partie de la lumière vers le bas. Comme pour les réflecteurs, tapissez l'intérieur des vasques avec de l'aluminium brillant.

Un gain appréciable

Avec le réflecteur amélioré, j'ai mesuré au luxmètre un gain de lumière de 20 à 30 %, selon la couleur d'origine du réflecteur.

Le second bénéfice est un gain en qualité de la lumière : elle devient plus blanche, car elle est moins « polluée » par le réflecteur. À partir de là, vous avez le choix entre :

- avoir plus de lumière,
- remplacer l'ampoule par un modèle un peu moins puissant, au cas où la lumière vous donnait satisfaction à l'origine.

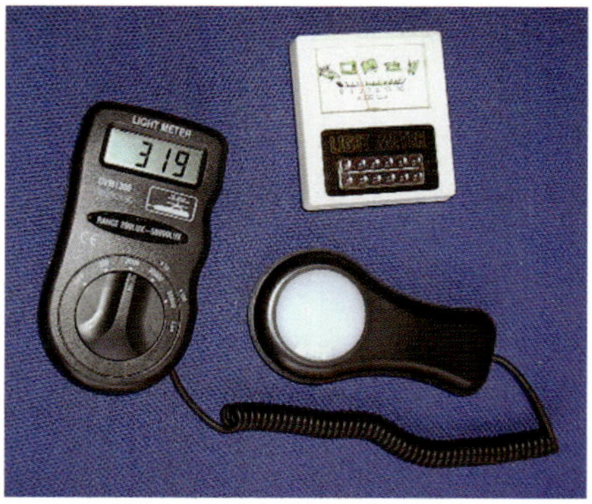

Deux luxmètres « grand public », dont un électronique

Si vous choisissez la seconde solution, vous réduirez votre consommation électrique, en proportion de la baisse de puissance. Pour une dépense (avec l'aluminium ménager) pratiquement nulle, votre bénéfice financier sera immédiat.

Si vous êtes équipés en lampes fluo compactes, qui consomment 5 fois moins que les lampes ordinaires, le gain de consommation électrique sera évidemment bien inférieur. L'opération restera tout même intéressante, si vous cherchez à optimiser tous vos postes de consommation d'électricité.

« Fluorisez » votre lampadaire halogène

Votre lampadaire halogène est très vorace en électricité. Vous y êtes attaché, mais vous aimeriez bien réduire sa consommation. Les lampadaires fluo étant quasi inexistants, il vous reste une solution : remplacer la lampe halogène de forte puissance par des lampes fluo compactes.

Vous aimez bien l'éclairage indirect au plafond grâce à votre lampadaire halogène. Mais à lui seul, il consomme peut-être autant d'électricité que le reste de l'éclairage de votre maison. Son efficacité lumineuse est très faible : environ 20 lumens par watt. Avec le bricolage qui suit, vous allez la multiplier par 4 et diviser par 5 sa consommation électrique. Comment ? En remplaçant la lampe halogène d'origine (le « crayon » de 300 W) par des lampes fluo compactes. Le diamètre de la coupole (27 à 31 cm) permet d'en loger trois, d'une puissance unitaire de 20 W. Avec seulement 60 W de fluorescence, la quantité de lumière sera à peu près équivalente à celle de l'halogène d'origine. Et l'été, vous apprécierez la baisse d'échauffement de votre luminaire !

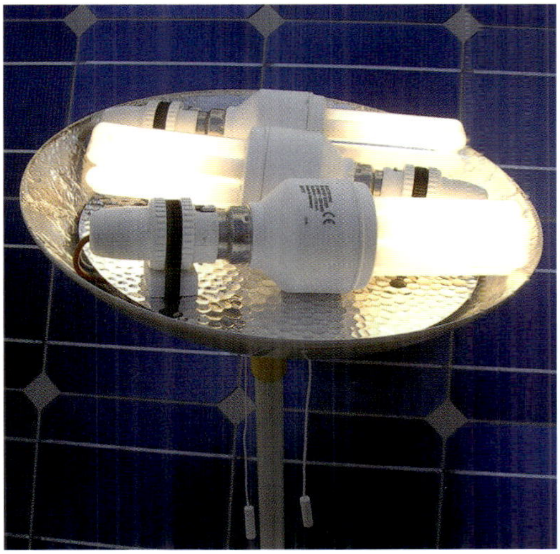

Les lampes fluo compactes sont incompatibles avec un variateur d'intensité, vous devez remplacer l'interrupteur-variateur d'origine par un interrupteur. Pour moduler la lumière, deux petits interrupteurs, fixés sur la coupole, commanderont séparément deux ampoules. La troisième ampoule correspond alors à l'éclairage « de base ». La variation de lumière ne sera plus continue comme avec un variateur, mais par paliers. En revanche il y a un avantage : vous pourrez modifier la température de couleur. Par exemple avec deux lampes « chaudes » de 2 700° K et une « froide » de 4 000 à 6 500° K, ou l'inverse. Ce qui vous permettra de varier l'ambiance lumineuse, selon votre humeur...

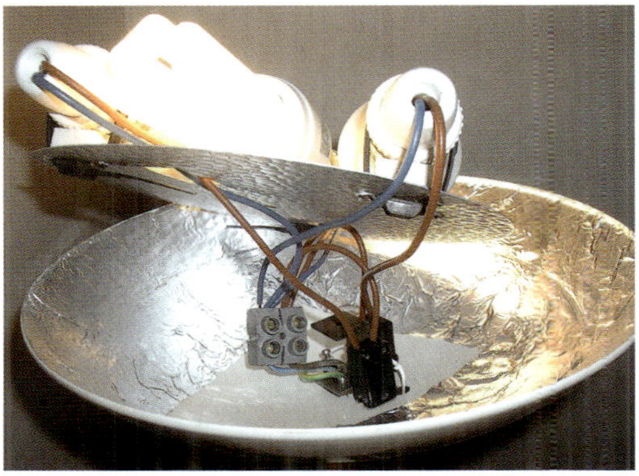

Vue du câblage, réflecteur soulevé

Matériel nécessaire

– 3 lampes fluo compactes de 20 W (ou 23 W, si vous arrivez à en trouver)

– 3 douilles (à vis E27 ou baïonnette, selon le modèle de lampe)

– 1 interrupteur général (on en trouve à commande au pied)

– 2 interrupteurs à poussoir ou tirette (la tirette est plus pratique)

– 1 gros domino électrique

– 3 colliers de serrage (bracelet) en plastique

– Fil électrique monobrin (1,5 mm2)

– Adhésif large renforcé

– Feuille d'aluminium ménager

– Colle forte ou cyanocrylate, pour les interrupteurs à tirette

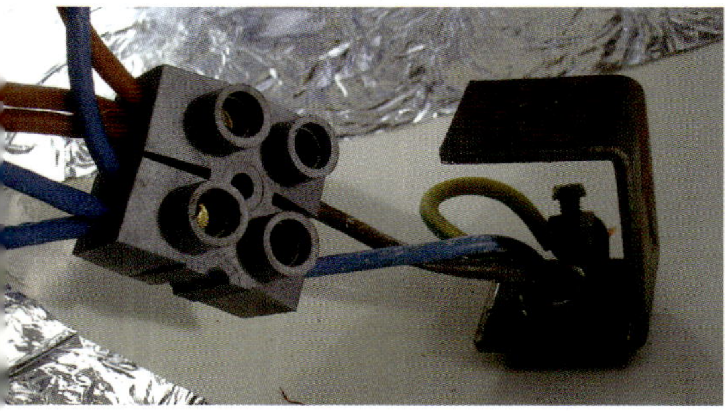

Gros domino distribuant le courant aux 3 lampes

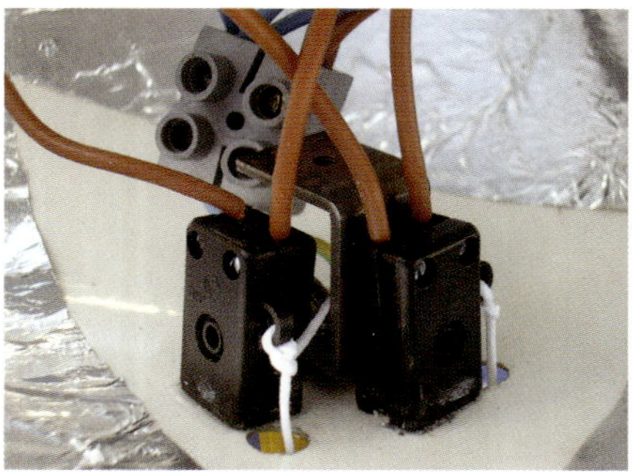

Gros plan sur le domino et les 2 interrupteurs à tirette

Au travail !

1) Remplacez le variateur d'origine (sur le fil d'alimentation) par l'interrupteur général.
2) Démontez le verre ou la grille de protection, l'ampoule, ses douilles et le réflecteur en aluminium.
3) Remplacez le domino électrique par un plus gros (3 fils à serrer).
4) Percez (aux diamètres adaptés) le réflecteur, pour fixer les interrupteurs poussoirs (ou les cordons des interrupteurs à tirette) et pour le passage des fils électriques et des colliers de serrage.
5) Collez les interrupteurs (à tirette) sur le fond de la coupole, en bonne position.
6) Bloquez les douilles tête-bêche (pour la compacité) avec des colliers de serrage en plastique, après avoir inséré une cale en plastique d'1 cm d'épaisseur, pour rattraper le diamètre des lampes.
7) Connectez les douilles au domino avec le fil électrique, en intercalant les interrupteurs.
8) Revissez le réflecteur.
9) Fixez les lampes dans les douilles.

Les dimensions, la forme et la position plus ou moins encastrée du réflecteur vous obligeront peut-être à retailler le réflecteur pour le rapprocher du fond et cacher les lampes, le déformer, voire le supprimer. Mais si en revanche vous penchez le luminaire,

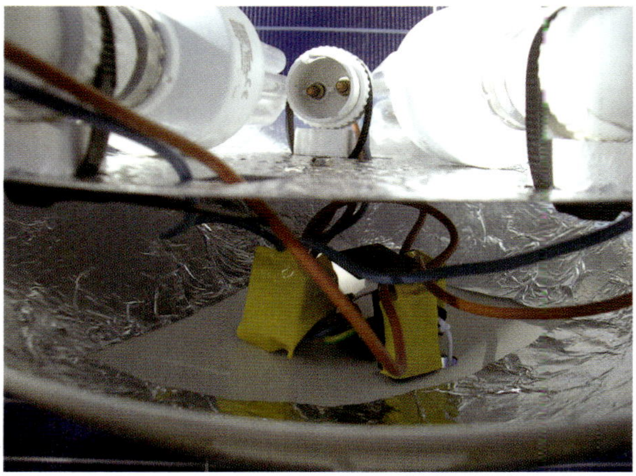

Réflecteur soulevé : interrupteurs protégés par l'adhésif

n'oubliez pas que les lampes sont simplement posées sur la coupole et risquent de s'en échapper).

Des économies rapidement

L'économie annuelle d'électricité pour 3 heures de fonctionnement quotidien à pleine puissance (les 3 lampes allumées) est de 250 kWh, soit environ 25 €. En fonction du prix du matériel, votre investissement pourra être remboursé en un peu plus d'une année.

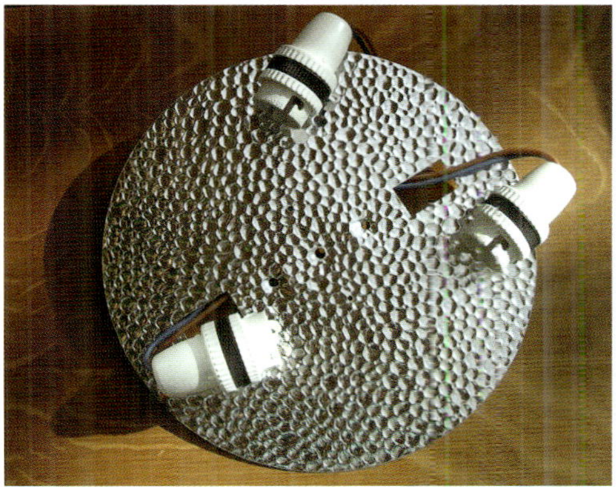

Réflecteur : face supérieure

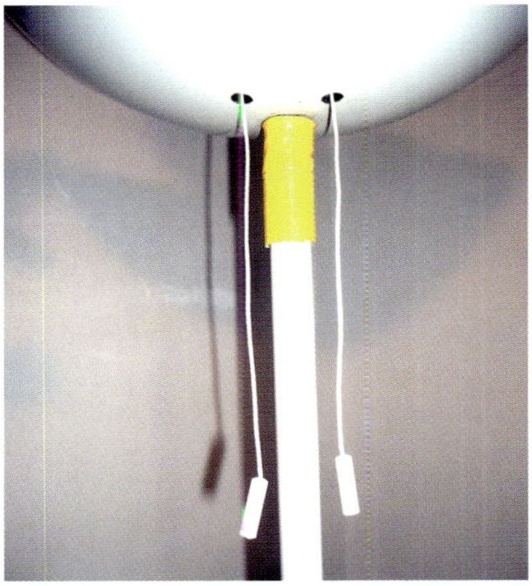

Tirettes des 2 interrupteurs

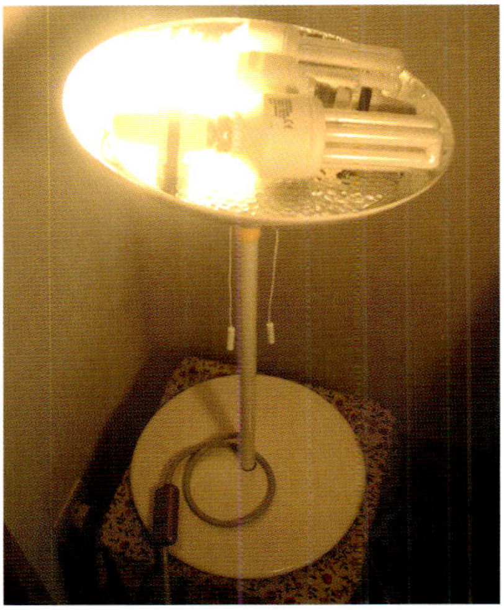

Version courte du lampadaire « fluorisé » pour poser sur un meuble

Précautions électriques

– Avant de commencer, débranchez le luminaire de la prise de courant.

– Employez du câble électrique rigide monobrin.

– Dénudez les fils électriques sur une longueur juste suffisante pour être serrés par les deux vis, sans dépasser du domino.

– Serrez bien les vis.

– Collez de l'adhésif sur le domino et les interrupteurs.

– Veillez à la bonne connexion du fil de mise à la terre, au niveau de la coupole.

La cuisson

Cuire sans nuire

Pour cuire ou réchauffer votre nourriture, vous consommez de 500 à plus de 1 000 kWh par an. Cela représente jusqu'à 10 % de la consommation d'énergie de votre logement. Si la cuisson économe est d'abord une question de choix d'énergie et de matériel, elle dépend aussi fortement de votre manière de l'utiliser.

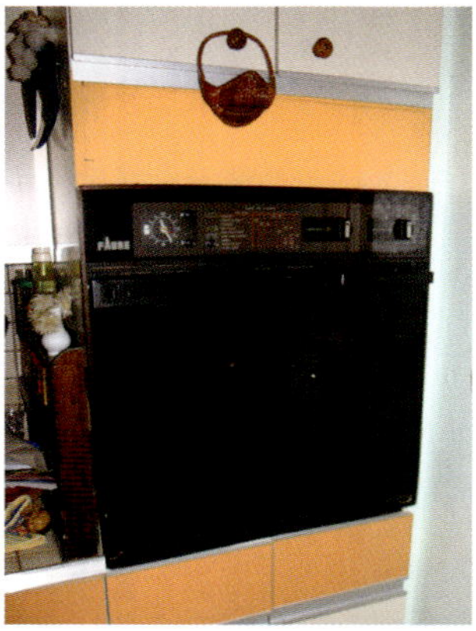

Cuisinière électrique

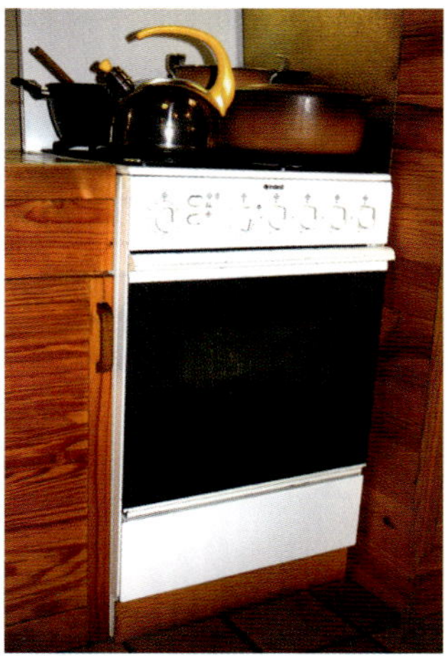

Cuisinière à gaz, dite « gazinière »

Quelle énergie ?

Cuisiner à l'électricité est peut-être pratique, en particulier pour le four qui est programmable. Le problème demeure le faible rendement de la production d'électricité : environ 25 %. À éviter donc, tant qu'elle ne sera pas majoritairement d'origine renouvelable.

La cuisson au bois présente un atout environnemental : son bilan carbone équilibré. En effet, le combustible ne rejette que le CO_2 qu'il a fixé au cours de sa croissance. Le côté pratique n'est pas le fort de la cuisinière à bois, qui n'est pas opérationnelle « au doigt et à l'œil » ! Sauf l'hiver, si elle sert de chauffage principal. Certains poêles à bois sont équipés d'un four, utilisable pendant la période de chauffage.

La cuisson au gaz reste prisée pour sa légendaire « souplesse » : la réaction au réglage est immédiate. Certes, le combustible est d'origine fossile, avec un mauvais bilan carbone. Mais en attendant d'être approvisionnés en biogaz, c'est-à-dire du gaz d'origine biologique, cette source d'énergie est peut-être un moindre mal. À condition d'avoir un comportement « négaWatt ».

À la belle saison, vous êtes tentés de cuisiner à l'extérieur. Évitez le barbecue, qui est sans doute le pire mode de cuisson. Non seulement il nécessite

4 kg de bois pour produire 1 kg de charbon de bois, mais il dégrade la qualité nutritionnelle des aliments : carbonisation, benzopyrène, etc.

Cuisinez plutôt :
– grâce au soleil (voir *Adoptez la cuisson solaire* p. 128),
– avec un fourneau à bois économe, qui brûle 4 fois moins de combustible qu'un feu ouvert. Pour vous en bricoler un, contactez l'association Bolivia Inti Sud Soleil (voir *Adresses* p.189).

Le matériel de cuisson

Le rendement énergétique est le pourcentage de chaleur transmise aux aliments. Il est d'environ :
– 50 % pour la plaque de cuisson au gaz,
– 50 à 60 % pour la plaque électrique, sous réserve que le fond du récipient soit plat,
– 60 % pour le four.
La table de cuisson vitrocéramique (une résistance ou un tube à quartz, chauffant à travers une plaque de verre) est 10% plus sobre que la plaque électrique classique (une résistance sous une plaque de fonte).
La table de cuisson à induction chauffe directement le plat en métal ferreux, par un champ électromagnétique. Beaucoup plus chère à l'achat, c'est la moins gourmande : 40 % de moins qu'une plaque ordinaire. Mais sa consommation de veille (de 8 à plus de 15 W) représente jusqu'au tiers de sa consommation annuelle ! Certains modèles récents ont fortement réduit cette consommation inutile.
Le cuiseur à vapeur fait économiser 30 % d'énergie, voire plus si on empile deux paniers.
Le classique autocuiseur, encore appelé « cocotte minute », est une marmite à pression. Elle réduit environ de moitié le temps de cuisson et jusqu'à 70 % la consommation d'énergie.
La bouilloire est plus efficace qu'une casserole sur une plaque chauffante : son large fond plat capte le maximum de chaleur avec un minimum de dépassement de la flamme et son bouchon-sifflet avertit que l'eau bout, ce qui vous évite de l'oublier sur le feu.

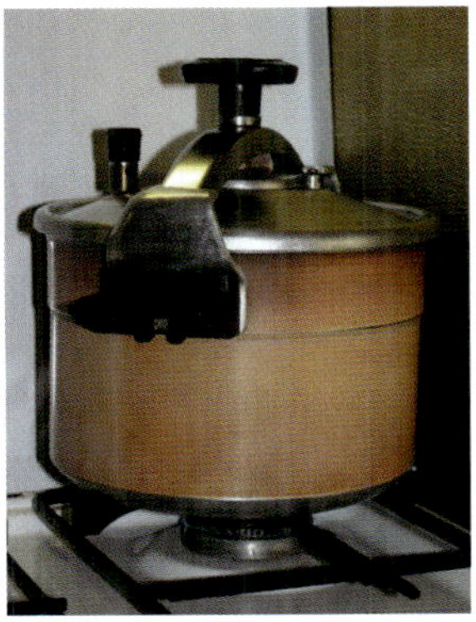
La bonne vieille « cocotte minute »

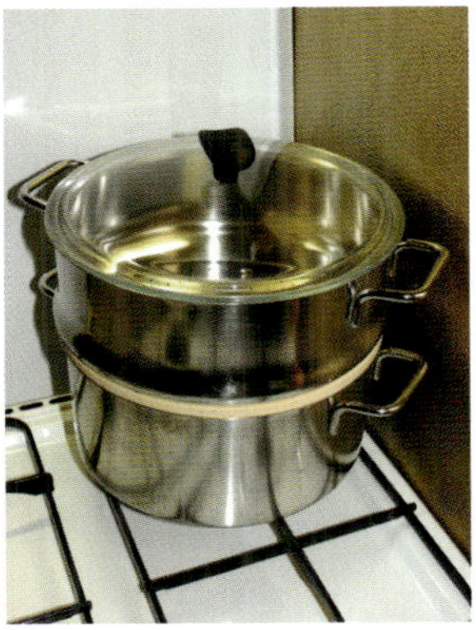
Le cuiseur à vapeur

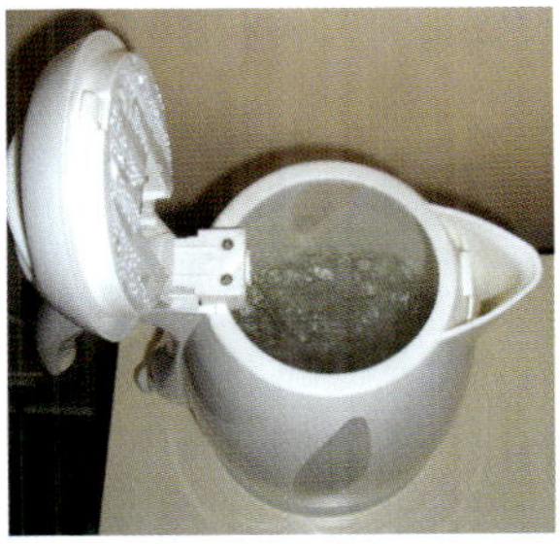
Bouilloire électrique : avec une puissance de 2 000 watts, l'ébullition est rapide, mais… elle est électrique !

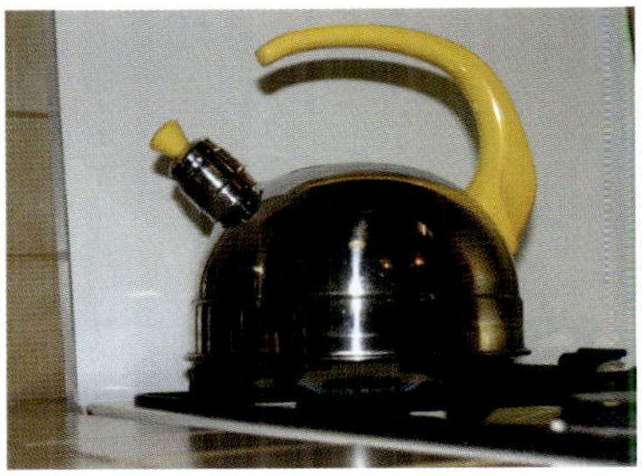
Bouilloire classique, mais très efficace

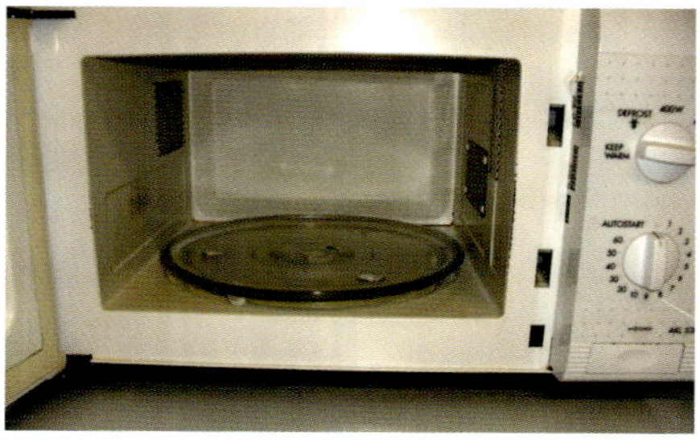

Four à micro-ondes

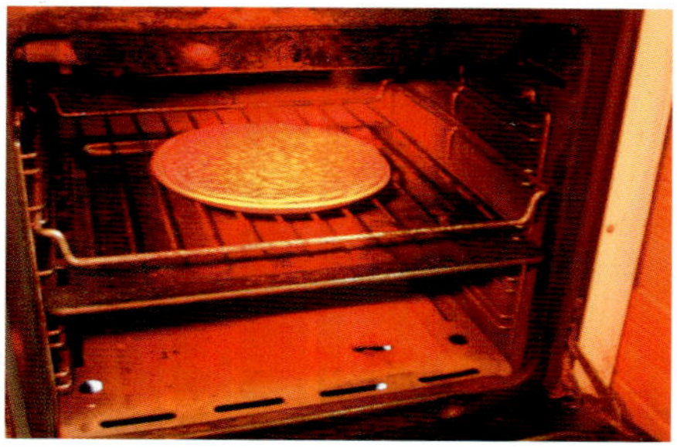

Une cuisson peu rationnelle

Le four à pyrolyse est mieux isolé et consomme moins qu'un four catalytique. En revanche, son cycle de nettoyage pyrolytique à 500° C engloutit 3 à 5 kWh : ne l'utilisez qu'à bon escient (c'est-à-dire pas systématiquement) et en heures creuses, ou juste après une cuisson pour profiter de la chaleur du four.

Le four à micro-ondes fonctionne par friction des molécules d'eau que contient l'aliment. Il peut économiser 70 % d'électricité, par rapport à un four classique. Mais cela dépend de la quantité à cuire et de la teneur en eau : une « grosse pièce » n'est pas cuite économiquement. Cantonnez votre four à micro-ondes au domaine où il est imbattable : la cuisson de petites quantités d'aliments et le réchauffage de plats déjà cuits ou de liquides.

Important : si vous vous équipez en matériel de cuisson fonctionnant à l'électricité, soyez conscients que 10 % ou même 40 % d'économie ne compenseront pas les 75 % de pertes d'énergie de la filière électricité.

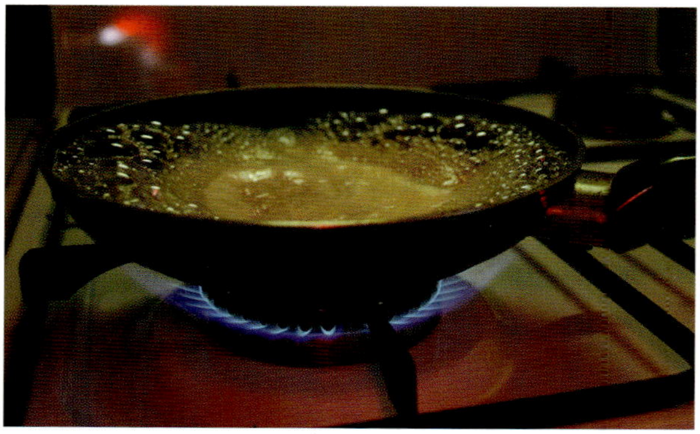

Déconseillé : la flamme dépasse le fond/pas de couvercle

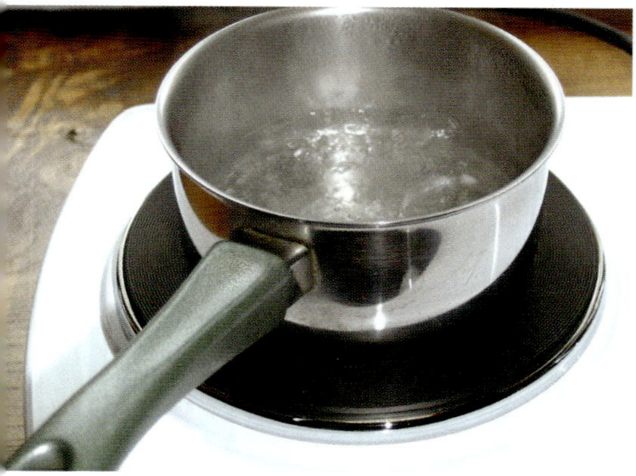

Déconseillé : la plaque est plus large que la casserole/pas de couvercle

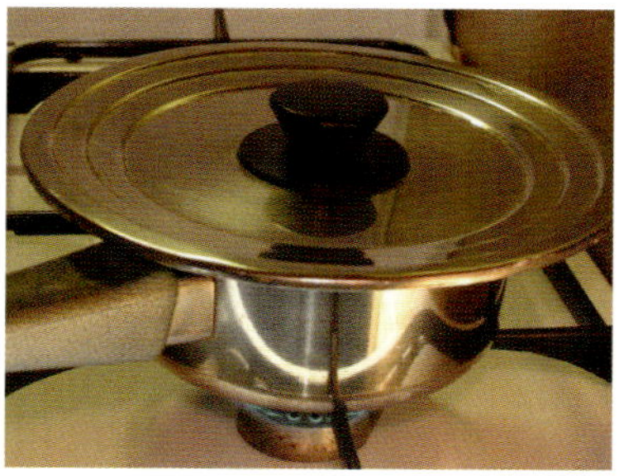

Conseillé : la flamme ne dépasse pas le fond/couvercle

Adéquation

– Adaptez la taille de l'ustensile de cuisson au volume à cuire ou à réchauffer, sous peine de dépenser inutilement de l'énergie pour chauffer le récipient lui-même. Ainsi, votre four n'est pas idéal pour réchauffer une portion individuelle : malgré son isolation légère, le mini-four consomme 30 % d'électricité de moins, mais c'est un four électrique... Une grande poêle pour faire cuire un œuf n'est pas non plus optimale.

– Ne faites pas dépasser la flamme ou la plaque de cuisson du fond du récipient : une casserole de 15 cm sur une plaque de 18 cm fait perdre 30 % d'énergie.

– Pour un bon contact avec une plaque électrique ou à induction, le fond de l'ustensile de cuisson doit être bien plat et donc épais, sinon vous perdez 50 % de la chaleur.

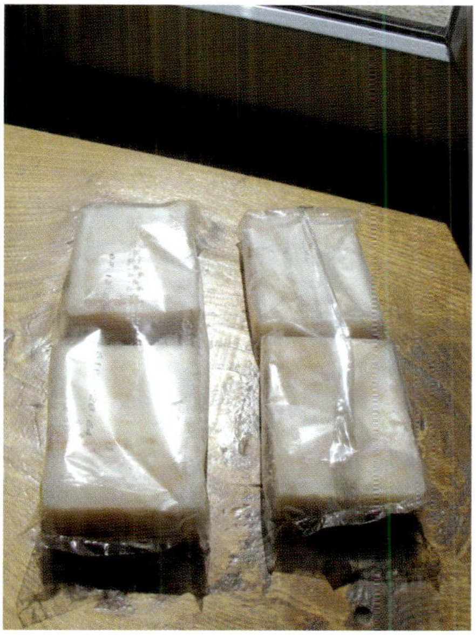

Décongélation solaire : l'emballage fait l'effet de serre !

Optimisez vos cuissons

– Trempez préalablement le riz et les légumineuses : une nuit de réhydratation réduit de moitié le temps de cuisson.

– Coupez les aliments en morceaux pas trop gros : la cuisson est plus rapide, car la surface d'échange thermique est augmentée.
– Quand vous sortez les aliments du frigo, laissez-les se réchauffer à la température ambiante avant de les cuisiner. A fortiori s'ils sortent du congélateur : ne les dégelez surtout pas au four à micro-ondes, ce n'est pas sa fonction : la consommation électrique est importante et inutile ! Sortez plutôt vos surgelés la veille au soir, ils dégèleront tranquillement.
– Très important : posez systématiquement un couvercle sur vos plats de cuisson. En effet, la vapeur d'eau entraîne avec elle les 3/4 de l'énergie nécessaire à l'ébullition. Vous pouvez alors économiser 70 % d'énergie, mais à condition de réduire fortement l'allure de cuisson.
– Ne faites pas bouillir les restes qui sont déjà cuits : il s'agit simplement de les réchauffer.

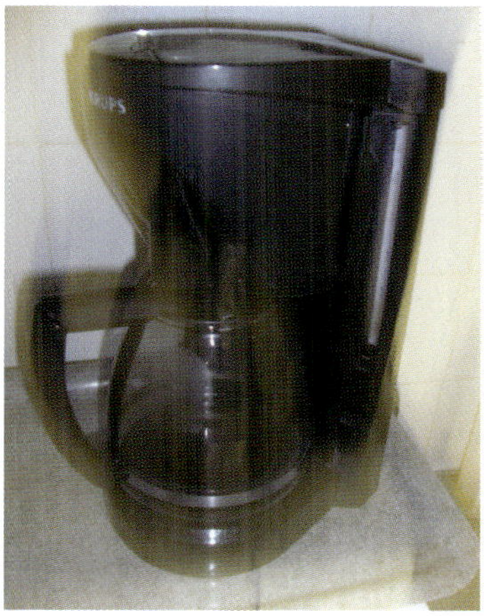

Déconseillé : cafetière électrique sans pichet isotherme

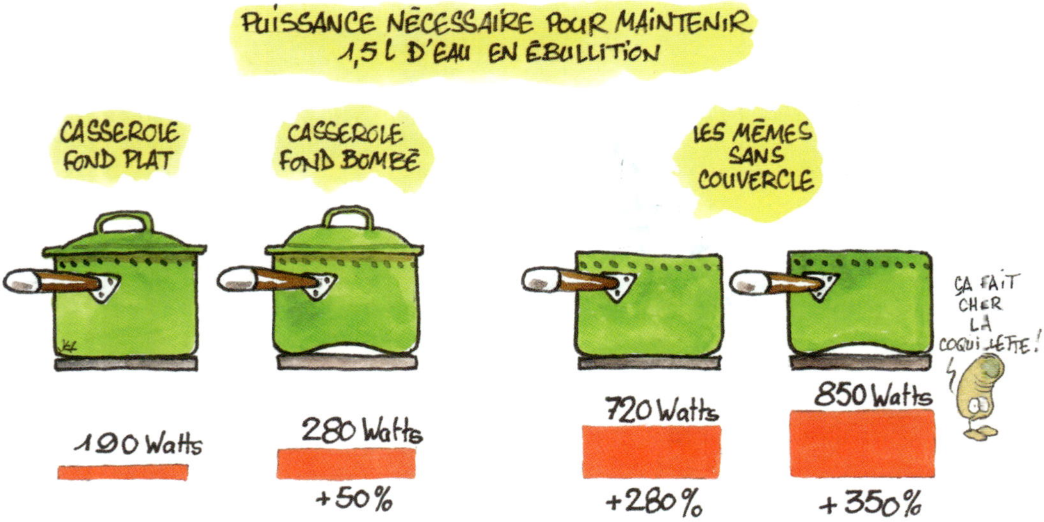

Source : INFEL/Économies d'énergie dans l'habitat

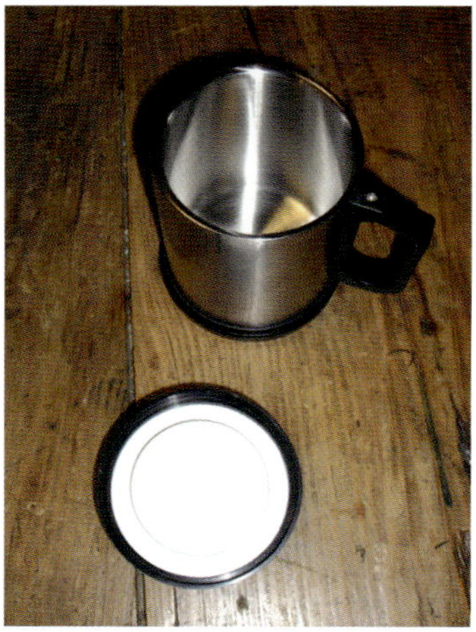

Tasse isotherme à double paroi et bouchon : votre thé reste chaud très longtemps

– Chauffez juste la quantité d'eau nécessaire : son rejet en fin de cuisson représente un gaspillage d'énergie. L'hiver, conservez-la jusqu'à son refroidissement : vous récupérez la chaleur pour chauffer la cuisine.

– Dès l'ébullition atteinte, réduisez l'allure (plaque électrique) ou utilisez le plus petit feu (veilleuse de la plaque à gaz). À petit bouillon, la cuisson est aussi rapide et économise 30 % d'énergie.

– Faites cuire à l'« étouffée », à tout petit feu et en n'utilisant que l'eau contenue dans les aliments. Ce mode de cuisson est l'un des plus économes en énergie (30 à 50 %) et celui qui préserve le mieux le goût des aliments.

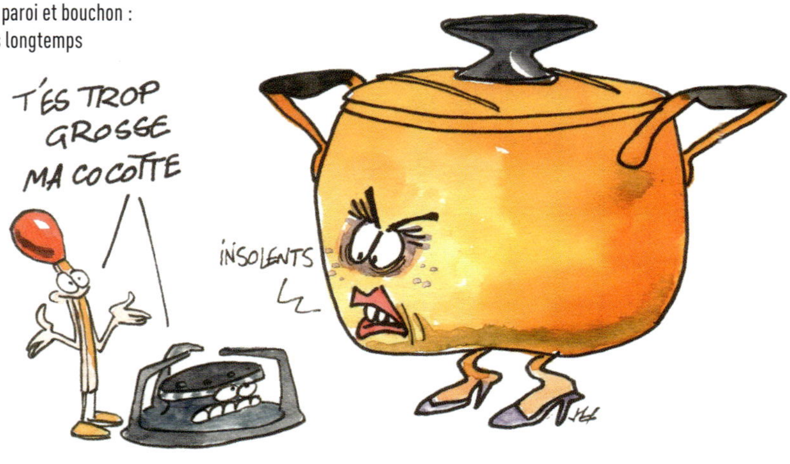

– Dès que la soupape de votre « cocote minute » crache, réduisez le feu au minimum. En faisant tourner la soupape « à tout rompre », vous ne raccourcissez pratiquement pas le temps de cuisson par rapport à une allure qui la fait juste « chuchoter », mais vous réduisez fortement l'économie d'énergie.
– Ne recourez qu'exceptionnellement à la friture : à cause de la haute température (200° C) c'est la cuisson la moins sobre en énergie.
– Si vous protégez la « lèche-frite » de votre four avec du papier aluminium, veillez à ne pas occulter les orifices latéraux, qui permettent à l'air chaud de circuler.

Le bon usage du four

– Optez pour un four à porte isolée, avec une double vitre : il a moins de pertes de chaleur et vous risquez moins de vous brûler.

– Vérifiez l'étanchéité du joint de la porte.

– Évitez le préchauffage : l'économie est de 20 %.

– Utilisez deux niveaux, pour cuire simultanément deux plats.

– Évitez d'ouvrir la porte, surveillez par le hublot.

– Éteignez le four 10 à 15 minutes avant la fin de la cuisson, pour bénéficier de sa chaleur résiduelle.

– Réduisez le chauffage dans la cuisine, lorsque le four fonctionne (s'il n'y a pas de régulation).

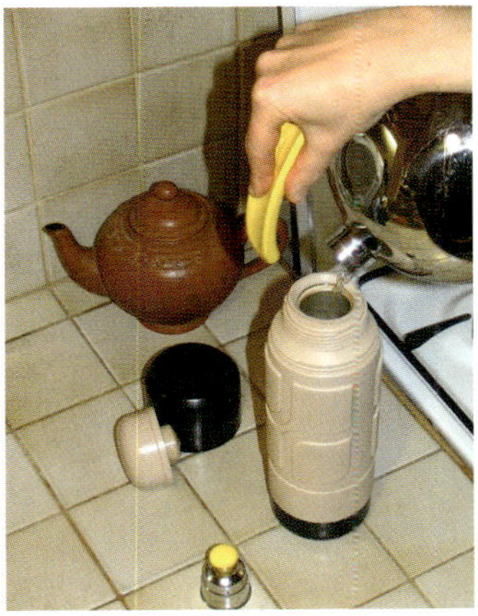

Surplus d'eau bouillante : dans la thermos

La « thermos » à la rescousse

Évitez de maintenir la température du café avec la cafetière électrique : sur une journée, la consommation d'électricité est importante. Versez-le plutôt dans une bouteille thermos ou utilisez une cafetière à pichet isotherme, qui garde la chaleur plusieurs heures.

Utilisez la bouilloire pour faire chauffer l'eau. Ne la remplissez que de la quantité d'eau nécessaire, que vous aurez mesurée. Sinon, versez le surplus dans une bouteille thermos. Vous l'utilisez plus tard : il aura gardé une bonne partie de sa chaleur.

Faites cuire sans feu !

Enfin presque. Contentez-vous de monter à ébullition le plat à cuisiner, puis enfermez-le dans une caisse isolée. La cuisson continue doucement, à l'étouffée et la consommation d'énergie est réduite de moitié.

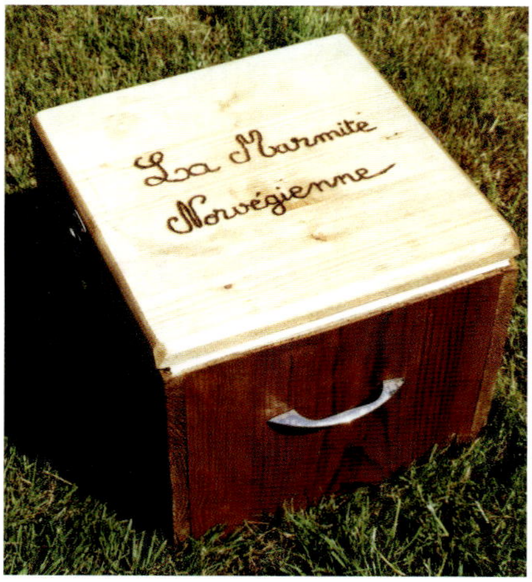

Marmite norvégienne « portative »

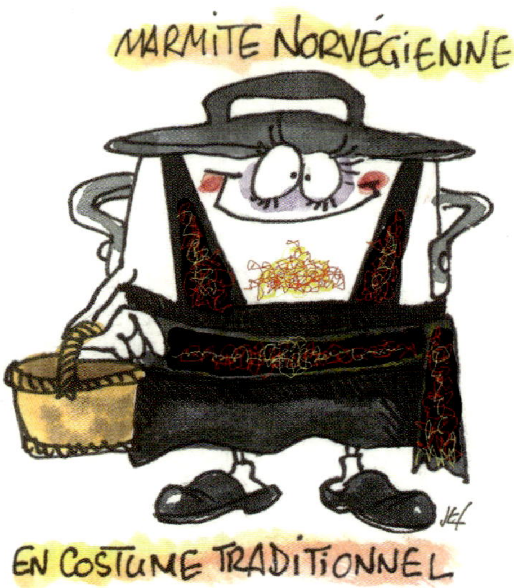

Le principe

Il n'est pas sûr que les Norvégiens soient à l'origine de la marmite norvégienne, car elle semble se perdre dans la nuit des temps. Aujourd'hui encore, des peuplades dites primitives utilisent le principe de la cuisson par inertie : ils creusent un trou dans le sol et le garnissent de pierres chauffées au feu. La chaleur est conservée grâce à un matelas de feuilles ou de la paille.

La marmite norvégienne « moderne » est une simple caisse, dont les parois sont isolées thermiquement. C'est une sorte d'étuve, dont la chaleur provient du plat de cuisson lui-même. En effet, grâce à sa masse thermique et à l'isolation, la chaleur est maintenue plusieurs heures. La température baisse lentement, en moyenne 5° C par heure (voir graphique p. 125). Mais elle reste au-dessus de 80° C assez longtemps pour terminer la cuisson.

L'efficacité de l'isolation est renforcée par des réflecteurs : ils confinent le rayonnement infrarouge en le renvoyant sur le plat de cuisson, de préférence noir pour une réabsorption optimale. Du simple papier aluminium peut remplir cette fonction, mais l'isolant mince aluminisé est plus efficace car il bénéficie de plusieurs couches réflectrices.

Marmite norvégienne, mode d'emploi

Par rapport à la cuisson classique, vous devrez modifier un peu vos habitudes :

1) Commencez plus tôt : la durée de cuisson est en moyenne doublée.

2) Coupez les légumes en morceaux, pour augmenter

la surface d'échange thermique et raccourcir le temps de cuisson.

3) Employez un plat lourd. L'idéal est la traditionnelle cocote en fonte, qui pèse 4 à 5 kilos, sinon un plat à fond épais. Du fait de la forte inertie thermique, la perte de chaleur pendant le transfert de la cuisinière vers la marmite norvégienne est négligeable et la chaleur se maintient plus longtemps.

4) Un couvercle hermétique est indispensable. Pour améliorer son efficacité, recouvrez-le d'un épais tissu de laine ou un carré d'isolant mince.

5) Maintenez l'ébullition pendant 5 minutes pour du riz ou autres graines, pendant 15 minutes pour des haricots secs.

6) Pour protéger l'isolant, intercalez une rondelle de liège ou de bois sous le fond du récipient de cuisson.

7) Remplissez les espaces vides par des chiffons de laine pour éviter la convection de l'air autour du plat car elle augmente les pertes de chaleur.

8) Après utilisation, laissez votre marmite norvégienne ouverte afin de sécher la condensation sur ses parois.

Marmite norvégienne : des avantages décisifs

– Économie d'énergie de 40 à 80 %, selon les aliments à cuire (quantité, trempage préalable, etc.).

– Absence de surveillance, de risque de fuite de gaz ou d'incendie.

– Durée de cuisson moins stricte : un oubli est sans conséquence.

– Une fois cuit, le plat se maintient chaud pendant des heures.

– Les aliments n'attachent pas

– Moins d'odeur de cuisine dans la maison.

– Cuisson douce, plus respectueuse des nutriments et des saveurs.

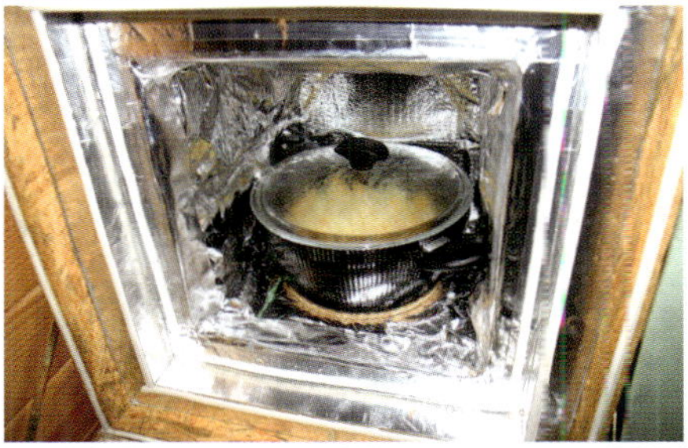

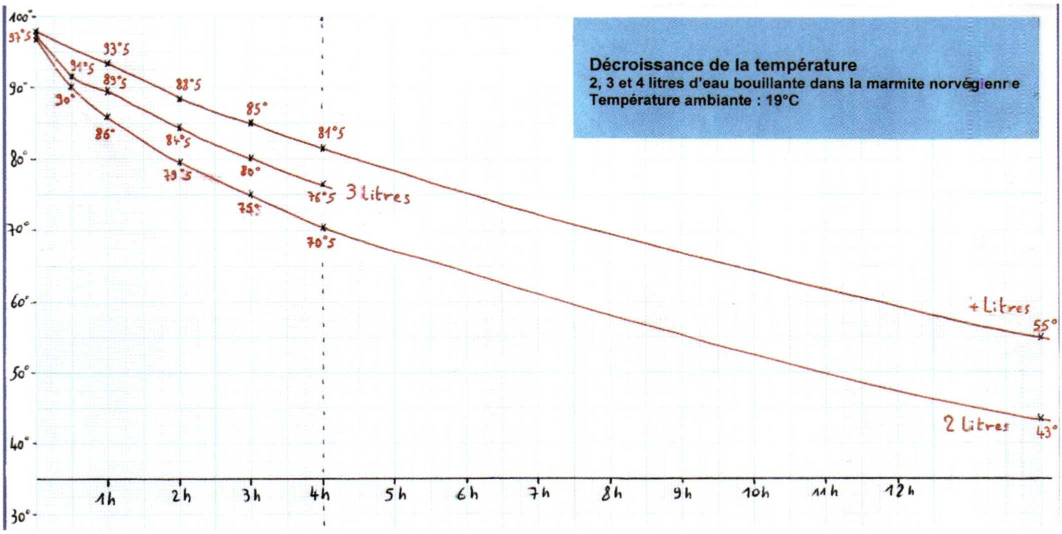

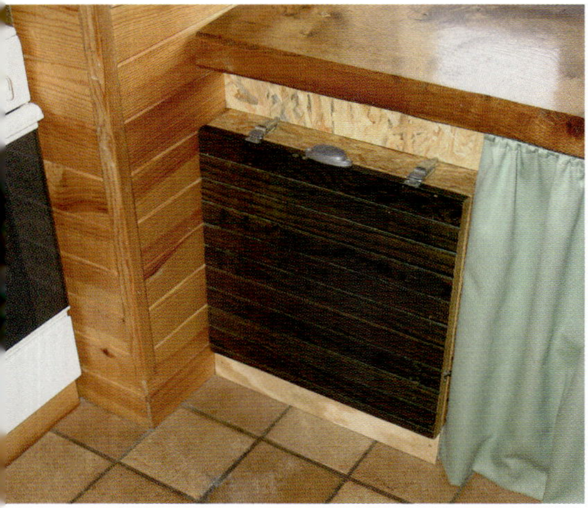

Marmite norvégienne intégrée à la cuisine, à côté du four

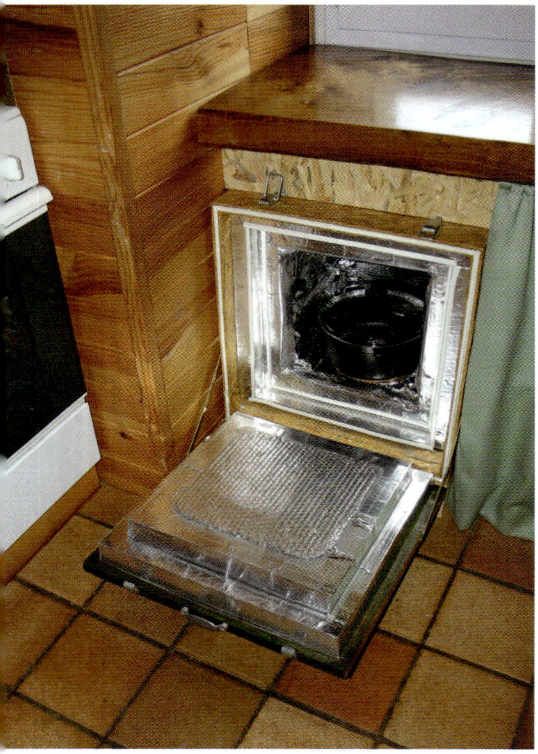

La même, ouverte

Temps de cuisson

En marmite norvégienne, la durée de cuisson dépend de nombreux facteurs :
– du type d'aliment : par exemple céréales « crues », semi-complètes ou complètes ;
– du degré d'humidité : sèches ou trempées une nuit, pour les céréales et les légumineuses ;
– de la taille des morceaux de légumes ;
– de la quantité à cuire ;
– de l'épaisseur de l'ustensile de cuisson et donc de sa masse thermique ;
– du niveau d'isolation ;
– de la température ambiante ;
– et de l'âge du cuisinier !
En moyenne, vous devez doubler la durée habituelle de cuisson. Faites des essais.

Il est important de bien monter à ébullition au départ, pour acquérir l'« élan » thermique qui permettra de maintenir le plus longtemps possible une température supérieure à 80° C.

Les fois où, par manque de temps, vous ne vous servez pas votre marmite norvégienne pour la cuisson, vous pouvez au moins l'utiliser pour garder le plat chaud.

La marmite norvégienne intégrée

Cet auxiliaire de cuisson mérite une place de choix dans votre cuisine. Par exemple, à côté de la cuisinière ou du four. Ainsi, le chemin sera court pour enfourner, ou plutôt « emmarmiter » votre plat de cuisson, avec une perte de chaleur minimale. En attendant que les cuisinistes s'intéressent à la question (il risque de se passer un bon bout de temps encore), voici ce que vous pouvez faire : intégrez la marmite norvégienne sous un plan de travail. En disposant la porte à l'avant comme celle du four, vous ne perdrez pas de place sur votre plan de travail.

Une autre solution, c'est le modèle mobile, sur roulettes. Pendant le repas, il sera à côté de votre table, ce qui réduira encore les pertes de chaleur pendant le transfert. Il pourra également vous servir de desserte de table.

Enfin, en réalisant une marmite norvégienne portative, vous pourrez l'emporter en pique-nique ou en camping (voir *Fabriquez une marmite norvégienne* p. 131).

Les alternatives

Vous manquez de place dans votre cuisine, ou de temps pour bricoler une marmite norvégienne ? Vous pouvez malgré tout :

– Utiliser le four de votre cuisinière. Comme il est bien isolé (surtout s'il est à pyrolyse), il constitue une marmite norvégienne de fortune : mais ses parois internes ne seront pas réfléchissantes, sauf à les garnir de papier aluminium...

– Bénéficier de l'inertie thermique de vos ustensiles de cuisson, surtout s'ils sont épais. Il vous suffit d'arrêter la source de chaleur bien avant la fin de la cuisson. Après quelques essais, vous serez surpris de pouvoir le faire peu de temps après le début de l'ébullition.

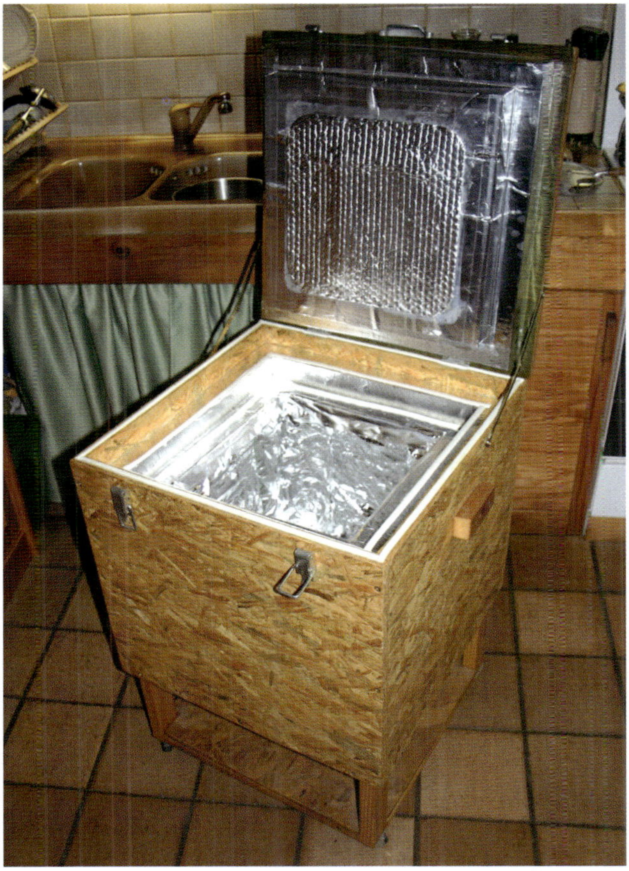

Marmite norvégienne sur roulettes

Adoptez la cuisson solaire

Cet été, oubliez votre barbecue, dont le bilan énergie/santé est désastreux. C'est le moment de tester son alternative écologique : la cuisson solaire. Moyennant quelques aménagements, vous pouvez même faire cuire grâce au soleil une bonne partie de l'année. Ainsi, vous ferez rimer gastronomie avec écologie !

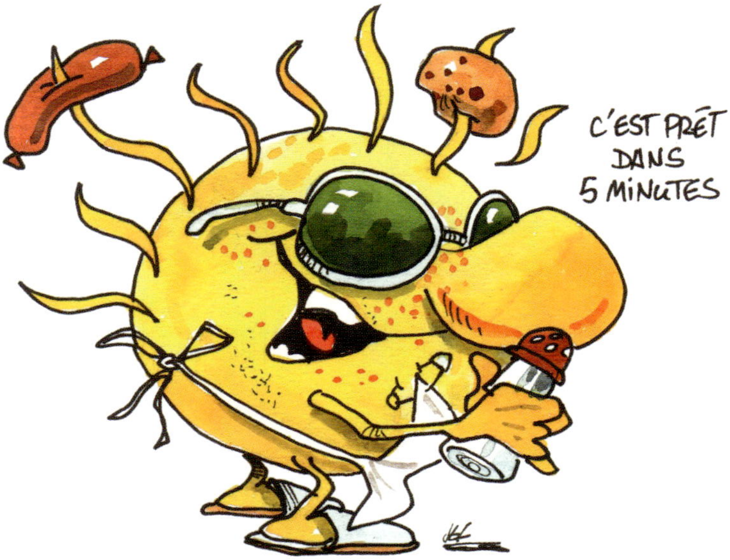

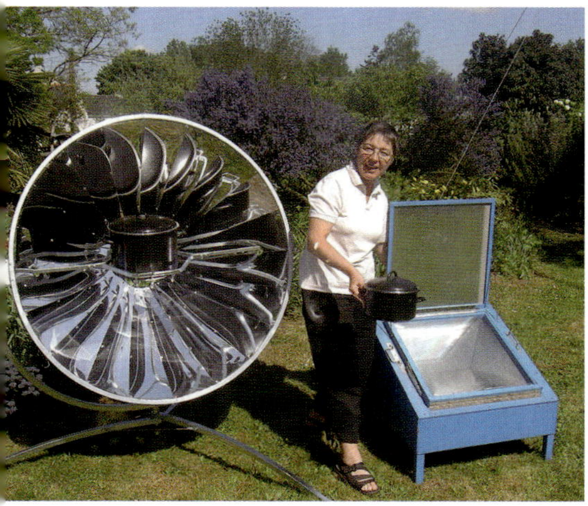

Cuiseur parabole et cuiseur « boîte »
© Bolivia Inti

Faire cuire avec le soleil est une idée sympathique. Grâce à quelques associations, de nombreux modèles de cuiseurs solaires ont été développés et améliorés. Le retour d'expérience dans les pays pauvres mais ensoleillés est supérieur à 30 ans. Là-bas, la cuisson des aliments au feu de bois est responsable d'une déforestation dramatique. La cuisson solaire est ainsi devenue un enjeu vital.

Sous nos latitudes et dans un contexte énergétique pas encore trop tendu, elle peut apparaître comme un gadget post-soixante-huitard. Pourtant, avec la belle saison et la tentation de cuisiner « convivialement » à l'extérieur, utiliser pour cela l'énergie abondante et gratuite du soleil ne relève plus de l'utopie : c'est une réalité pour un nombre croissant de citoyens éco-responsables.

Les différents types de cuiseurs solaires

Les cuiseurs solaires fonctionnent sur des principes physiques simples : la concentration des rayons solaires et l'absorption de ces rayons par l'ustensile de cuisson, de couleur noire.

Ils sont de 3 types :

Les cuiseurs à panneaux réfléchissants

Ce sont les plus simples. Curieusement, ils ne sont apparus que récemment. Ils sont constitués de plusieurs panneaux articulés, recouverts d'aluminium brillant. Peu encombrants quand ils sont démontés, légers et peu chers à fabriquer, ils sont adaptés aux pays en développement et sont promis à un bel avenir. L'été sous nos latitudes, 1 m^2 de réflecteur renvoie jusqu'à 800 W de chaleur : c'est suffisant pour cuire un plat, s'il est isolé (voir *Un cuiseur solaire pas cher* p. 134).

Les cuiseurs paraboliques

Désormais classiques, ils symbolisent la cuisson solaire dans l'inconscient collectif ! Un réflecteur concave concentre le rayonnement solaire et renforce l'efficacité, mais au prix d'une plus grande complexité technique et d'un coût en rapport. Ils nécessitent une surveillance accrue, à la fois pour des raisons de sécurité (les rayons concentrés, comme au travers d'une loupe, sont dangereux pour les yeux) et pour les réorienter, toutes les 20 à 30 minutes.

Les cuiseurs boîtes

Ils sont constitués d'une caisse isolée, revêtue intérieurement de surfaces réfléchissantes et recouverte d'une vitre, de préférence double. Des réflecteurs externes peuvent être ajoutés pour augmenter la température ou cuisiner aux mi-saisons.

Des contraintes légères :
– Installez le cuiseur dans un coin abrité du vent.
– Portez des lunettes de soleil, pour prévenir le risque d'éblouissement (uniquement avec la parabole).

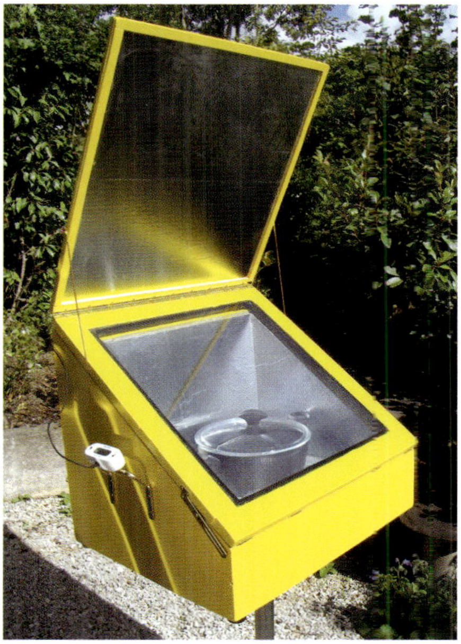

Mon cuiseur boîte, auto-construit

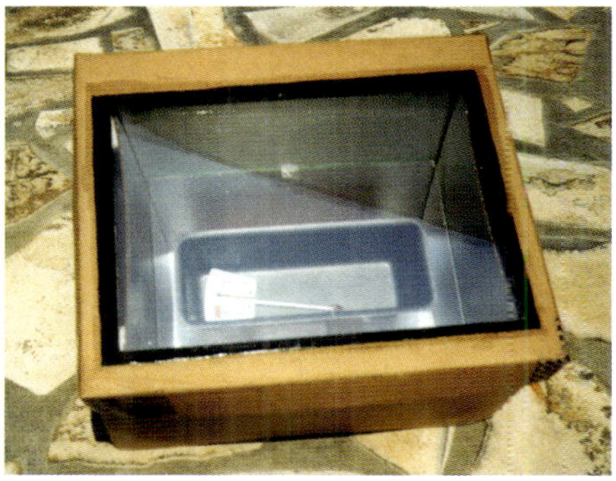

Cuiseur « boîte » en carton

– Réorientez régulièrement le cuiseur vers le soleil.
– Faites cuire dans le moins d'eau possible.
– Doublez la durée de cuisson, sauf avec les cuiseurs paraboliques.

Auto-construction de cuiseurs solaires

Si vous avez un peu de temps, vous pouvez fabriquer un cuiseur solaire. Avec la fiche bricolage qui suit (p. 134), vous avez la méthode pour confectionner à peu de frais un cuiseur pliable, à panneaux réfléchissants.

Si vous souhaitez passer au cuiseur « boîte », déjà plus sérieux et polyvalent, contactez l'association Bolivia Inti Sud Soleil (voir *Adresses et sites Internet* p. 188) qui pourra vous procurer soit les plans, soit un modèle terminé, soit encore une version en kit que vous n'aurez qu'à assembler.

Enfin, si vous voulez un cuiseur parabolique, vous pouvez vous en procurer auprès de la même association.

À vos fourneaux… solaires !

Pour les premiers essais de cuisson écologique, choisissez une journée bien ensoleillée. Avec l'expérience, vous adapterez le temps de cuisson aux conditions météo et à la saison. En général, il faut multiplier par 1,5 à 2 la durée de la cuisson classique.

À titre d'exemple, voici comment cuire du riz pour 2 personnes : dans la cocote, versez 120 g de riz, 240 g d'eau et un peu de sel. Exposez au soleil environ 2 heures. Quand toute l'eau est absorbée, le riz est cuit.

Les avantages de la cuisson solaire

– Utilise une énergie renouvelable, inépuisable et gratuite : le soleil.

– N'émet ni pollution ni gaz à effet de serre.

– N'intoxique pas par les fumées nocives (pour les pays pauvres).

– La cuisson douce préserve les vitamines.

– La cuisine est goûteuse, très parfumée.

– Pas de débordement, les plats n'attachent pas.

– Aucun risque d'incendie sans surveillance.

– Pas de réchauffement de la maison, l'été.

Fabriquez une marmite norvégienne

Réduire de moitié l'énergie de la cuisson, c'est facile : il vous suffit de garder le plat au chaud, en l'enfournant dans une caisse isolée. Voici comment réaliser une marmite norvégienne très simple.

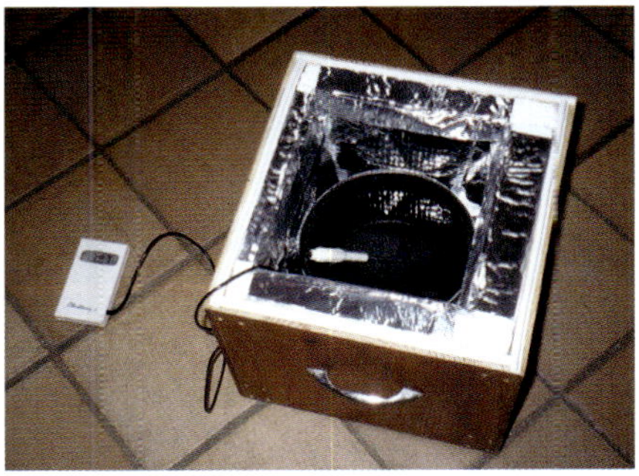

Marmite norvégienne portative

Pour vos premiers pas dans la « cuisson par inertie », choisissez d'abord l'ustensile de cuisson adéquat. L'idéal, c'est la bonne vieille cocote en fonte. En effet, du fait de son poids conséquent, elle garde déjà un bon moment la chaleur qu'elle a emmagasinée. Les dimensions de la cocote détermineront celle de votre marmite norvégienne, sachant que vous devez laisser un jeu d'un centimètre autour et au-dessus. Si vous placez les poignées dans les angles, elles n'augmentent pas les cotes... de la cocote !

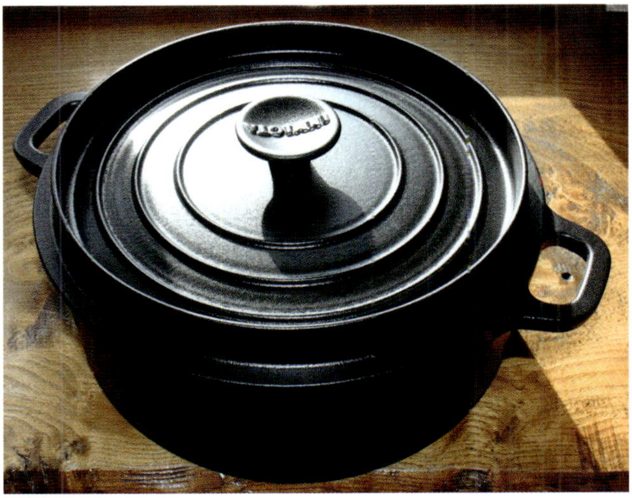

La bonne vieille cocotte en fonte noire

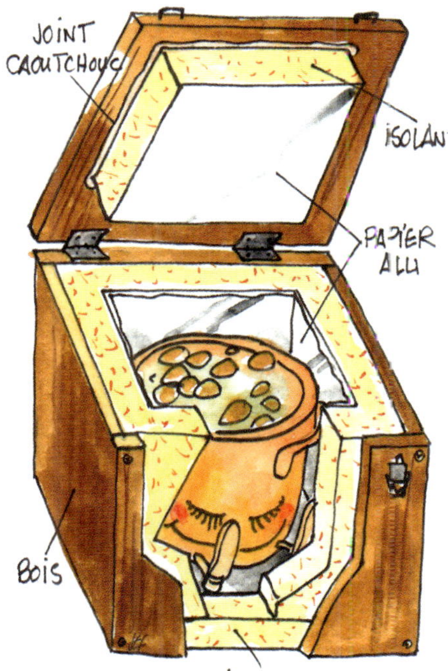

Ce qu'il vous faut

Pour une marmite norvégienne de 41 x 41 x 30 cm, accueillant une cocote de 25 cm de diamètre :

Bois (contreplaqué par exemple) de 10 mm d'épaisseur
– 1 morceau de 39 x 39 cm (fond encastré)
– 1 morceau de 41 x 41 cm (couvercle)
– 2 morceaux de 41 x 29 cm (grands côtés)
– 2 morceaux de 39 x 29 cm (petits côtés)
Isolant (polyuréthane ou, mieux, liège expansé) de 60 mm d'épaisseur
– 2 plaques de 39 x 28 cm (grands côtés)
– 2 plaques de 27 x 28 cm (petits côtés)
– 1 plaque de 27 x 27 cm (fond)
– 1 plaque de 26,8 x 26,8 cm (couvercle)
Divers
– Colle à bois sans formaldéhyde (bio)
– Petits clous sans tête (ou vis à vois)
– Feuille d'aluminium ménager renforcé (il se déchire moins facilement) ou isolant mince multicouche
– Joint d'étanchéité autocollant, en caoutchouc mousse (profil en P)
– 2 poignées
– 2 charnières
– 1 ou 2 loquets à grenouillère

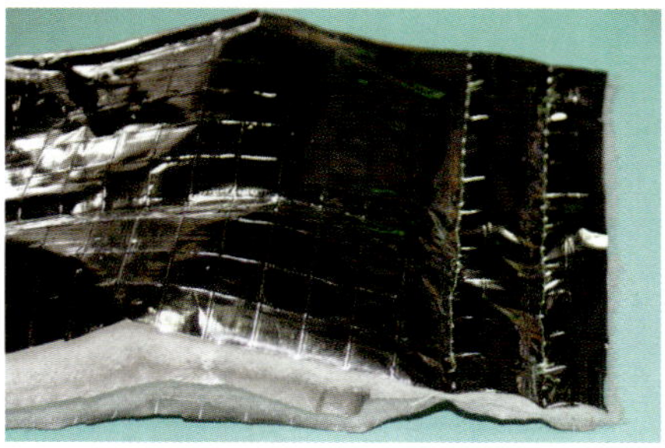

Isolant mince multicouche

Mise en œuvre

1) Montez la caisse avec les morceaux de bois, dont vous aurez poncé les arêtes. Vous pouvez utiliser le bois de votre choix, par exemple des chutes que vous conservez pour bricoler. En fonction de leur épaisseur, vous modifierez les cotes indiquées. Encollez les parties qui seront en contact. Assemblez les parois avec des clous sans tête ou des vis, si vous préférez. Laissez sécher.

2) Au cutter, découpez les plaques d'isolant aux cotes indiquées. Après avoir enduit l'une de leurs face de colle à bois, plaquez-les contre les parois de la caisse en bois, dans cet ordre : grands côtés, petits côtés, fond. Si vous les taillez 1 ou 2 mm plus grandes, elles tiendront sans colle, par friction.

3) À l'aide de la colle à bois, tapissez les parois intérieures d'aluminium ménager. À la place, vous pouvez utiliser des chutes d'isolant mince multicouche (aluminisé) : il sera plus efficace. Mais vous devrez tenir compte de la surépaisseur et adapter les cotes de la caisse en conséquence.

4) Sur le couvercle en bois, collez la plaque d'isolant, en la centrant parfaitement. Pour qu'elle entre facilement entre les quatre plaques des parois latérales, biseautez légèrement ses chants. Collez de l'aluminium sur sa face inférieure et sur ses chants. Autour de la plaque d'isolant, collez du joint d'étanchéité de fenêtre.

5) Fixez le couvercle à la caisse, avec deux charnières. Du côté opposé, fixez deux loquets à grenouillère. Fermés, ils obligeront le couvercle à écraser le joint, ce qui assurera à la caisse isotherme une bonne étanchéité à l'air.

6) Pour un déplacement aisé, fixez une poignée de chaque côté.

7) Il ne vous reste plus qu'à vernir, lasurer ou peindre votre marmite norvégienne, enfin à la décorer à votre goût.

Autres solutions

La glacière de camping

Comme c'est un caisson isotherme, elle est pratiquement prête à l'emploi : vous n'avez qu'à tapisser l'intérieur d'aluminium. Vu qu'elle est généralement parallélépipédique et non cubique, vous serez sans doute amenés à utiliser une cocote ovale. Et comme elle sera sans doute trop haute, vous mettrez une ou deux couches d'isolant au fond, pour surélever la cocote. En revanche, la plupart des glacières ne bénéficient que d'une faible épaisseur d'isolant, 2 ou 3 cm.

Les emballages isothermes

Il peut vous arriver de trouver (gratuitement) ce genre de caisses, utilisées pour transporter des denrées fragiles et maintenir la chaîne du froid. Les dimensions extérieures vont donneront les cotes intérieures de l'habillage en bois.

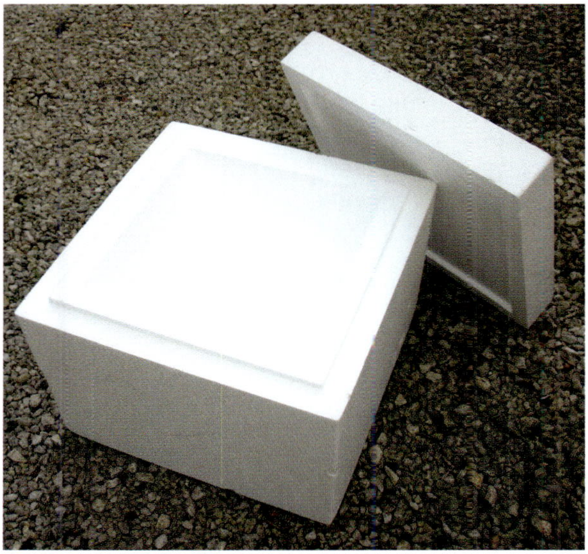

Caisse isotherme en polystyrène expansé, assez fragile

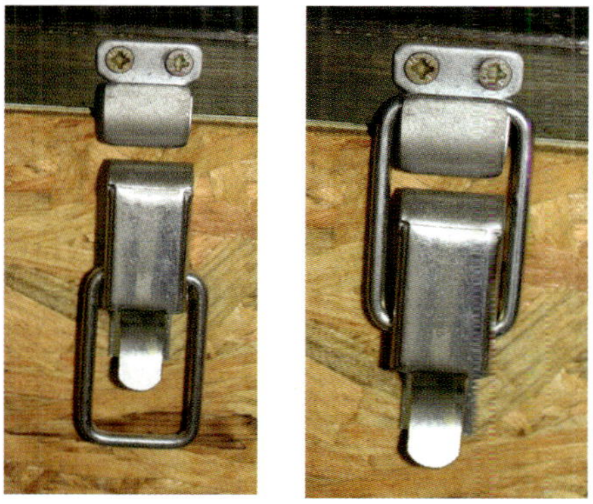

Loquet à grenouillère, ouvert et fermé.

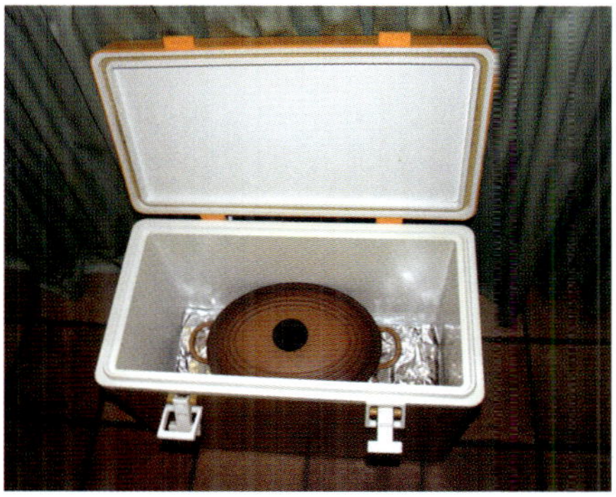

Glacière, bientôt utilisée pour garder le chaud !

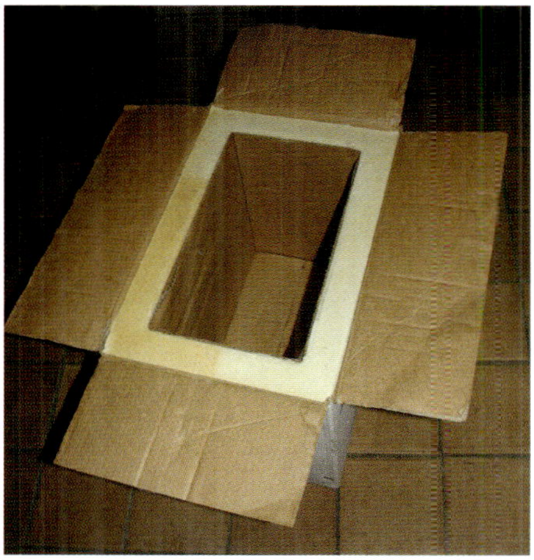

Caisse isotherme en polyuréthane, recouvert de carton

Un cuiseur solaire pas cher

Pour vous initier à la cuisson solaire, voici un modèle à panneaux réfléchissants très simple à réaliser. Construit avec du carton et pliable, il prendra peu de place et vous le transporterez facilement.

Comme tout cuiseur solaire, il utilise deux principes physiques simples : la concentration des rayons solaires et leur absorption par l'ustensile de cuisson, noir. Bien qu'il soit rustique, vous pourrez réellement l'utiliser pour cuisiner au soleil. Ses performances sont limitées, par les dimensions modestes de ses réflecteurs et l'absence de vitrage, pour réaliser l'effet de serre. Il monte néanmoins à ébullition 1 litre de liquide. Ce qui, compte tenu de sa conception rustique, n'est pas si mal. Il pèse moins de 600 g et plié, il fait moins de 2 cm d'épaisseur. Vous pourrez ainsi l'emporter partout, même et surtout en camping. Vous expérimenterez, à peu de frais, l'agrément et les bienfaits de la cuisson solaire.

Ce cuiseur est en fait le modèle « Séphastoche » de Roger Bernard, un fervent militant de la cuisson solaire depuis plus de 20 ans. Il réclame seulement 2 heures de travail, mais la difficulté est de trouver du carton ondulé double épaisseur et d'au moins 105 x 90 cm. Voici la méthode. Les dimensions indiquées sont adaptées à la cuisson pour deux à trois personnes. La réalisation ne présente aucune difficulté : les enfants, sous la surveillance d'un adulte quand même, peuvent s'y mettre.

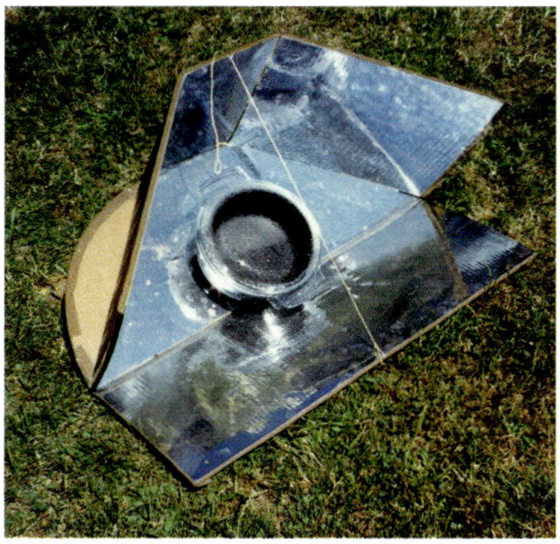

© Défi énergies 17

Mise en œuvre

Utilisez une plaque de carton ondulé de 3 mm d'épaisseur, de 105 x 90 cm. Tracez la forme du cuiseur déplié (les cotes sont en millimètres). Découpez au couteau à dents. Les lignes en tirets (voir schéma p. 135) indiquent les pliages à effectuer. À défaut d'une grande plaque, utilisez plusieurs petites (essayez néanmoins de les limiter à 2), correspondant aux zones délimitées par les lignes

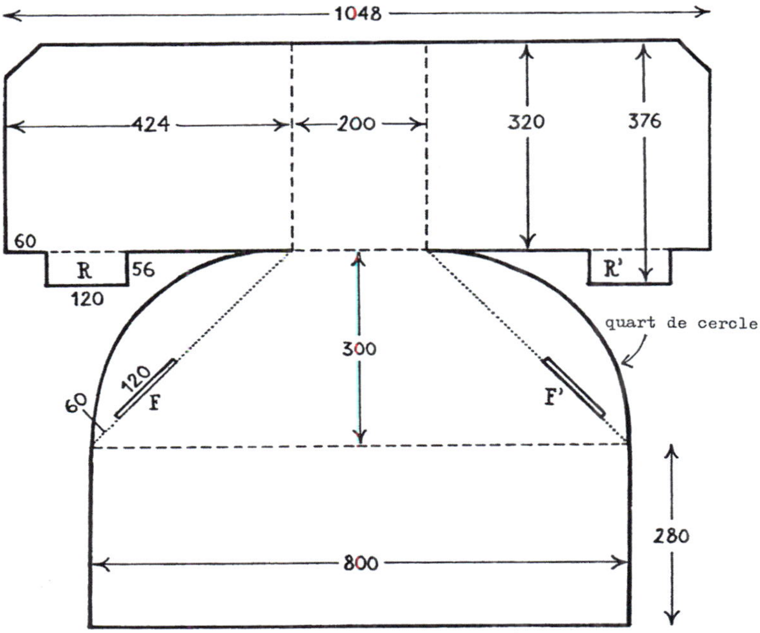

(Schéma Roger Bernard)

en tirets : vous les assemblerez avec de l'adhésif fort. Les lignes en pointillé donnent la position des fentes F et F' où s'introduiront les rabats R et R'. Pour faciliter l'opération, la largeur des fentes aura 2 mm de plus que l'épaisseur du carton. Repliez les rabats sous la base horizontale de l'appareil.

Pour rendre la surface réfléchissante, collez, sur la face la plus lisse du carton, de la feuille d'aluminium ménager, face brillante visible. Vous pouvez également utiliser de l'aluminium adhésif vendu en magasins de bricolage. Le résultat sera impeccable, bien lisse mais ce sera beaucoup plus cher. Une alternative au matériau carton consiste à utiliser des parasoleils de voiture. Leur surface est un peu gaufrée, mais très réfléchissante. Mais comme ils sont souples, il faudra les rigidifier en les collant sur... du carton. Du coup, le gain de temps n'est pas évident et l'opération risque d'être plus onéreuse. En revanche, ces parasoleils sont bien adaptés à d'autres modèles de cuiseurs solaires à panneaux réfléchissants, par exemple du type « entonnoir » (voir *Adresses et sites Internet* p. 188).

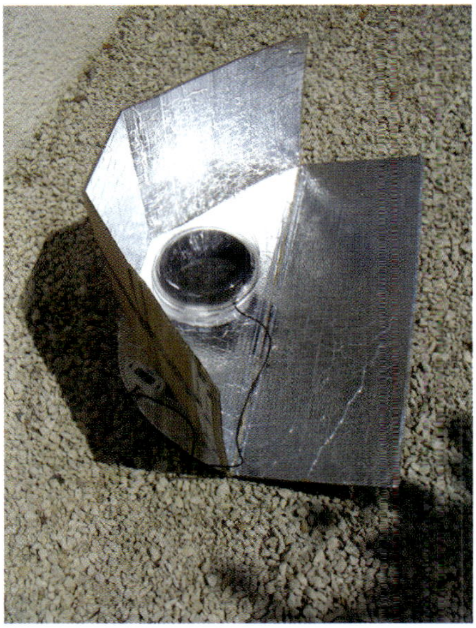

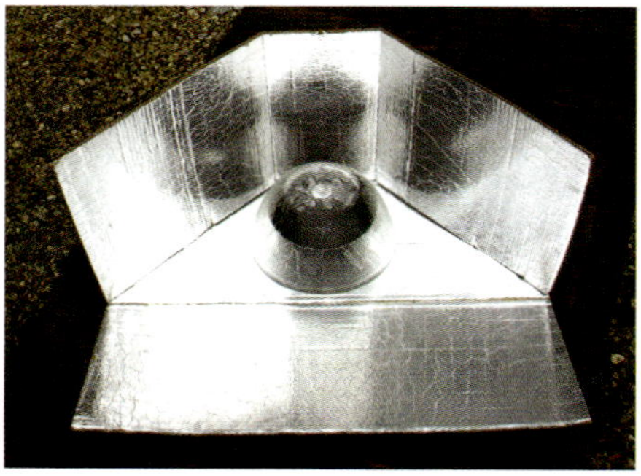

La solution du saladier retourné

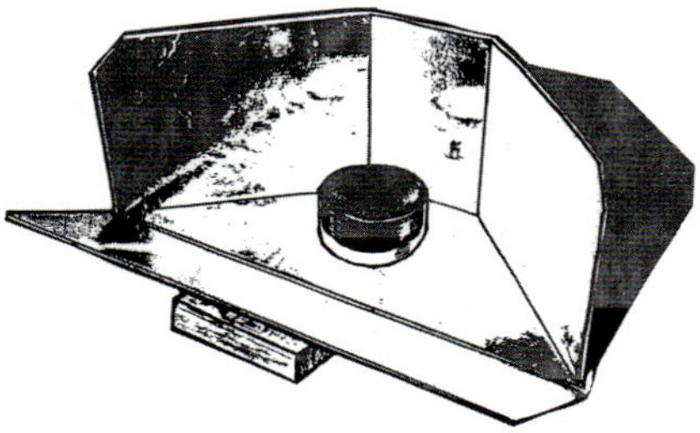

Une cale pour soulever le panneau avant (Dessin R. Bernard)

Une cale en bois relèvera le réflecteur avant. Vous pouvez aussi le maintenir incliné à l'aide d'une ficelle, tendue entre le bord avant du réflecteur et le sommet du cuiseur (voir photo p. 134), ce qui permet de régler l'inclinaison du réflecteur en fonction de la hauteur du soleil. En cas de vent, posez des cailloux ou autres objets pesants sur les bandes de carton en arrière des pointillés pour assurer la stabilité de l'appareil.

Comme ustensile de cuisson, une petite cocote noire fera l'affaire, un couvercle en verre permet de surveiller la cuisson sans le soulever. Posez-la au centre de la partie horizontale du cuiseur, coiffée d'un saladier en pyrex qui la protègera, par effet de serre, des déperditions thermiques. L'idéal est d'insérer la cocote dans un récipient cylindrique en pyrex, pour que le fond soit quelques centimètres au-dessus de celui du récipient : une partie du rayonnement solaire la chauffera par au-dessous.

Enfin, voici la solution « légère » pour le camping : enfermez la cocote dans un sac plastique transparent, spécial pour cuire les volailles au four sans éclabousser ses parois. Mais ils sont devenus difficiles à trouver dans le commerce.

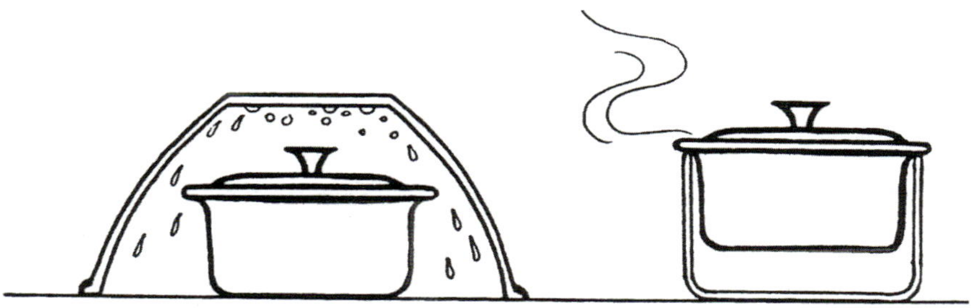

Deux solutions pour bénéficier de l'effet de serre (Dessin R. Bernard)

1 Les équipements « eau »

L'eau, une ressource précieuse

Économiser plutôt que gaspiller

Nous sommes essentiellement constitués d'eau et nous nous ne pouvons pas survivre plus de quelques jours sans boire. L'eau est également indispensable à la croissance de plantes et à notre hygiène. Elle est très présente sur terre (70 % de la surface du globe), mais 97 % sont sous forme d'eau salée et 2 % sous forme de glace. Environ 1 % est de l'eau douce et liquide, mais seulement 0,6% est réellement utilisable. C'est dire si, sans attendre la pénurie annoncée, nous devons la préserver et l'utiliser de façon sobre et efficace !

Par ailleurs, moins de 50 % des eaux usées domestiques sont assainies avant leur retour à la nature : diminuer la consommation d'eau réduit la pollution. Elle limite également la consommation d'énergie et l'émission de CO_2, liés au pompage et au traitement : 1 kWh et 100 g par mètre cube d'eau potable.

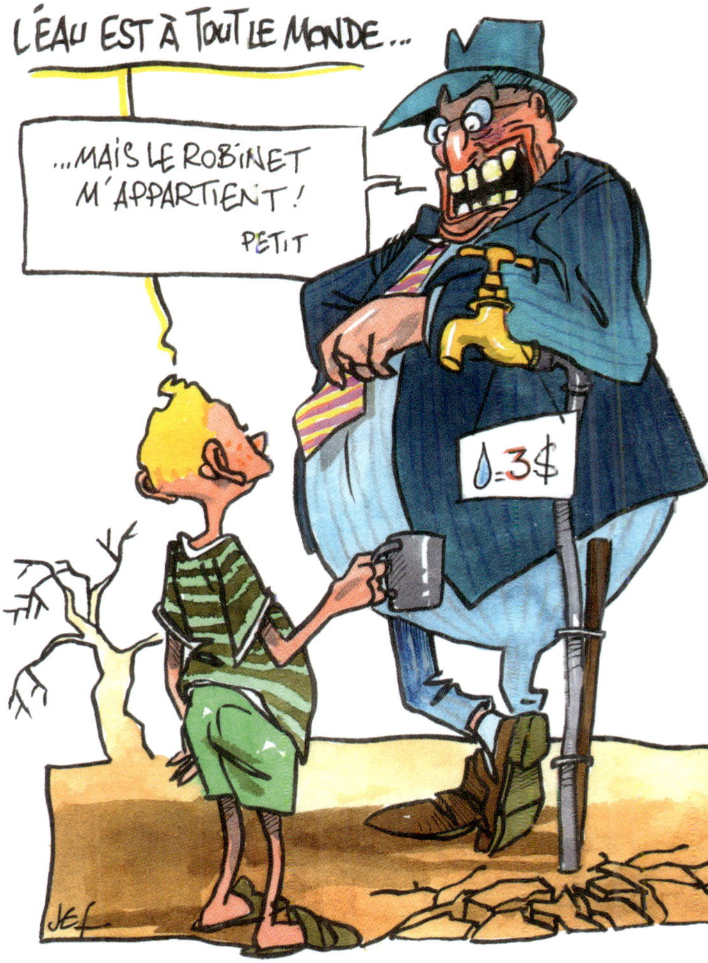
L'EAU EST À TOUT LE MONDE...
...MAIS LE ROBINET M'APPARTIENT !
PETIT
=3$
JEF

Attention aux fuites

Les pertes sur le circuit d'alimentation en eau constituent 20 % de la consommation d'eau. Traquez-les impitoyablement ! Voici ce que représente chaque année :
– un robinet qui goutte : jusqu'à 35 m³ par an,
– un mince filet d'eau : 140 m³,
– une chasse d'eau qui fuit : jusqu'à 250 m³.

Au prix moyen de 3 € le mètre cube, faites vos comptes !
Pour détecter une éventuelle fuite :
– au coucher, relevez le compteur d'eau ,
– n'actionnez aucun robinet ni la chasse d'eau de toute la nuit,
– au matin, relevez à nouveau le compteur.

S'il y a une différence, même de quelques litres, il s'agit d'une fuite. Il ne vous reste qu'à en rechercher l'origine : robinet qui goutte, chasse d'eau qui suinte… Réparez la fuite au plus vite : même si vous ne le faites pas vous-même, l'intervention du plombier est très rapidement remboursée.

En prévention, changez les joints de robinets dès qu'ils n'ont plus de souplesse et que vous devez serrer de plus en plus.

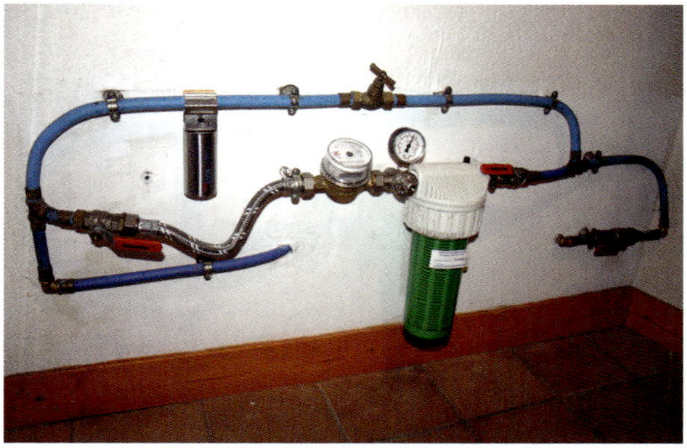

Au départ de l'installation de distribution d'eau sanitaire : by-pass, vannes, filtre anti-tartre, réducteur de pression, manomètre et compteur d'eau

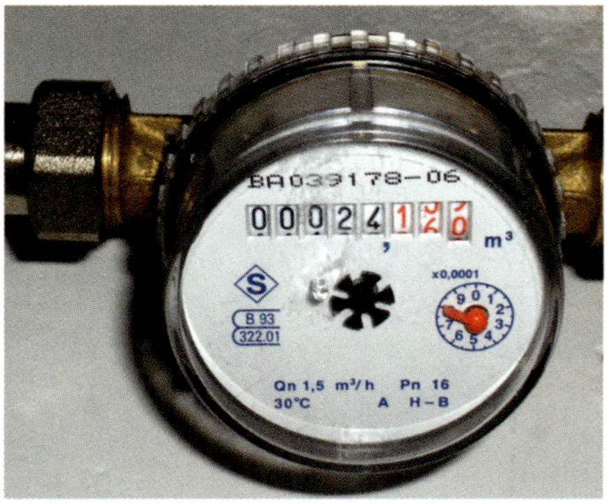

Le compteur individuel : indispensable !

Sus au gaspillage

L'eau est un poste budgétaire croissant : pour un logement bien isolé thermiquement, la facture d'eau peut dépasser celle de chauffage ! Chacun de nous en consomme en moyenne 150 l/jour, soit 50 m³/an. Moins de 10 % sont dédiés à notre alimentation contre de 80% à l'hygiène !

Chaque début de mois, prenez l'habitude de noter la valeur relevée sur votre compteur d'eau. La comparaison mois par mois et d'une année sur l'autre mettra en évidence une « dérive » de consommation ou une fuite.

Derniers conseils

– Fermez bien vos robinets après usage.
– Quand vous vous brossez les dents, utilisez un verre plutôt que laisser couler l'eau.
– Quand vous tirez la chasse d'eau, vérifiez que la commande ne reste pas bloquée
– Lavez votre véhicule à l'éponge et au seau, plutôt qu'au jet : l'économie est de 200 litres en moyenne.

Boire l'eau du robinet ?

En 2006, pour la première fois la consommation d'eau en bouteilles a baissé. Mais l'eau du robinet n'est pas irréprochable : on peut y trouver des nitrates (dépassant parfois la limite réglementaire de 50 mg/l) et des pesticides liés à l'agriculture intensive, au traitement de bords de routes et de voies ferrées.

Pour débarrasser cette eau de toutes ses impuretés, la solution la plus efficace consiste à la faire passer dans un osmoseur inverse, un filtre avec une membrane très fine : comptez 300 à 1000 €.

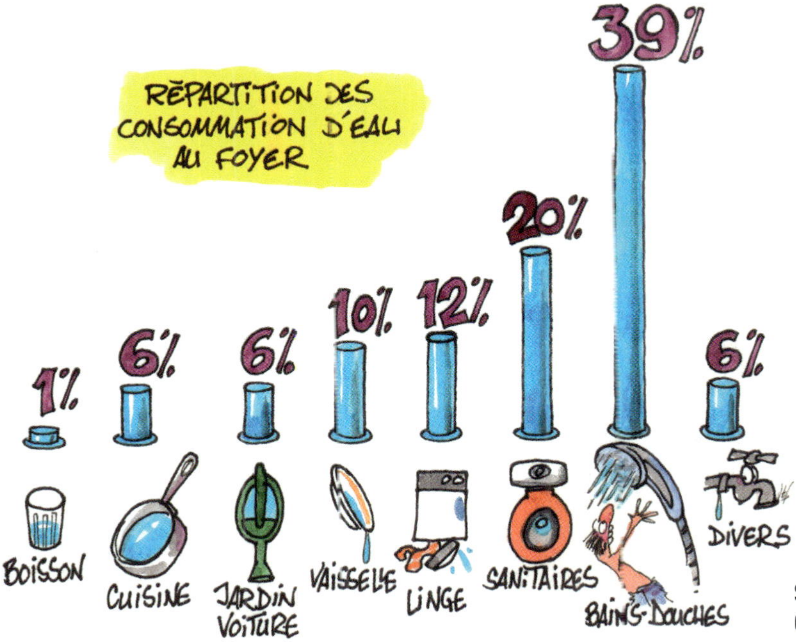

Source : C. I. Eau

Récupérez l'eau de pluie

Chaque mètre carré de toiture (surface projetée au sol) reçoit en moyenne 700 litres d'eau de pluie par an : c'est une manne qui tombe du ciel ! Le toit d'une maison de 100 m² peut ainsi en collecter près de 70 m³, la moitié de ce que consomme chaque année une famille de quatre personnes. À 3 € le mètre cube d'eau potable, l'opération est rentable. Lors de grosses averses, elle évite l'engorgement du réseau pluvial. L'été, elle limite la ponction sur le réseau. C'est en quelque sorte un devoir civique !

Plus des 3/4 de l'eau consommée sert aux usages non alimentaires. Vous pouvez utiliser l'eau de pluie récupérée, au moins pour l'arrosage, la chasse d'eau et le lave-linge, qui représentent 40 % de votre facture d'eau. Et le prix de l'eau potable va continuer à grimper...

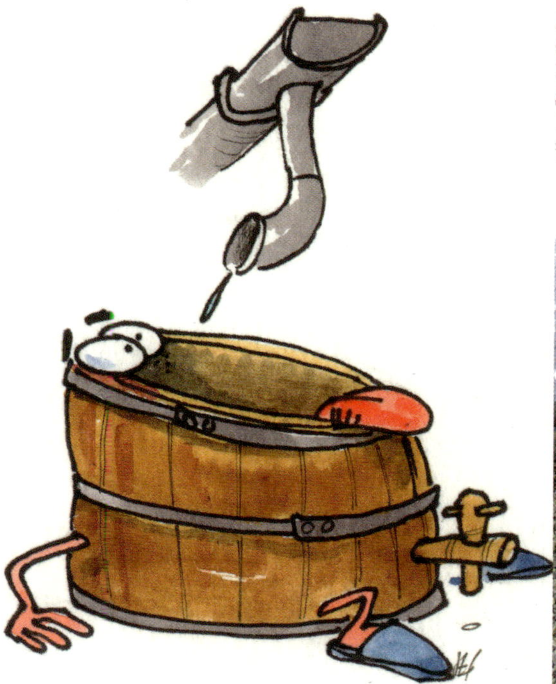

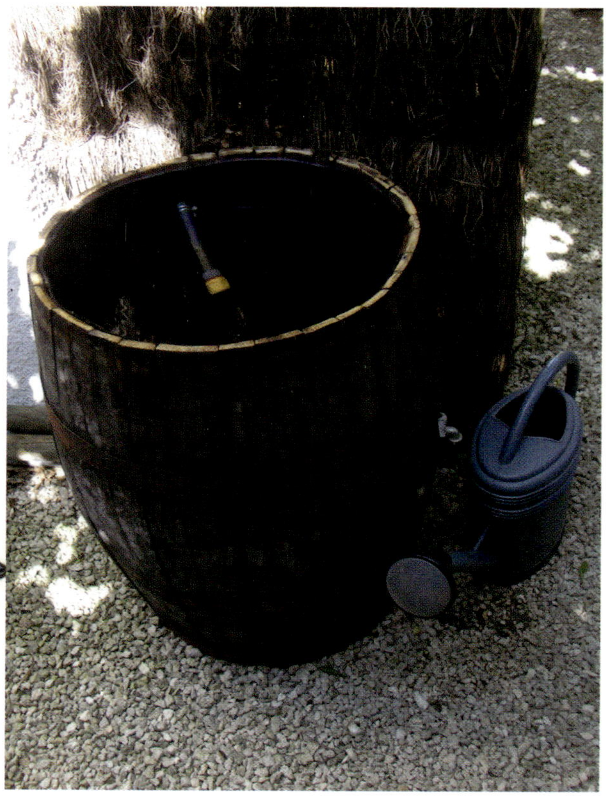

Un tonneau pour débuter

Premiers pas

Pour une première installation, disposez un gros bidon sous la gouttière. Vous trouvez en jardinerie des cuves à eau en polyéthylène, d'une contenance de 300 à 1 000 litres, dont le prix ne cesse de baisser. Mais un tonneau en bois sera plus esthétique.

Pour emplir votre réservoir, intercalez un collecteur sur le tuyau de descente. Équipé d'une grille pour retenir les grosses saletés, il évacue également le trop-plein.

Pour augmenter votre stockage, alignez plusieurs bidons, reliés entre eux par un tuyau faisant siphon. Une autre solution consiste à utiliser un ou plusieurs réservoirs parallélépipédiques de 1 000 litres, en plastique cerclé de métal. Mais assurez-vous qu'ils n'ont pas contenu de substances toxiques.

Pour la discrétion et la protection contre la chaleur excessive, mais aussi pour limiter le développement des algues, disposez vos réservoirs à l'ombre de la maison. Vous pouvez aussi les habiller (canisse, brande, bardage en bois).

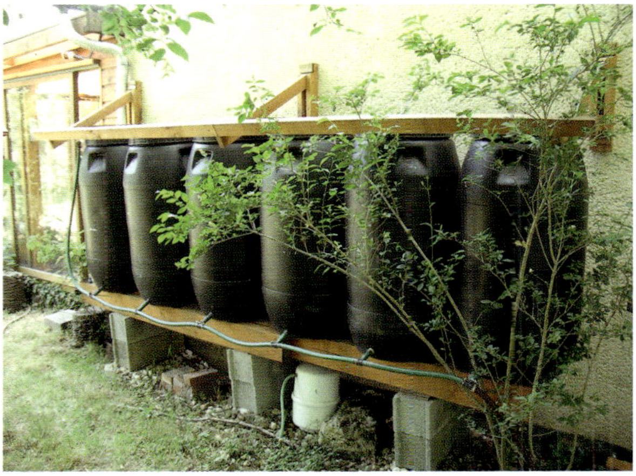

Bidons de 200 litres en batterie

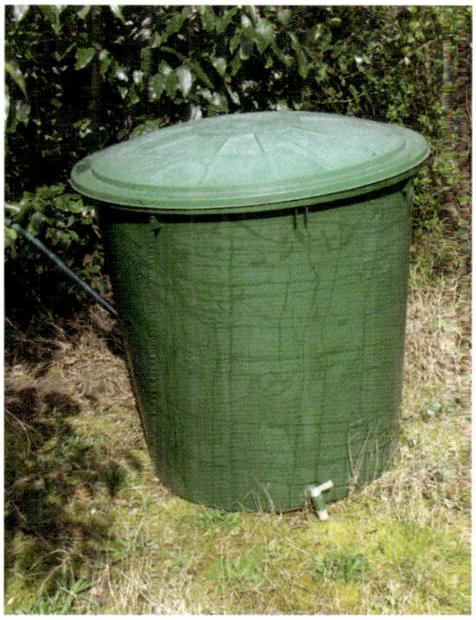

Cuve de 300 litres

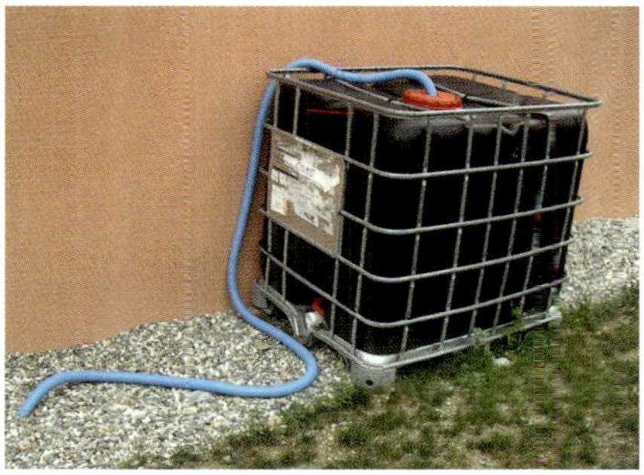

Réservoir de 1 000 litres, cerclé

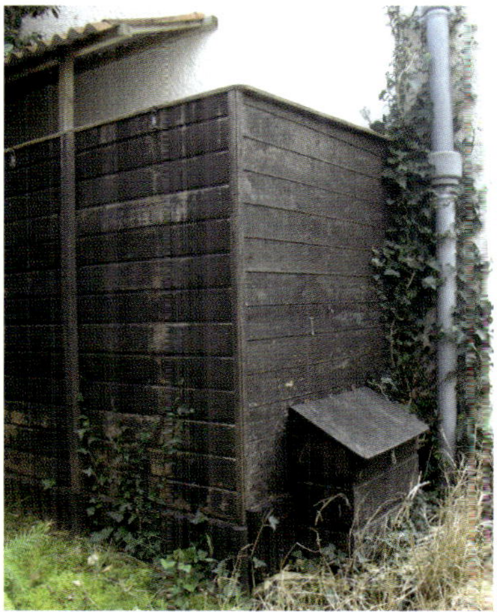

Réservoir « habillé »

Peut-on boire l'eau de pluie ?

Bravant les foudres des services sanitaires (les DDASS ne plaisantent pas avec l'hygiène), de plus en plus de citoyens éco-responsables le font. Certains depuis plus de 10 ans sans souci. Mais ils prennent la précaution de la filtrer correctement, soit avec un osmoseur inverse (filtration ultra-fine), soit avec un filtre à cartouche 10 microns, suivi d'un filtre à céramique et à charbon actif. Une lampe à UV (ultraviolets) complète parfois le dispositif.

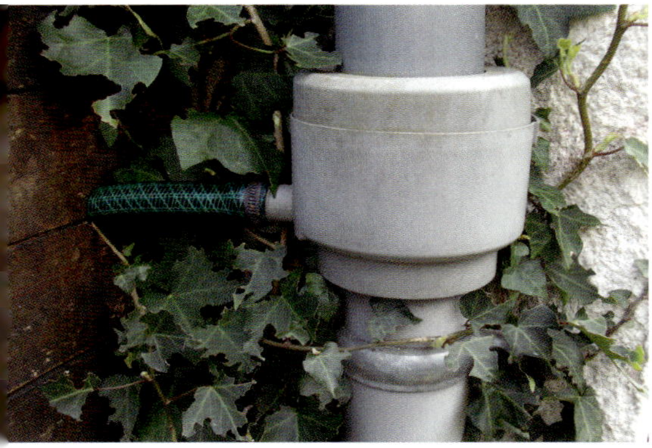

Le collecteur

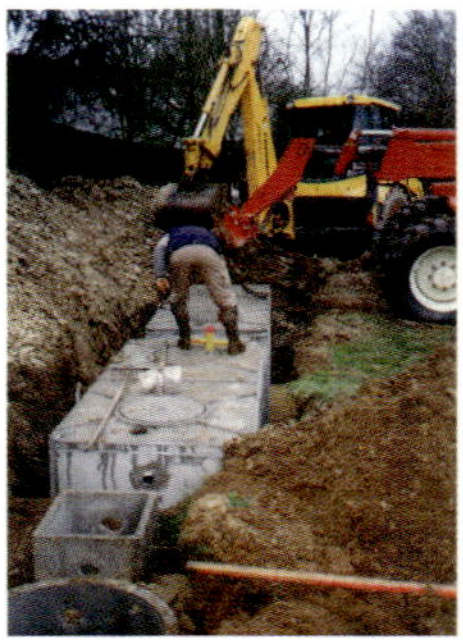

Citernes en béton enterrées
© Patrick Baronnet

Du sérieux

Pour récupérer et utiliser une part significative de « l'eau du ciel » dont vous bénéficiez, envisagez une citerne enterrée d'un volume minimal de 4 ou 5 m³. Les grandes cuves en plastique n'étant pas données, une solution moins chère consiste à utiliser une fosse septique en béton. Avec deux cuves, vous disposez d'un stockage de 8 à 10 m³, qui vous permet de bien valoriser les précipitations. Alcalin, le béton a l'avantage de neutraliser l'eau de pluie, dont l'acidité attaque les tuyaux en cuivre.

Le reste de l'installation comporte au minimum :
- un pré-filtre, pour retenir les impuretés,
- une pompe,
- un réservoir à vessie, pour maintenir la pression sans que la pompe tourne,
- un filtre à cartouche de 10 microns,
- un circuit d'eau parallèle, jusqu'aux appareils à alimenter (WC, lave-linge...).

S'il est connecté au circuit d'eau potable, vous devez l'équiper de clapets anti-retour, pour éviter une éventuelle contamination du réseau public.

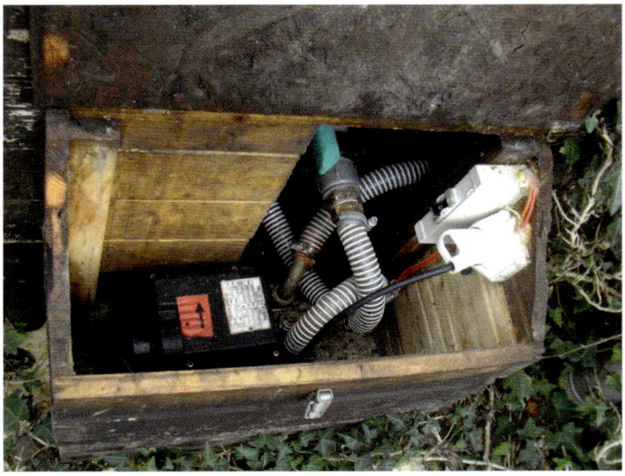

La pompe

Réduisez votre pression

La pression de votre réseau d'alimentation en eau est peut-être trop forte. Au-dessus de 3 bars, elle entraîne une surconsommation d'eau. Voici comment la vérifier et la baisser.

Comment fonctionne la pression ?

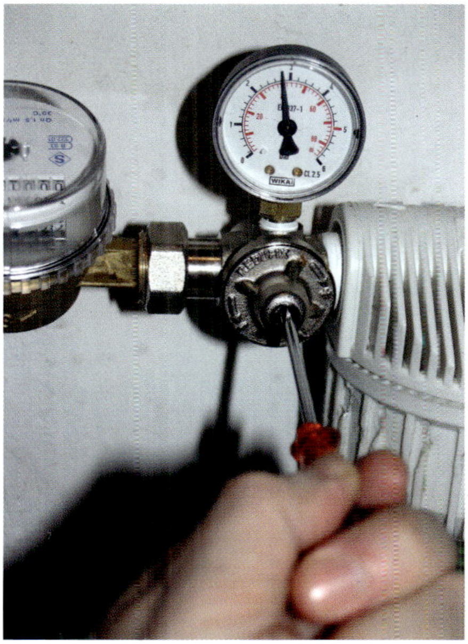

La pression standard de l'eau distribuée est fixée par le service des eaux. Mais elle peut varier. Après votre compteur, la pression normale est de 3 bars. Les équipements de plomberie sont conçus pour une utilisation optimale à cette pression, mais ils fonctionnent généralement de façon satisfaisante jusqu'à environ 0,5 bar. Le débit de l'eau à vos robinets (la quantité d'eau qui s'écoule en un temps donné, exprimée en litres par seconde) est directement lié à la pression. Par exemple, il double quand la pression passe de 1 à 6 bars, ou de 2 à 8 bars. En fonction de votre situation, notamment la proximité et l'altitude par rapport au château d'eau, votre pression peut varier énormément.

Votre pression est certainement trop élevée si :
– l'eau éclabousse aux robinets ;
– vous entendez un claquement dans la tuyauterie, quand vous ouvrez ou fermez rapidement un robinet : le fameux « coup de bélier ».
Une pression trop élevée peut endommager votre robinetterie et vos appareils électroménagers. Elle peut aussi provoquer des fuites d'eau aux robinets et des écoulements intempestifs au niveau du groupe de sécurité du chauffe-eau, si ce dernier n'est pas équipé d'un vase d'expansion.

Votre logement doit normalement bénéficier d'un réducteur de pression, placé entre le compteur d'eau et les équipements sanitaires. Mais si le logement est ancien, le réducteur est peut-être absent. Vous avez alors tout intérêt à en installer un, ou à le faire installer par votre plombier. Ce réducteur de pression maintient une pression stable, en général

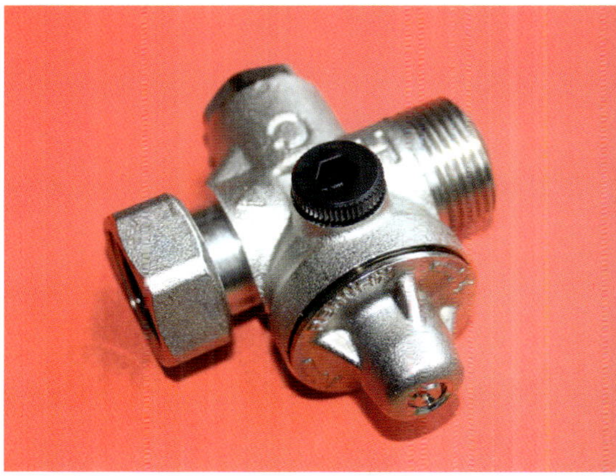

Réducteur de pression

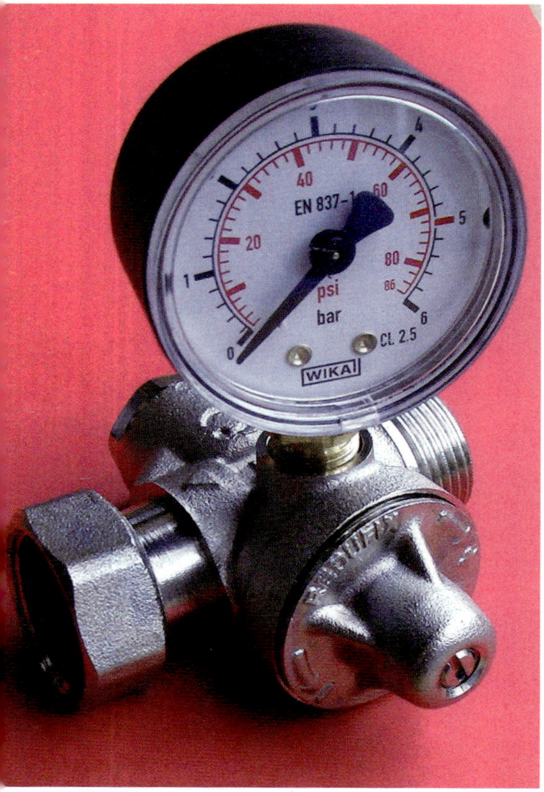

Réducteur de pression équipé du manomètre

Prix du matériel (à titre indicatif)

– Réducteur de pression : 20 €

– Manomètre : 7 €

réglée en usine à 3 bars. Il dispose d'un orifice au pas de vis 1/4", pour y visser un manomètre. Gradué de 0 à 6 bars, ce manomètre indiquera avec précision votre pression.

En baissant votre pression de 3 à 2 bars, vous réduirez de 20 % le débit à vos robinets et vos douchettes, donc la quantité d'eau gaspillée. Pour une famille de 4 personnes, ce seront 15 à 20 m^3 d'eau économisés, sur une année. Vous pouvez même essayer de descendre plus bas en pression : 1,5 bar, voire 1 bar.

En revanche, cette réduction de débit n'aura pas d'incidence sur votre consommation d'eau quand vous remplirez votre baignoire, votre lave-linge ou le réservoir de vos WC : le temps de remplissage sera simplement augmenté.

Comment procéder

Sur le réducteur de pression, une vis de réglage vous permet de faire varier la pression, dans une plage de 1,5 à 5,5 bars. Effectuez le réglage sans débit, c'est-à-dire sans aucun soutirage d'eau en même temps.

– Desserrez légèrement la vis de réglage en la tournant dans le sens inverse des aiguilles d'une montre.

– Ouvrez légèrement un robinet et refermez-le.

– Vérifiez la pression obtenue. Éventuellement, renouvelez l'opération jusqu'à ce que vous obteniez la pression désirée.

Réduisez le débit de vos robinets et douchettes

Vous avez réduit la pression de votre réseau d'alimentation en eau à 2 bars. Vous venez de mesurer le débit de vos robinets et vos douchettes. Il est encore supérieur à 10 litres par minute, c'est trop. Pour certains usages, vous surconsommez de l'eau. Comme une partie de cette eau est de l'eau chaude, vous gaspillez également de l'énergie. Il est temps d'installer des dispositifs pour réduire ce débit.

Vos robinets sont encore équipés des mousseurs d'origine et vos douchettes sont des modèles « normaux ». Il est certain que vous surconsommez de l'eau quand vous lavez vos mains ou la vaisselle, quand vous nettoyez vos légumes ou prenez une douche. C'est-à-dire à chaque fois que l'eau coule à « fond perdu », au lieu de remplir un récipient : une casserole, un réservoir de chasse d'eau ou une baignoire.

Les robinets et douchettes font couler plus de la moitié des 50 m³ d'eau que chaque Français consomme annuellement. Certes, économiser l'eau est une question de comportement. Mais le matériel intervient pour une bonne part. Grâce aux équipements adaptés, vous allez réduire de moitié au moins ce gaspillage, sans toucher à votre confort. Ces équipements, ce sont les régulateurs de débit et les douchettes à économie d'eau.

Les régulateurs de débit

Les robinets, les mélangeurs et les mitigeurs, sont livrés avec des embouts aérateurs, plus communément appelé « mousseurs ». Vissés sur leur tête, ils sont constitués de plusieurs grilles. Celles-ci fractionnent le jet d'eau et le mélangent à de l'air, pour améliorer son pouvoir « mouillant ». Mais ces aérateurs « bas de gamme » ne sont guère efficaces pour économiser l'eau. Ils ne réduisent que de 10 à 20 % le débit, qui peut rester supérieur à 12 l/mn.

Pour mesurer le débit

– Munissez-vous d'un seau de 10 litres et d'un chronomètre ou d'une montre à trotteuse.

– Comptez le temps mis pour remplir le seau.

– Pour obtenir le débit en litres par minute, effectuez une règle de 3.

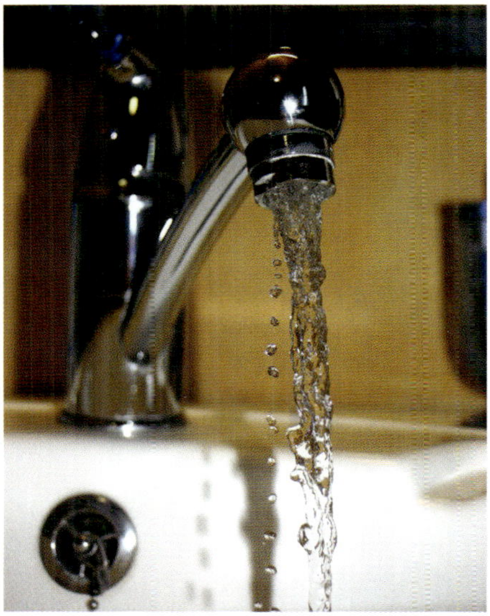

Mitigeur équipé d'un mousseur « standard » et d'un régulateur de débit

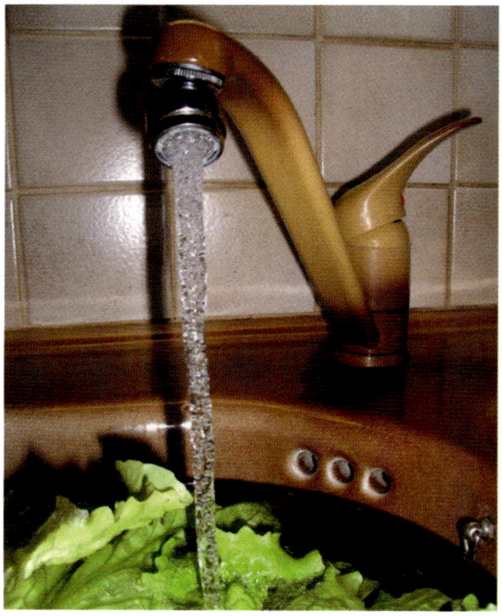

Mitigeur équipé d'un régulateur de débit 6 l/mn : vous apercevez les bulles d'air mélangées à l'eau.

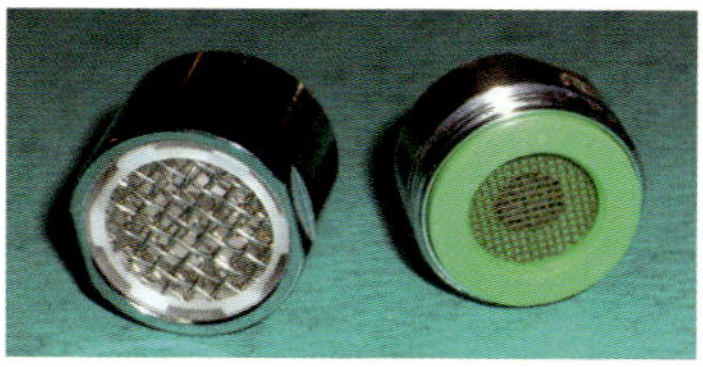

Régulateurs de débit : à gauche, filets intérieurs ; à droite, filets extérieurs

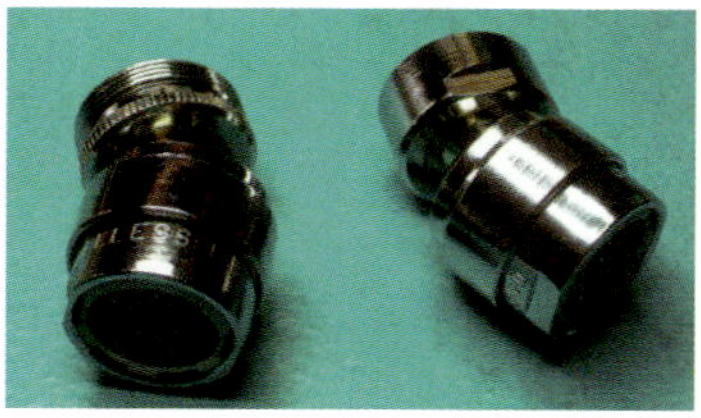

Régulateurs de débit à rotule, pour aller dans les coins !

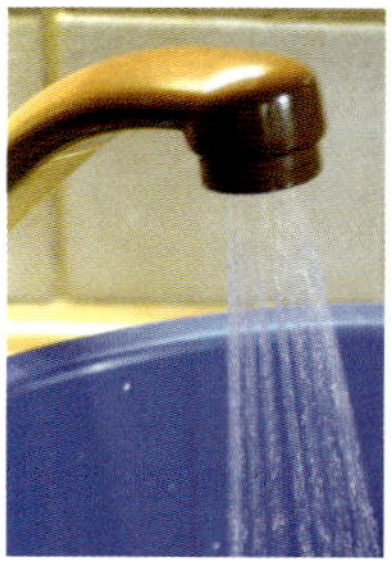

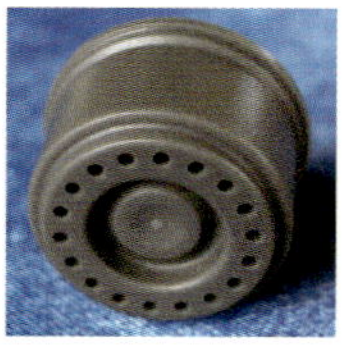

Régulateur de débit 1,7 l/mn et robinet équipé du régulateur de débit 1,7 l/mn

Les régulateurs de débit sont des accessoires qui économisent l'eau. Il en existe de deux types :

– les modèles qui se vissent ou s'intercalent entre la sortie du robinet et l'aérateur d'origine ;

– les modèles qui viennent en remplacement de l'aérateur.

Outre les grilles « mousseuses » en sortie, ils comprennent, selon les technologies retenues :

– divers réducteurs de diamètre (trou central, petits trous périphériques, etc.) ;

– une membrane qui réduit l'écoulement de l'eau en fonction de la pression, avec aspiration d'air et effet « venturi ».

Selon le débit de départ, la réduction de débit est d'un facteur 2 à 4. Par exemple, vous pouvez passer de 12 l/mn à 6 ou 3 l/mn. Les bons régulateurs font vite « plafonner » le débit : il augmente peu, entre 2 et 4 bars de pression d'eau (voir graphique ci-dessous). Le champion des régulateurs délivre seulement 1,7 l/mn : il est surtout intéressant pour le caravaning, où l'eau est fortement contingentée. Un régulateur à 3 l/mn présente un bon compromis entre l'efficacité de lavage/rinçage et la consommation d'eau. Certains fabricants proposent des réducteurs de débit équipés d'une rotule, ce qui vous permet d'orienter le jet d'eau. Cette « tête chercheuse » est bien pratique pour aller dans les coins. Si vous

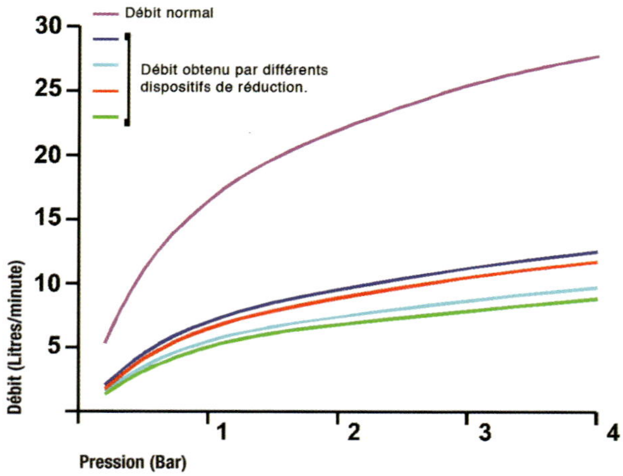

Courbes de débit en fonction de la pression

Sources : ELLESS/ENERGY

faites la vaisselle à la main, elle raccourcit le temps de rinçage sous le robinet, ce qui diminue la consommation d'eau. Le temps de rinçage de l'évier est également réduit.

Les régulateurs de débit sont parfaits pour les utilisations « sous le robinet ». Simplement, le temps de remplissage d'une casserole est allongé. Mais le bénéfice en terme d'économie d'eau l'emporte largement sur cet inconvénient mineur.

Douchettes économes

Une douchette ordinaire « consomme » 15 à 20 l/mn. L'idée première est d'intercaler, sur son tuyau flexible, un régulateur de débit adapté à cet usage. Mais une pomme de douche classique est rarement adaptée à la réduction de débit : l'efficacité du jet se réduit, il peut même se transformer en un filet d'eau peu exploitable.

Adoptez plutôt les douchettes à économie d'eau. Là aussi, vous trouvez du matériel très différent, du point de vue de la technologie adoptée et du prix. Les deux grandes catégories sont :
– les cônes de turbulence : ils transforment le jet d'eau en microgouttelettes, avec un pouvoir mouillant augmenté par la multiplication de la surface d'eau en contact avec la peau ;
– l'éjecteur intérieur : il mélange de l'air à l'eau et augmente la pression (effet « venturi »).
Comme pour les régulateurs de robinets, le débit « plafonne » rapidement (voir graphique p.146). L'économie d'eau, pour les différentes douchettes, atteint 50 à 70 %.

Certains flexibles réduisent également le débit, de l'ordre de 1 l/mn.

Vous pouvez avoir un souci avec les chauffe-eau à gaz ou les chaudières à production directe, un peu anciens : une trop forte réduction de débit (moins de 5 à 6 l/mn) peut empêcher leur démarrage. Le matériel récent, équipé d'un contrôleur de débit, n'a plus cet inconvénient.

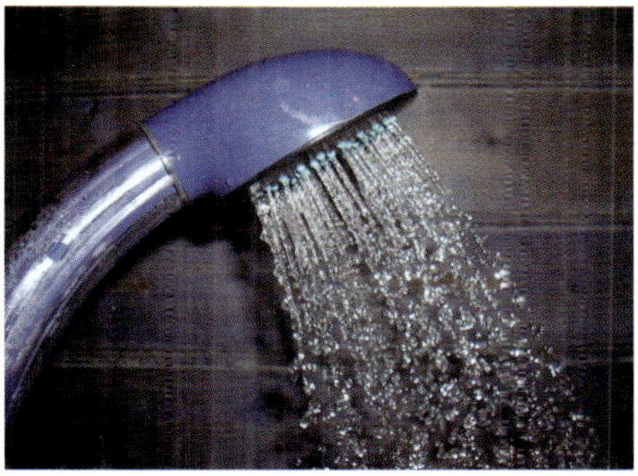

Douchette « normale »

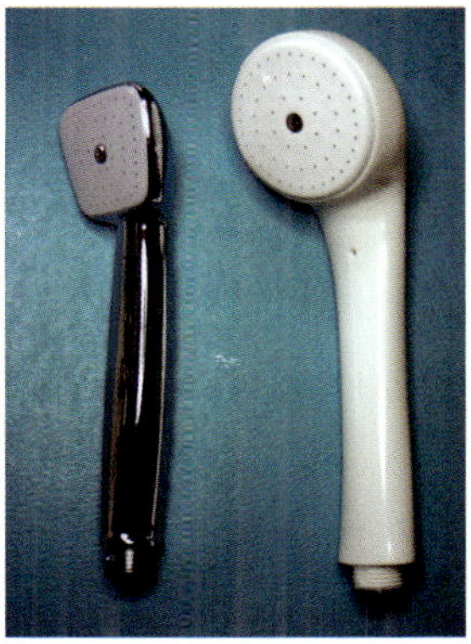

Deux douchettes à économie d'eau

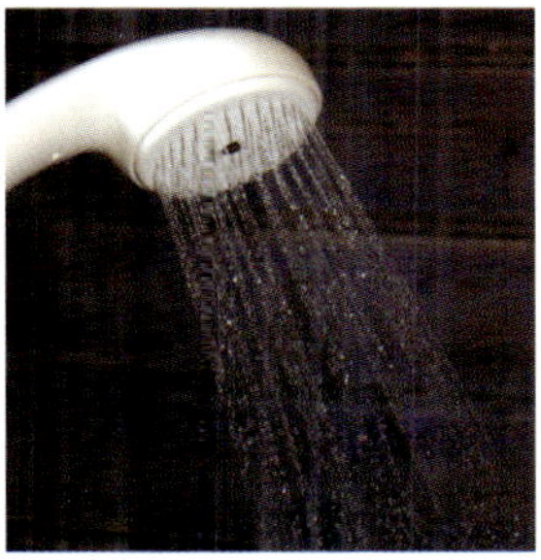

Douchette à économie d'eau par effet « venturi » ; remarquez la finesse des gouttes et le petit évent d'aspiration d'air, à gauche de la pomme

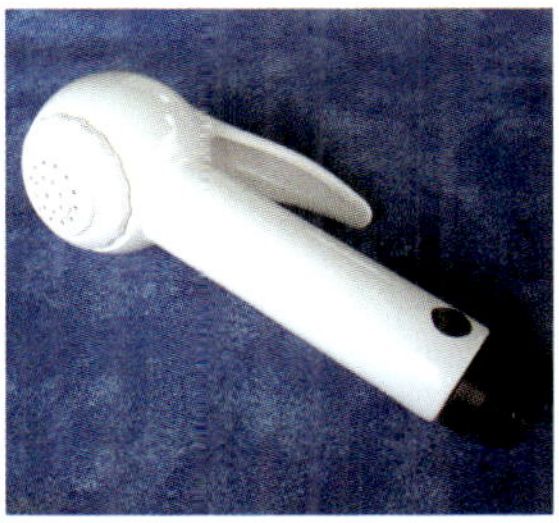

Douchette à gâchette pour interrompre l'écoulement

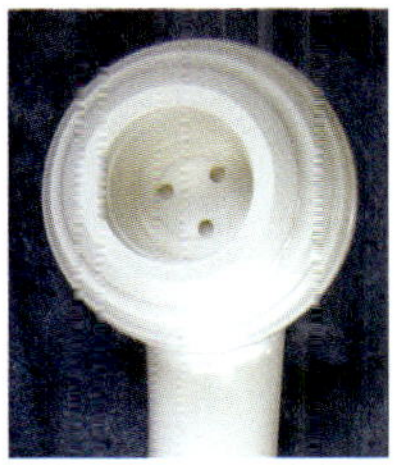

Douchette à économie d'eau par fragmentation des gouttes

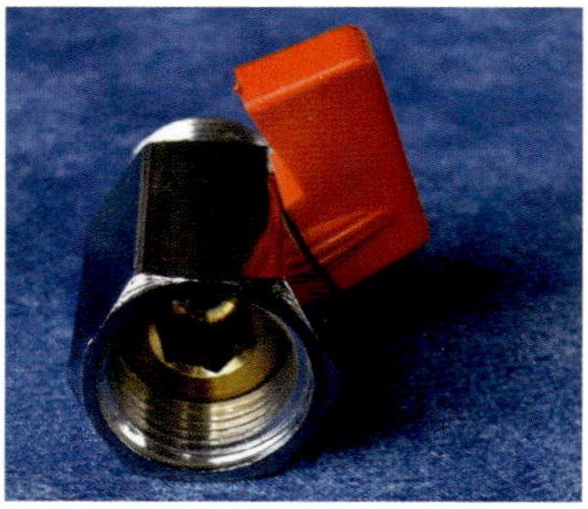

« Stop douche » à manette

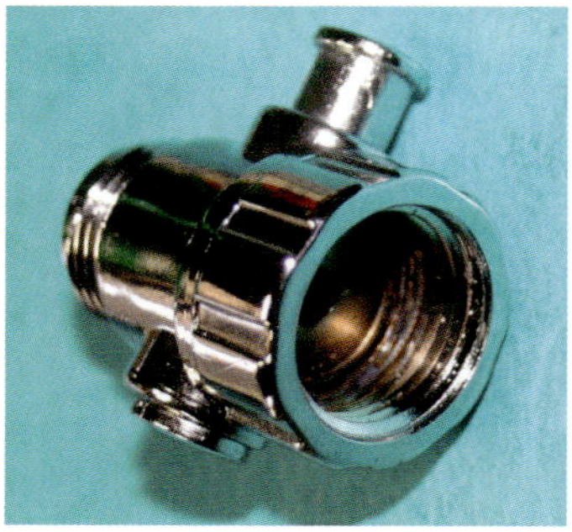

« Stop douche » à poussoir

Le « stop douche »

Votre douche est équipée d'un robinet mélangeur. Vous avez remarqué comme il est désagréable de rechercher le bon réglage eau froide/eau chaude après avoir fermé le robinet, par exemple pour vous savonner : la fameuse douche écossaise est assurée ! La tentation est forte de laisser couler l'eau en continu… Pour interrompre momentanément le jet, quelles ont les solutions simples et pas chères ?

– Le « stop douche » : c'est un petit robinet avec une manette « quart de tour », que vous intercalez sur le flexible.

– La douchette équipée d'une gâchette.

Selon la façon dont vous utilisez cet équipement, votre économie d'eau sera de 10 à 40 %. En revanche, le flexible reste sous pression tout le temps de la douche : il peut ne pas résister. Remplacez-le par un modèle « haute pression ». Mais si vous oubliez de fermer le robinet à la fin, vous risquez encore un suintement au niveau de la douchette, qui annulerait l'économie d'eau.

La meilleure solution ? Elle est plutôt de remplacer votre mélangeur par un mitigeur, qui conserve le réglage effectué au départ. Ou, encore mieux, par un mitigeur thermostatique : il maintient la température que vous avez affichée, même quand l'eau s'est un peu refroidie dans le tuyau.

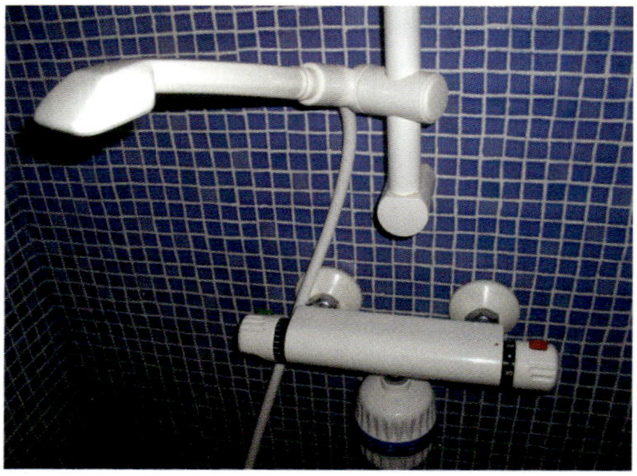

Douchette à économie d'eau, raccordée à un mitigeur thermostatique

Prix du matériel (à titre indicatif)

– Régulateur de débit : 7 à 20 €

– Douchette à économie : 20 à 65 €

– Robinet « stop douche » : 5 à 15 €

Tous ces dispositifs économisent à la fois l'eau et l'énergie. L'eau froide coûte en moyenne 3 €/m^3. Chauffée à 60° C elle revient 2 à 3 fois plus cher. Avec un mélange à 50 % d'eau froide, le prix moyen de votre eau tiède est de 4,50 à 6 €/m^3. En épargnant la moitié des 25 à 30 m^3 d'eau que vous consommez aux robinets et aux douchettes, vous économiserez 60 à 90 € par personne et par an. Faites le calcul pour votre famille. Dans ces conditions, votre investissement sera amorti entre 6 mois et 1 an : c'est sans doute l'un des meilleurs placements financiers actuels !

Les toilettes

Les WC : un inacceptable gâchis d'eau potable !

Les toilettes sont responsables du quart de notre consommation d'eau. Pour véhiculer ses déjections vers la station d'épuration ou la fosse septique, chacun de nous envoie 30 à 40 litres d'eau par jour à l'égout. Soit 10 à 14 m³ par an d'une eau potable et chèrement épurée, dont ce n'est pas la vocation initiale !

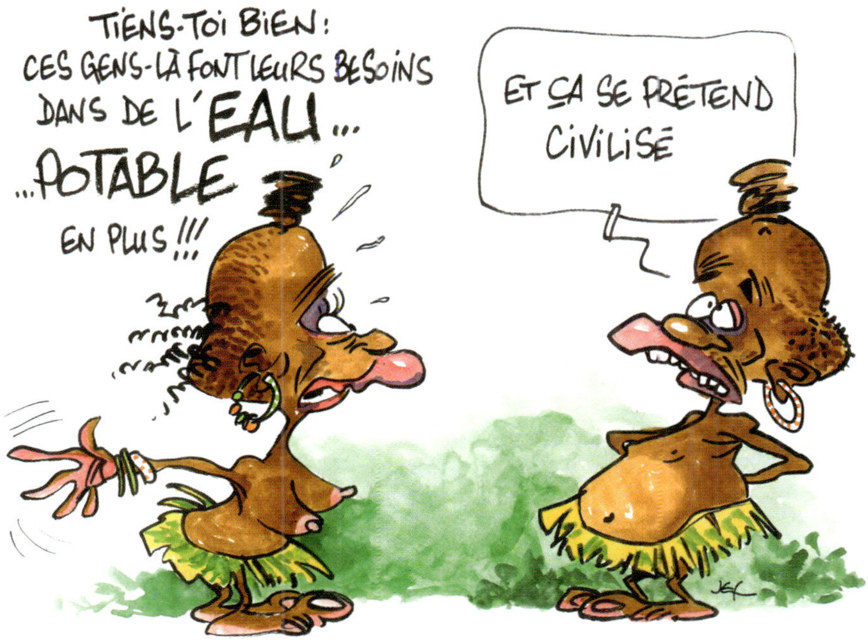
TIENS-TOI BIEN : CES GENS-LÀ FONT LEURS BESOINS DANS DE L'EAU... ...POTABLE EN PLUS !!!
ET ÇA SE PRÉTEND CIVILISÉ

Pour réduire de moitié (au moins) ce gaspillage d'une ressource qui sera bientôt précieuse, en tout cas de plus en plus chère (elle coûte actuellement en moyenne 3 €/m³) un éventail de solutions s'offre à vous.

– Les toilettes à double débit (3 et 6 litres), un système d'évacuation selon vos besoins : le petit débit pour l'urine et le grand débit pour les selles.

– Le « stop eau » permet de réguler le débit de la chasse d'eau : la quantité d'eau libérée dépend de la durée de pression sur le bouton. Les chasses d'eau sous pression, du type « gryphon », sont également « interruptibles ».

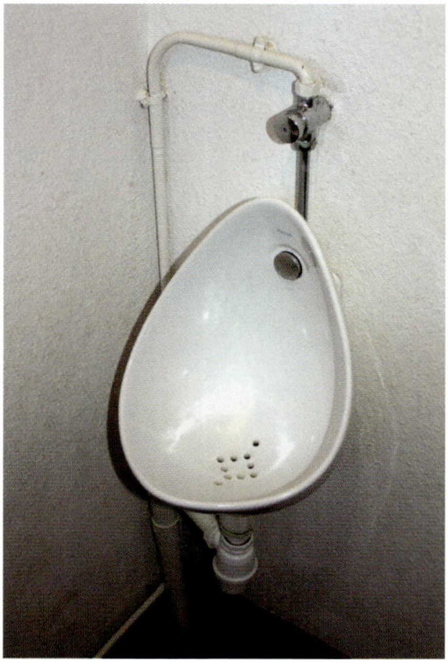

Urinoir « domestique »

– La réduction du volume d'un ancien modèle de réservoir (15 à 20 litres) grâce aux éco-plaquettes, au sac immergé ou à des bouteilles remplies d'eau (voir Bricolage – *Réduisez le volume de votre chasse d'eau* p. 154).

– L'urinoir : un grand oublié. Certes, il ne concerne que les messieurs... Mais avec moins d'1 litre, l'économie est d'au moins 2 litres à chaque « pipi » et de plus de 5 m^3 par an et par utilisateur !

– La solution radicale : les toilettes sans eau (voir *Des toilettes sèches : franchissez le pas !* p. 151). Votre économie peut atteindre 170 €/an !

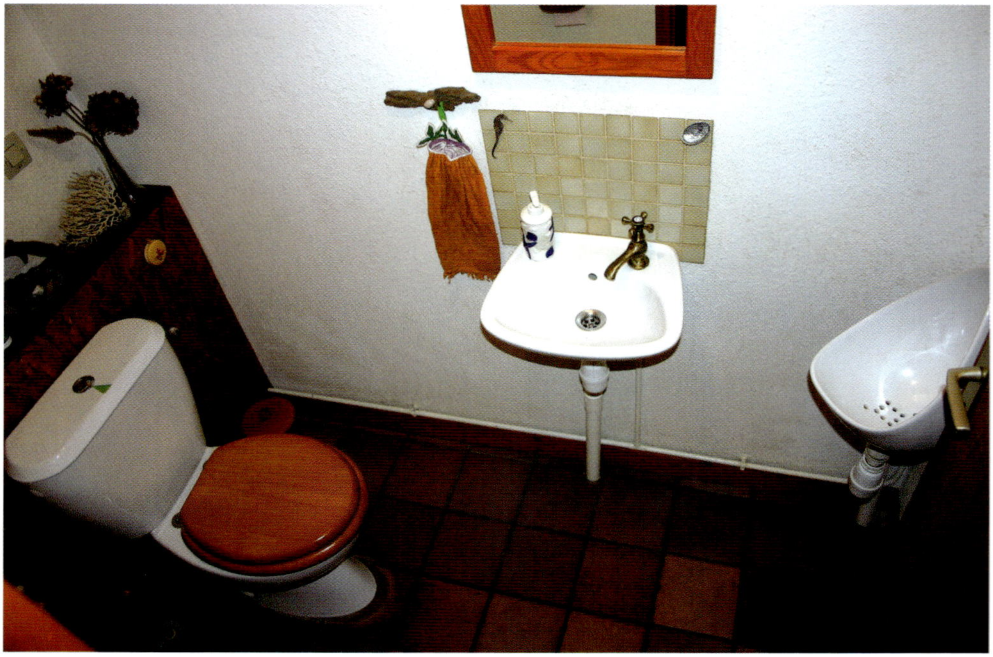

Des toilettes bien aménagées : chasse d'eau à double débit, urinoir, lave-mains et... accessibilité aux personnes à mobilité réduite !

Des toilettes sèches : franchissez le pas !

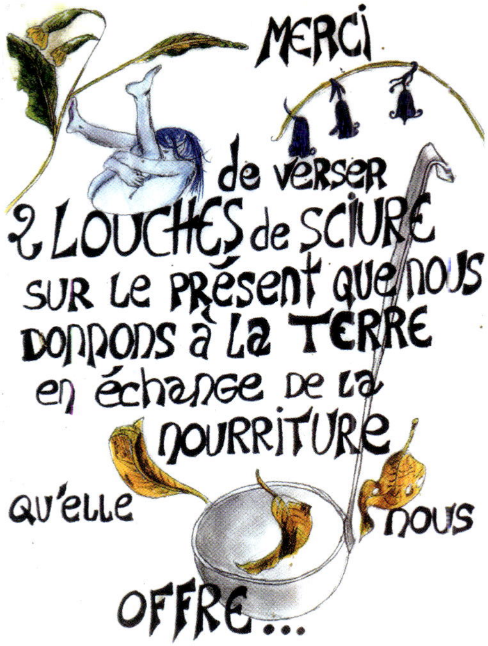
MERCI
de verser
2 LOUCHES de SCIURE
SUR LE PRÉSENT QUE NOUS
DONNONS À LA TERRE
EN ÉCHANGE DE LA
NOURRITURE
QU'ELLE
NOUS
OFFRE...

Superbe dessin de Karine Baronnet, à afficher dans vos toilettes

Même en ayant mis en place tous les systèmes à économie d'eau, cela vous fait encore mal au cœur de tirer la chasse d'eau. Vous avez un jardin et pas de préjugés ? Alors, vous êtes « mûrs » pour les toilettes sans eau !

Le terme exact est « toilettes à litière biomaîtrisée ». Rien à voir avec la « fosse d'aisance » de nos grands-parents, toujours à l'extérieur à cause de l'odeur... Elles cumulent trois avantages écologiques : économie d'eau, réduction de la pollution de l'eau et création d'humus. Pour les deux premiers, nul besoin d'explications, vu qu'on n'utilise plus d'eau... Le troisième résulte du mode de fonctionnement.

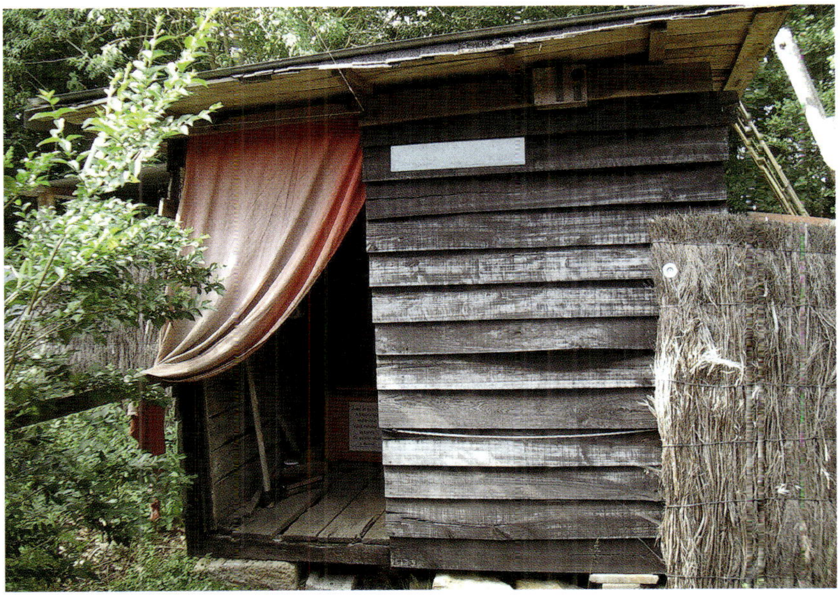

La cabane au fond du jardin. Peut-être la solution de transition, le temps d'être convaincu...

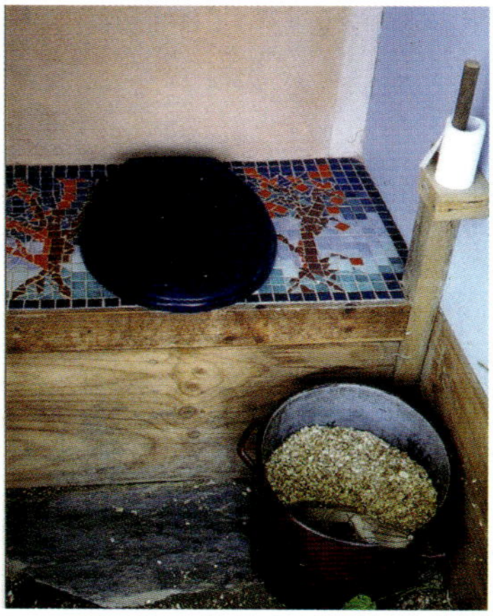

© Patrick Baronnet

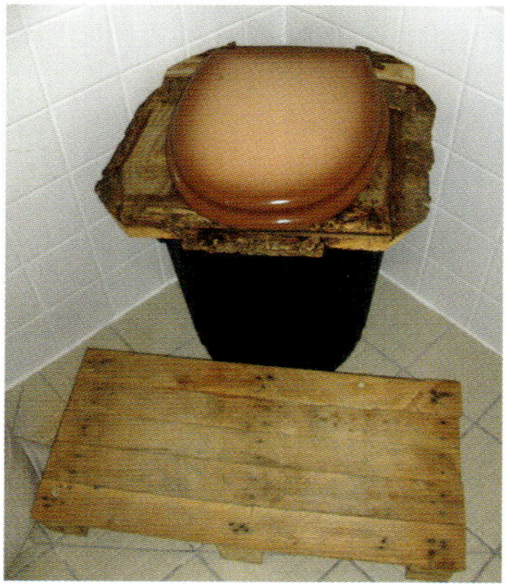

Toilettes sèchesà partir d'une poubelle

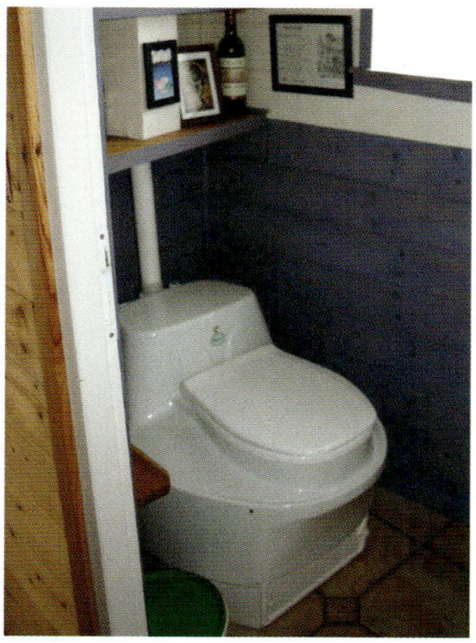

Toilettes sèches « high-tech »

De l'humus pour la terre

Dans les « TLB », les matières fécales et les urines sont recueillies dans un seau. La grande différence avec les latrines de sinistre mémoire, c'est qu'après chaque utilisation il faut verser deux poignées (ou louches) de feuilles sèches, de broyat végétal ou de copeaux de bois, stockés à proximité. Outre qu'elle soustrait à la vue le produit de notre digestion, cette litière éponge l'urine, complémente l'azote urinaire en matière carbonée et amorce un compostage. Car le grand intérêt du dispositif, c'est de pouvoir recycler nos matières au jardin et de les restituer à la nature dans un circuit court, pour enrichir votre sol en humus. Cela a l'air de rien, mais c'est une révolution culturelle après deux siècles de tout-à-l'égout, qui demeure l'un des symboles de l'hygiène acquise de haute lutte par la civilisation occidentale !

Concrètement, lorsque le seau est plein, vous le videz au jardin sur le tas de compost de déchets organiques (feuilles, herbes, épluchures de légumes). Les bactéries pathogènes y seront détruites par la chaleur dégagée par le compostage. De nombreux utilisateurs peuvent attester de l'absence de problème. Si vous craignez néanmoins pour votre sécurité, n'utilisez ce compost que pour vos arbustes ou vos cultures ornementales.

Des toilettes sèches « high tech »

Il existe d'autres systèmes de toilettes sèches, avec séparation des urines. Elles nécessitent un réchauffage pour déshydrater les matières et donc une consommation d'énergie. Beaucoup plus chères (3000 € et plus), elles sont surtout intéressantes pour des toilettes publiques « hors réseau ».

Actuellement, les toilettes à litière semblent remporter les suffrages d'un nombre croissant d'utilisateurs satisfaits. Il est toujours agréable de constater que les systèmes les plus simples et les moins chers sont aussi ceux qui fonctionnent le mieux !

Une solution de transition

Pour ne pas imposer à vos visiteurs votre conception responsable du traitement de vos déchets digestifs, vous pouvez :
– réaliser des toilettes sèches dans votre jardin, pour votre usage personnel ;
– si les dimensions de vos WC le permettent, proposer les TLB en sus des toilettes classiques. Veillez toutefois à afficher les explications pédagogiques qui s'imposent.

Et l'odeur ?

La question revient sans cesse. Elle reflète une inquiétude, qui peut freiner l'envie de franchir le pas. Curieusement, les émanations olfactives ne semblent pas poser de problème. Car la litière, quand elle absorbe l'humidité et amorçant le compostage, retient également les odeurs d'origine organique dues à la fermentation en milieu humide.

Or, elles semblent nous gêner bien plus que celles d'origine chimique, pourtant infiniment plus nocives... C'est peut-être la rançon de la civilisation, qui cherche à évacuer l'animal qui est en nous...

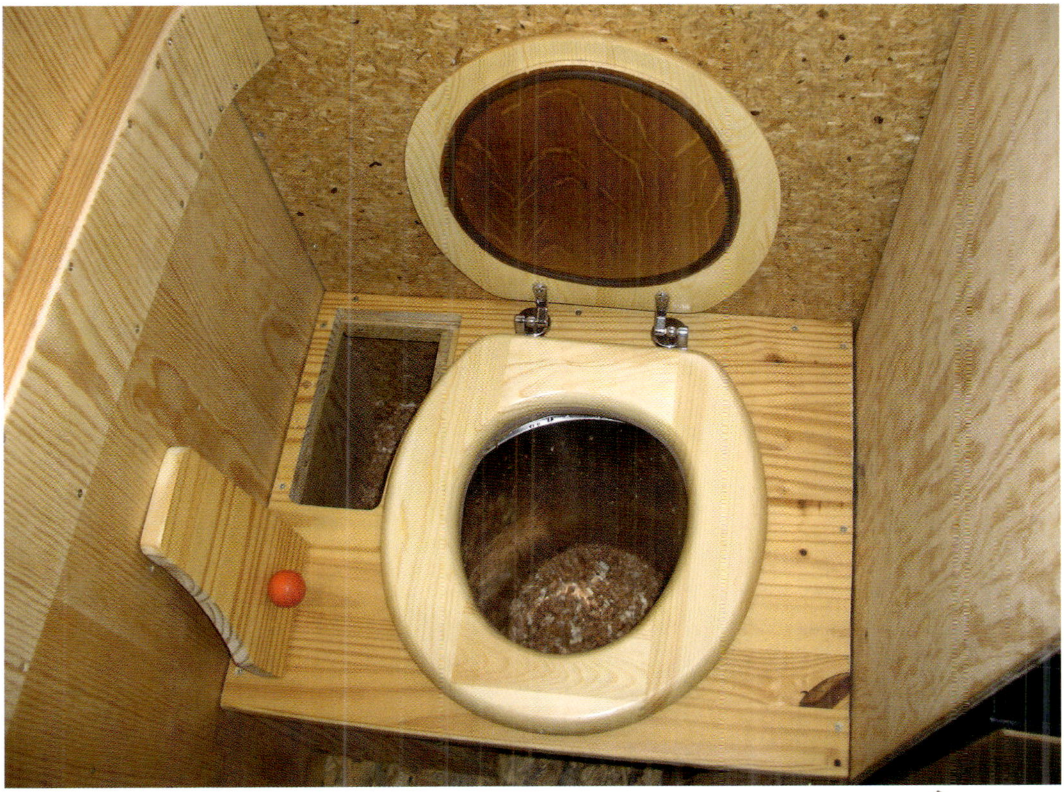

Toilettes sèches dans un camping-car : l'alternative écologique aux toilettes chimiques !

Réduisez le volume de votre chasse d'eau

Voici quelques méthodes simples pour limiter la quantité d'eau évacuée, à chaque fois que vous tirez la chasse d'eau. Et donc le gaspillage d'eau dans vos toilettes.

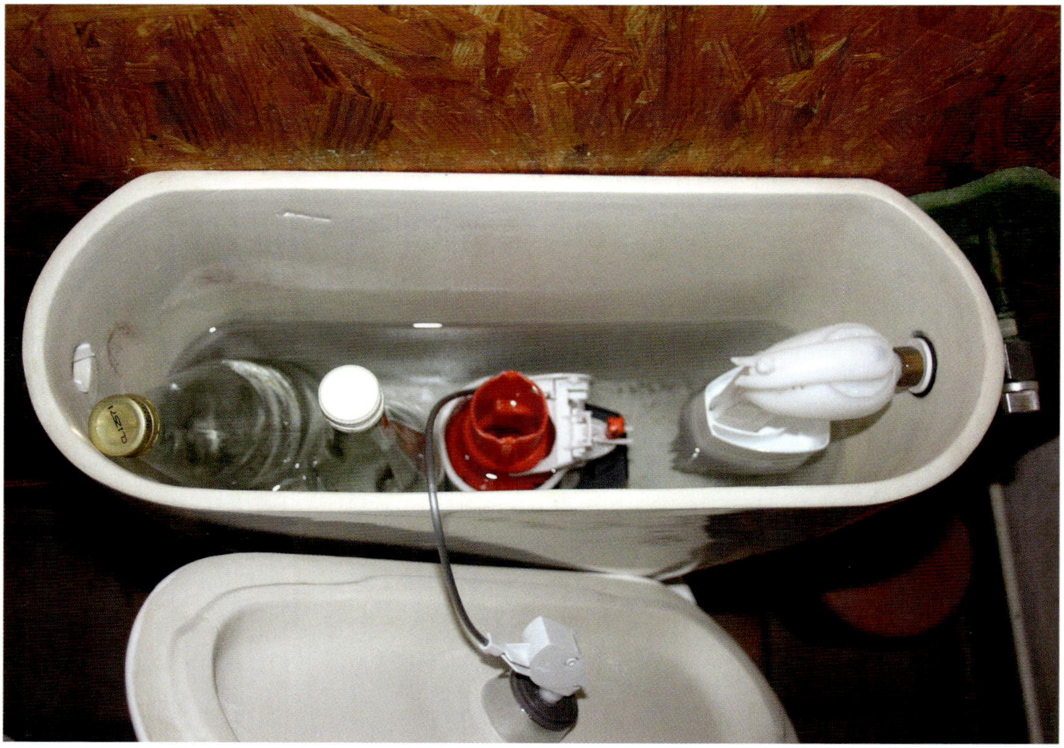

Le volume des réservoirs de chasse d'eau s'est considérablement réduit, ces dernières années. Même si le vôtre fait moins de 10 litres, vous pouvez aller plus loin dans la réduction du volume, sans nuire à l'efficacité de la chasse. Les solutions sont connues depuis longtemps, notamment dans les milieux « écolos ». Mais pas toujours appliquées. La plupart consistent à introduire, dans le réservoir, un ou plusieurs objets, pour réduire le volume d'eau. En mettant en pratique ces solutions simples, chaque fois que vous tirerez la chasse vous économiserez en eau l'équivalent de ce volume.

Les bouteilles

Le plus simple et le plus économique consiste à utiliser des bouteilles (en verre ou en plastique) emplies d'eau. Selon la taille et la forme du réservoir, ainsi que la disposition des organes de la chasse d'eau, vous pourrez utiliser une ou deux bouteilles, dont la forme et le volume correspondront à la place disponible. En général, vous arrivez à placer une bouteille de 1 litre ou deux bouteilles de 75 cl. Mais si vous avez encore un ancien modèle de réservoir (dont la capacité peut atteindre 20 litres !), il doit accepter deux bouteilles de 1 litre, voire d'1,5 litre. Positionnez la ou les deux bouteilles, de manière à ne pas gêner le fonctionnement du mécanisme.

En fonction de la hauteur du niveau de l'eau (différente selon le type de mécanisme, en particulier s'il comporte un flotteur), la réduction de volume du réservoir est de 1 à 2 litres, soit 10 à 15 %. Dans la majorité des cas, cette diminution ne perturbe pas l'« effet de chasse » de la colonne d'eau.

Briques : arrêtez le massacre

Contrairement à ce qui a été longtemps préconisé pour réduire le volume du réservoir, il n'est pas recommandé d'employer des briques. À la longue, la terre cuite se désagrège. Les petites particules peuvent gêner la fermeture du mécanisme voire l'enrayer. Elles arrivent également à se glisser entre le joint et le réservoir : fuite assurée ! En revanche, vous pouvez recourir aux galets, qui résistent parfaitement à l'immersion continue.

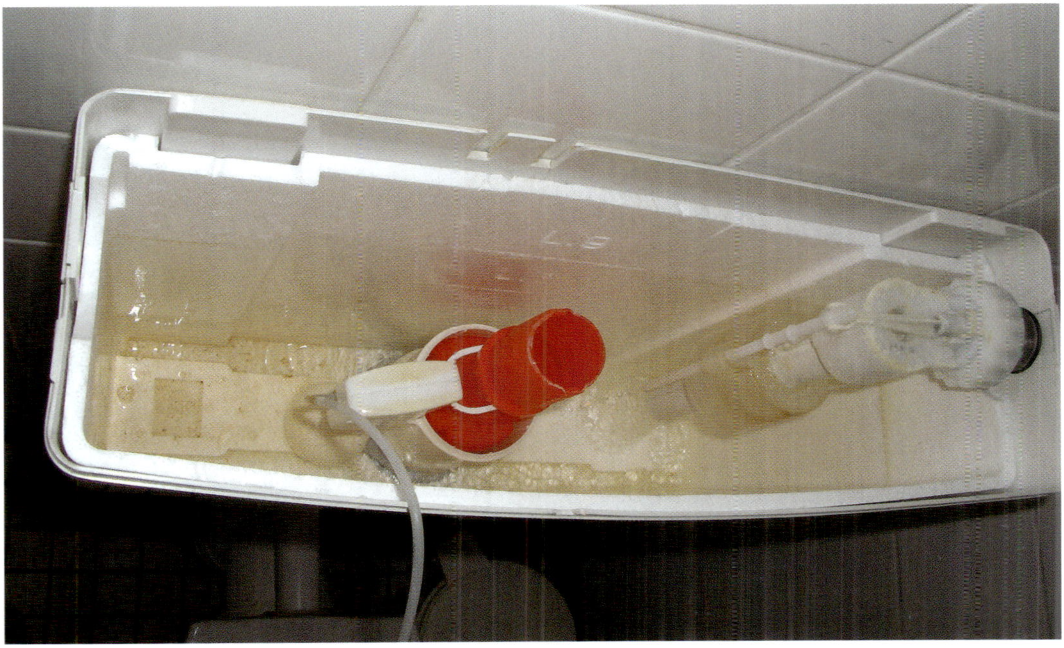

Un réservoir de grande capacité : ce n'est pas une qualité

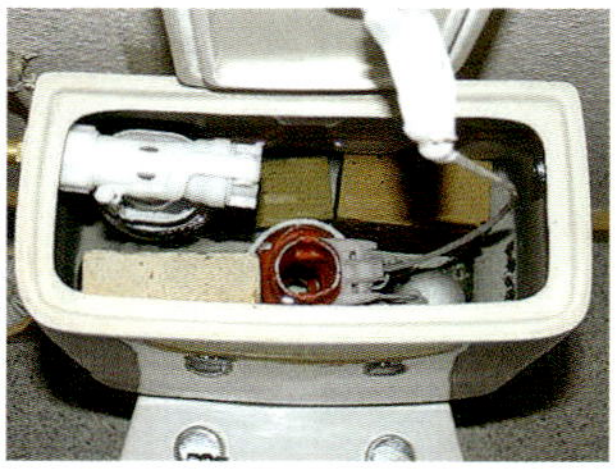

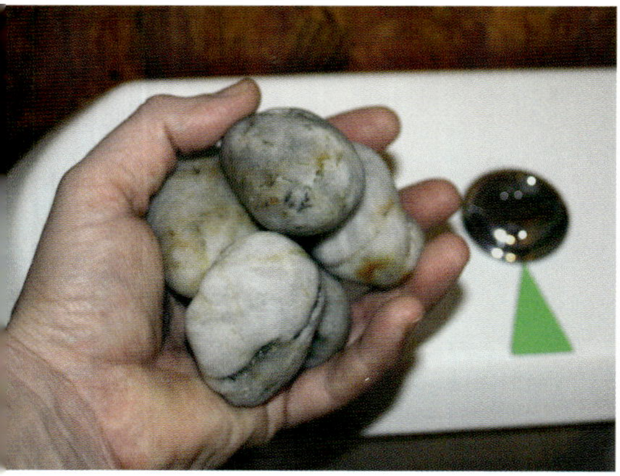

Le sac

Pour réduire le volume du réservoir, il existe un sac en plastique spécialement étudié, que vous emplissez d'eau avant de l'immerger. Sa contenance nominale est de 2,5 litres. Le sac présente l'avantage de pouvoir être plus ou moins rempli, selon la place disponible. De plus, il ne risque pas de bloquer le fonctionnement du mécanisme, comme les bouteilles.

Les barrages de réservoir

Ce sont des plaquettes souples, en plastique ou en caoutchouc. Vous les placez verticalement et en partie basse de réservoir, une de chaque côté. Elles créent deux mini-retenues, qui gardent une partie de l'eau quand vous actionnez la chasse. La hauteur de chute d'eau n'étant pas modifiée, les plaquettes préservent la puissance de chasse. Elles s'adaptent aux réservoirs rectangulaires et vous permettent de réduire de 3 litres en moyenne la quantité d'eau évacuée, ce qui représente jusqu'à 30 % du volume du réservoir.

La solution « sans objet »

Bien que ce système tende à disparaître, le mécanisme de votre chasse d'eau comporte peut-être un flotteur. Pendant l'emplissage du réservoir, il monte et finit par fermer le robinet d'eau. Pour réduire facilement le volume du réservoir, c'est facile : tordez vers le bas la tige du flotteur. Faites des essais en l'inclinant de plus en plus, jusqu'au moment où l'effet de chasse vous semblera insuffisant. Il ne vous restera plus qu'à remonter légèrement la tige.

Enfin, rien ne s'oppose à ce que vous réduisiez le volume de votre chasse d'eau, si le réservoir bénéficie déjà d'un mécanisme à double commande. En cumulant les deux, vos toilettes consommeront le minimum d'eau. Simplement, vous devrez faire des essais, pour voir jusqu'où ne pas aller trop loin dans la réduction...

Quel coût ?

Les galets ou les bouteilles ne coûtent rien. De même que la torsion de la tige du flotteur. Pour les autres solutions, voici le prix, à titre indicatif :

– Sac : 7 €

– Plaquettes : 11 à 30 €

Selon la capacité initiale du réservoir et le dispositif retenu, l'économie d'eau est de 20 à 60 litres par personne et par jour. Ainsi, pour une famille de 4 personnes, l'économie annuelle est de 26 à 80 m³. Dans ces conditions, les dispositifs « non gratuits » sont remboursés en quelques mois seulement.

Réalisez des toilettes sèches… mobiles !

Vous voilà enfin décidés à franchir le pas vers l'adoption de toilettes « sèches ». Car ne plus consommer d'eau dans vos toilettes, c'est vraiment facile. Voici un modèle d' « éco-toilettes », version moderne de la chaise percée : un bricolage à la portée d'un enfant de cinq ans !

Les toilettes sans eau, dites à « litière biomaîtrisée », sont les plus simples et celles qui fonctionnement le mieux. Le modèle de base est une caisse percée avec un couvercle, contenant un seau. À cette version disons minimaliste, vous pouvez apporter toutes les améliorations que vous voulez. À commencer par la classique lunette et son abattant. La vraie différence, c'est l'absence de chasse d'eau. Elle est avantageusement remplacée par un bac à sciure, à copeaux de bois ou à feuilles sèches.

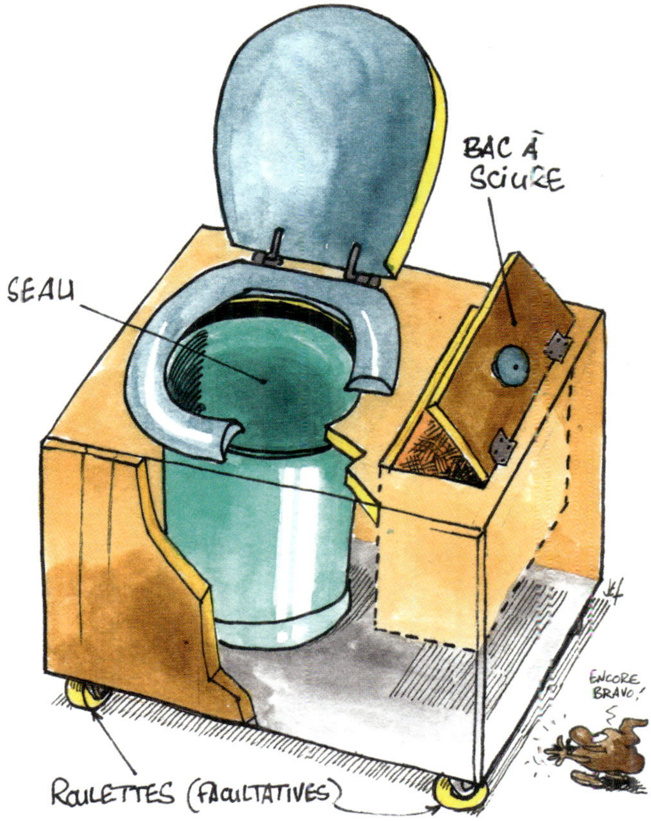

Le choix du seau réceptacle est déterminant. Le plastique a l'avantage de ne pas coûter cher, mais il retient les odeurs. Le « top », c'est l'inox : il est inusable et son nettoyage est facilité, car il est très lisse et rien n'accroche. Mais son prix est conséquent. L'acier émaillé est un bon compromis.

À vos outils !

1) Les dimensions du seau vous donneront celles du coffre en bois. Prévoyez juste un jeu de quelques millimètres, en hauteur. Assemblez les planches à la colle à bois et avec des clous sans tête, ou des vis à bois.

Le matériel nécessaire

– Un seau de 15 à 25 litres en plastique ou en acier inox

– Des planches de bois

– Un ensemble lunette et abattant (facultatif)

– Quelques charnières

– Clous sans tête ou vis à bois

– Colle à bois

– 2 poignées ou 4 roulettes

2) Pour sortir le seau quand il est plein, vous avez 2 solutions :
– Aménager une porte à l'avant du coffre.
– Articuler le dessus du coffre, avec des charnières : c'est bien plus simple.

3) Pour le bac à sciure, vous avez également 2 options :
– Faire un bac séparé des toilettes sèches.
– L'incorporer au coffre, qui sera plus large. Il vous suffit de fixer une cloison de séparation verticale. Sur le dessus du coffre, vous ouvrirez une trappe ou une porte.

4) Pour le dessus du coffre, 2 choix s'offrent encore à vous :
– Le simple trou : arrondissez quand même ses bords ! Un peu « spartiate », mais il a ses adeptes. Il a également l'avantage de la simplicité et du faible prix : juste un couvercle avec deux charnières
– La classique lunette, qui ne vous « dépaysera » pas.

5) Pour un déplacement facile de vos toilettes sèches, fixez une poignée de chaque côté du coffre ou quatre roulettes au-dessous.

6) Il ne vous reste plus qu'à vernir, lasurer ou peindre le bois. Et laisser libre cours à vos talents de décorateurs !

Quel investissement financier ?

– Seau : en plastique 3 à 5 €, en inox 90 € .
– Bois (par exemple du contreplaqué ou du triply de 12 mm d'épaisseur) 1,10 à 1,60 m^2, selon l'incorporation ou non du bac à sciure : 30 à 45 €.
– Lunette + abattant : 3 à 60 €.
– Divers (colle, clous ou vis, charnières, poignées, traitement de surface) : 20 €.
Total : de 50 à 215 €, selon les options. La version la plus chère coûte l'équivalent de 72 m^3 d'eau, avec un prix moyen de 3 €/m^3. Grâce à l'économie d'eau du fait de l'abolition de la chasse d'eau, une famille de 4 personnes la rembourse en une année.

La version la moins chère est amortie en 3 mois ! Ces petites toilettes sèches vous apporteront de bons et loyaux services pendant de longues années. Elles ne vous auront pas coûté beaucoup de temps et d'argent, sauf si vous choisissez le seau inox. Légères et peu encombrantes, vous les déplacerez aisément. Vous pourrez même les embarquer dans votre camping-car, à la place des WC chimiques, pas très écologiques !

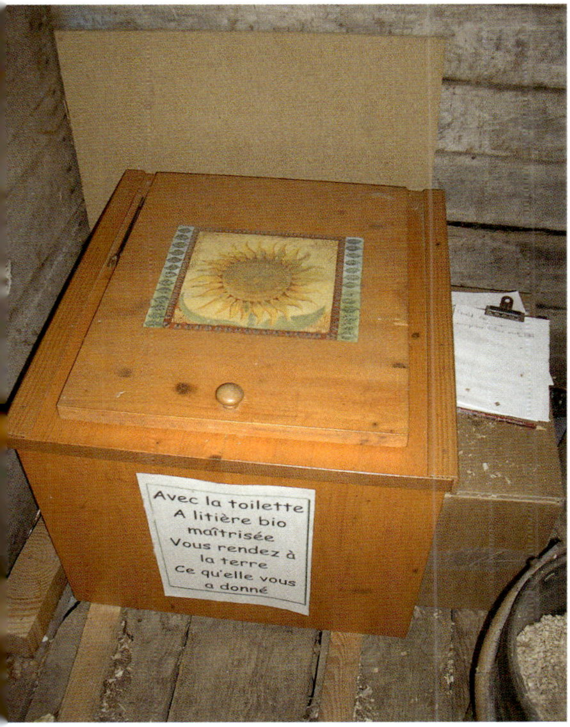
Avec la toilette
A litière bio
maîtrisée
Vous rendez à
la terre
Ce qu'elle vous
a donné

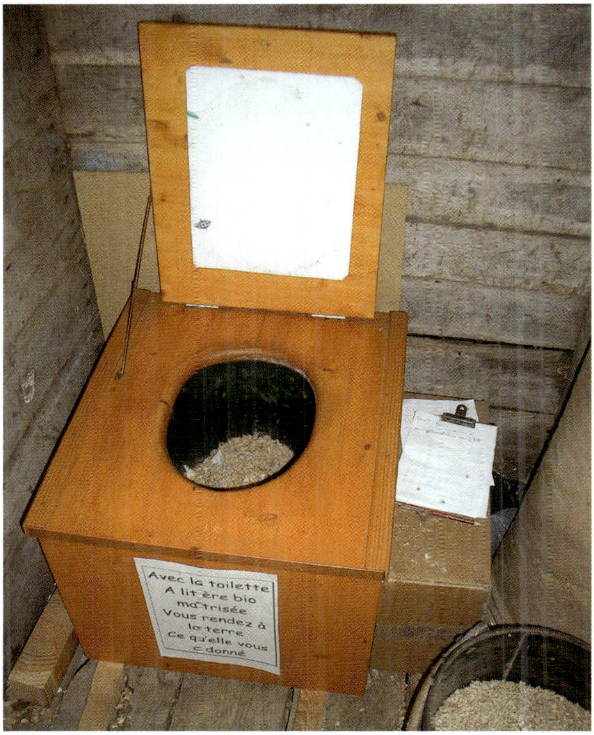

3 Les équipements « eau »

L'eau chaude

Eau chaude sanitaire : les bons choix

Chauffer 1 m³ d'eau à 38° C consomme 31 kWh et produit 5 à 25 kg de CO_2. L'eau chaude sanitaire est le second gros poste énergétique, après le chauffage : autour de 500 kWh par personne, soit 2 000 kWh par an pour une famille moyenne. Il est donc important de choisir le bon mode de production.

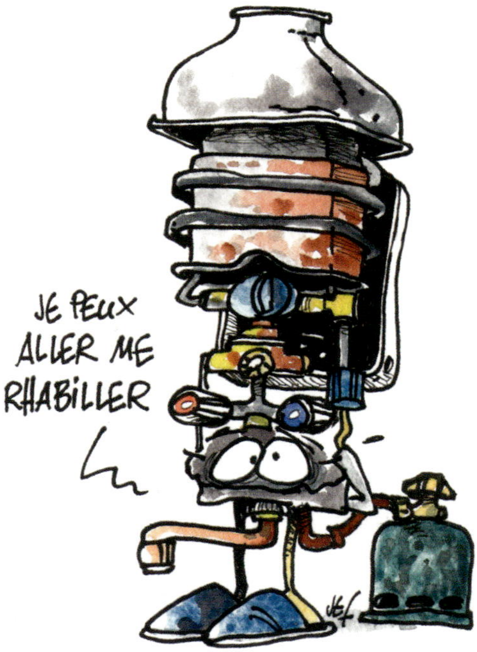

L'eau chaude électrique

On ne le répètera jamais assez : à cause du rendement de 23 % entre la centrale électrique et la prise de courant, les usages thermiques de l'électricité sont anti-négaWatt ! L'électricité centralisée n'est pas un bon moyen de chauffer l'eau. On pourra en rediscuter quand elle sera majoritairement produite par les énergies renouvelables : en France, cela risque de prendre un bon moment...

Les autres sources d'énergie

Comme pour le chauffage des logements, le fioul et le gaz ne sont pas acceptables : en déstockant du carbone d'origine fossile, leur effet de serre est désastreux.

En revanche les sources d'énergies renouvelables, comme le soleil et le bois, seront encore disponibles dans plusieurs milliers d'années et ne posent pas de problème environnemental. Elles sont donc les seules à retenir.

Le mode de production

Le chauffe-eau instantané à gaz est d'une grande souplesse : il produit l'eau chaude au fur et à mesure des besoins. Mais pour la récupérer aux robinets, il faut allumer le chauffe-eau. Car il est hors de question de laisser la veilleuse brûler en permanence : gaspillage assuré ! La micro-accumulation, avec un mini-réservoir « tampon », assure immédiatement un bon débit et une température constante, sans nécessite un équipement puissant.

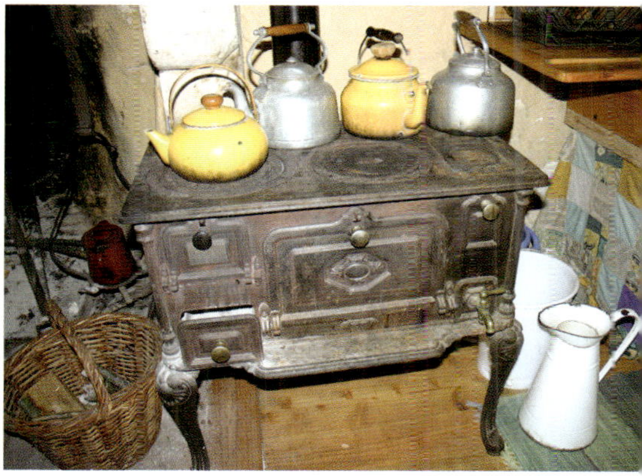

Cuisinière à bouilleur : l'ancêtre du chauffe-eau

La plupart du temps, l'eau chaude est produite et stockée dans un ballon isolé. En France, les ballons sont majoritairement électriques : ce sont les trop fameux « cumulus ».

Les autres accumulateurs d'eau chaude sont couplés à la chaudière du chauffage central ou au bouilleur du poêle, via un échangeur de chaleur. Le plus souvent, c'est un tuyau en serpentin dans le ballon, mais l'échangeur (à plaques) peut être externe. Il est important :
– que le chaudière ou le poêle aient un rendement supérieur à 70 % ;
– que le ballon soit bien isolé et installé dans le volume chauffé (voir *Réduisez la consommation d'énergie de votre ballon d'eau chaude sanitaire* p. 165).

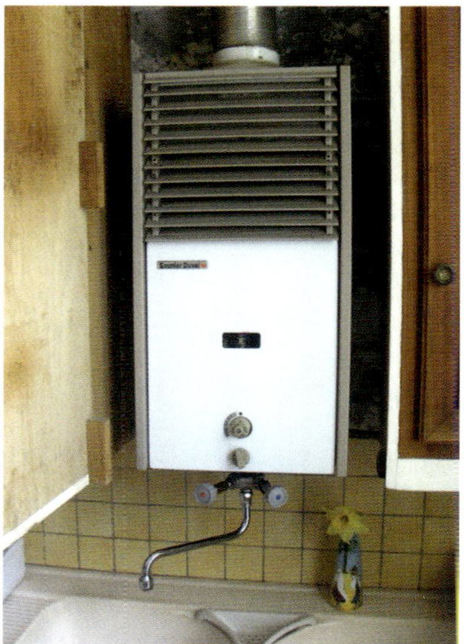

Chauffe-eau à gaz

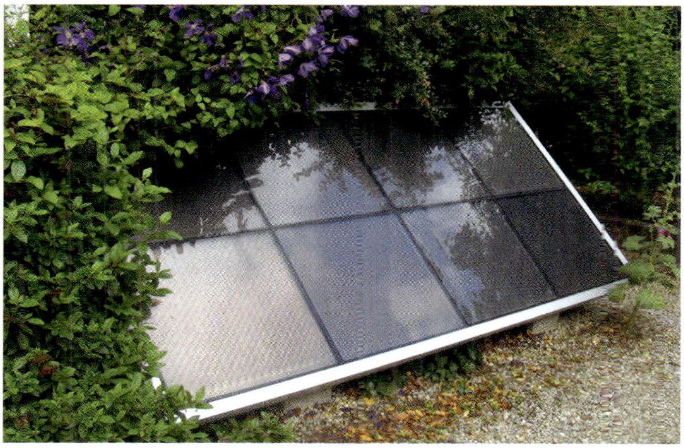

Chauffe-eau solaire à capteurs plans, au sol

Le chauffe-eau solaire

C'est LA bonne solution ! Sous nos latitudes, un mètre carré de capteur solaire thermique produit annuellement 300 à 500 kWh et évite l'émission de 200 kg de CO_2. Le soleil peut ainsi produire gratuitement et proprement 50 à 70 % de notre eau chaude. Orientés au sud, les capteurs (en moyenne 1 m^2 par personne) sont installés au sol, en pignon ou sur la toiture. Des progrès ont été accomplis, en matière d'intégration architecturale, pour rendre les capteurs plus discrets.

Pour une habitation principale, le chauffe-eau solaire bénéficie d'aides financières importantes : crédit d'impôt, TVA réduite si le logement a plus de 2 ans, subventions de collectivités. Elles réduisent généralement de moitié l'investissement et permettent de l'amortir en une dizaine d'années.

Compte tenu des enjeux environnementaux et le la réduction de notre dépendance aux énergies fossiles et nucléaire qu'apporte le chauffe-eau solaire, c'est vraiment le moment de s'équiper !

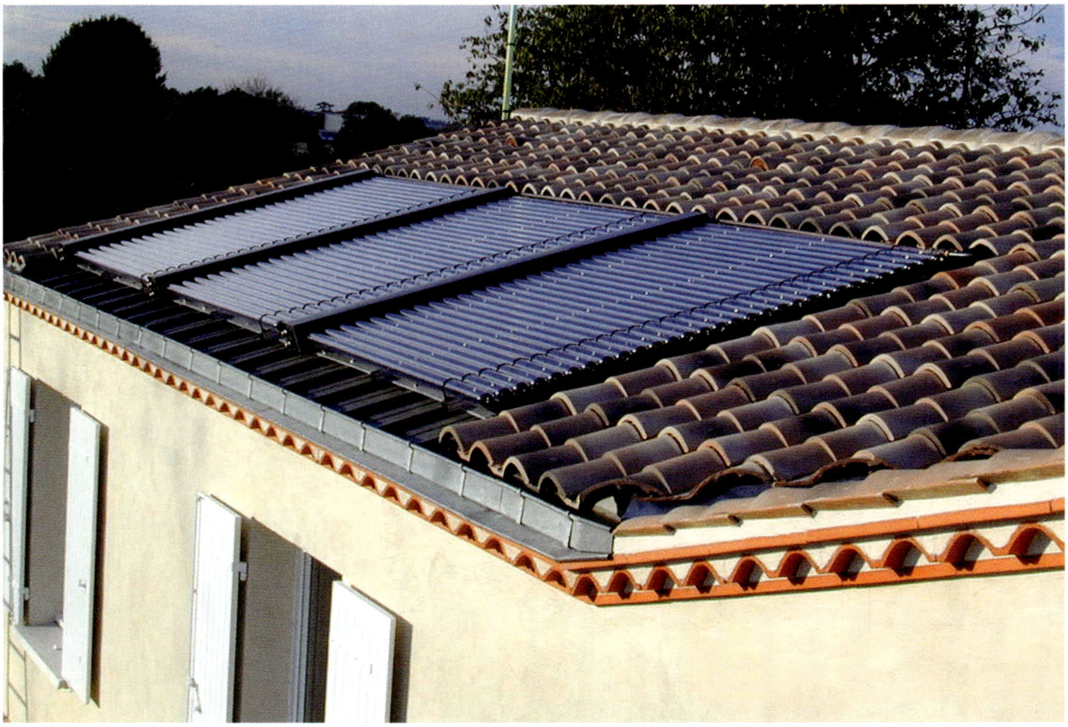

Chauffe-eau solaire à capteurs sous vide intégrés en toiture : le rendement est amélioré de 20% © DR

Un « mur d'eau » pour réduire les pertes de chaleur dans vos tuyaux

Vous souhaitez aménager une nouvelle salle de bains dans la maison ou changer de place votre chauffe-eau ? Ayez le réflexe « négaWatt » de les placer le plus judicieusement possible dans votre circuit d'eau chaude sanitaire. Car limiter la longueur de tuyauterie ne vous fait pas seulement réaliser une économie au moment de l'installation, mais tout au long de l'année en diminuant vos dépenses d'énergie.

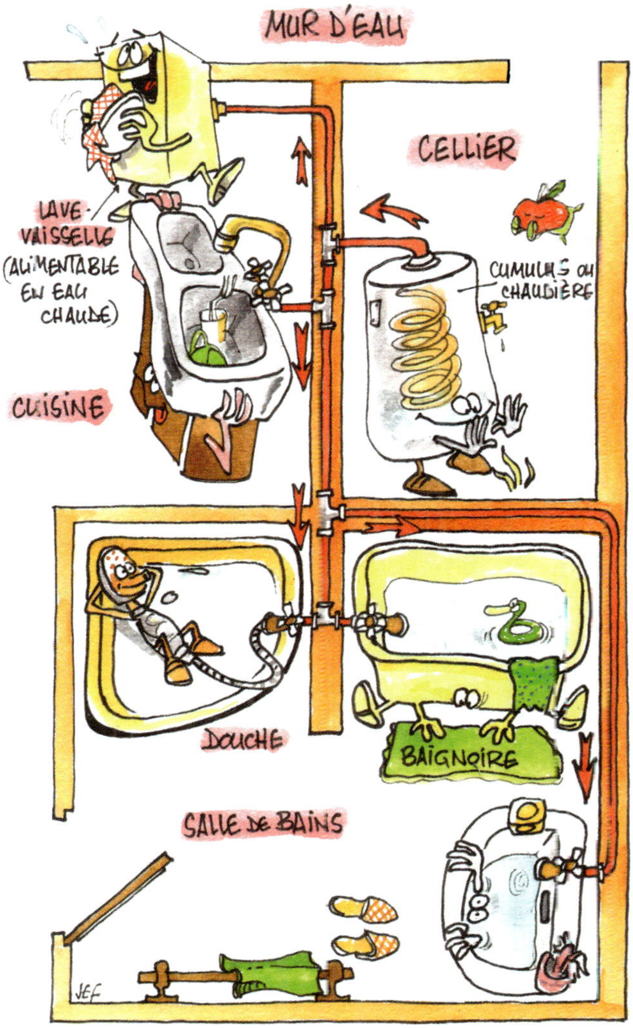

Quand vous ouvrez un robinet d'eau chaude, au départ elle est froide. Jusqu'à ce que toute l'eau froide contenue dans la tuyauterie, entre la source d'eau chaude (le cumulus, le chauffe-eau ou la chaudière) se soit écoulée. Au-delà de l'agacement que procure l'attente du précieux fluide chaud, soyez conscients qu'à chaque fois, c'est aussi une perte d'eau potable et d'énergie. Certes, en hiver, cette chaleur participe au chauffage de l'habitation. Mais, d'une part, l'installation de production d'eau chaude sanitaire n'est pas prévue pour cette fonction et d'autre part, cette chaleur est également perdue le reste de l'année. Et l'été, elle participe au réchauffement de la maison, au moment où celle-ci n'en a vraiment pas besoin !

Un dixième de litre d'eau par mètre de tuyauterie, ça semble peu. Mais il est courant d'en avoir 10 m à « vider », ce qui est même un minimum. C'est donc 1 bon litre d'eau qui sera gaspillé à chaque soutirage d'eau chaude. À moins de la récupérer dans un seau, pour l'arrosage ou le lavage de la salade, par exemple.

Calcul de la quantité d'eau contenue dans le tuyau

Vous pouvez calculer la quantité d'eau perdue à chaque soutirage d'eau chaude. Il suffit d'utiliser la formule du volume du cylindre que constitue le tuyau. C'est la surface du cercle de base, multipliée par la hauteur : pi x r^2 x h (avec r = rayon du cercle).

Ici, le cercle c'est la section interne du tuyau et la hauteur, c'est la longueur du tuyau. Si le tuyau est un classique tube de cuivre 14/12 (14 mm de diamètre extérieur pour 12 mm de diamètre intérieur et donc 6 mm de rayon), le calcul donne : 3,1416 x (0,006 x 0,006) pour la surface, soit 0,00011 m^2 ou 1,1 cm^2. Un mètre de tuyau (soit une hauteur de 100 cm) contient donc : 100 x 1,1 = 110 cm^3, c'est-à-dire 0,11 litre.

Il peut s'écouler un certain temps avant que vous n'ouvriez à nouveau ce robinet. L'eau chaude aura eu le temps de se refroidir dans le tuyau. Ceci d'autant plus qu'il fait froid et que l'isolation du tuyau est mauvaise, ou même inexistante. Comme à l'origine c'est de l'eau chaude, il y a en même temps une perte d'énergie. De plus, vous pouvez multiplier la valeur trouvée par 2. En effet, le tuyau étant froid au départ, il va refroidir l'eau chaude jusqu'à ce qu'elle l'ait réchauffé et que leurs températures soient en équilibre. C'est pour cela que l'eau chaude arrive d'abord tiède, avant d'atteindre la bonne température.

En conséquence :

– Utilisez du tuyau de faible section, car les pertes augmentent en proportion de leur diamètre. Mais il y a un minimum à respecter, sinon la pression et les frottements augmentent, ainsi que le bruit d'écoulement.
– Réduisez la longueur de tuyauterie.
– Calorifugez les tuyaux d'eau chaude, pour limiter leur refroidissement. À la fois pendant le soutirage et entre deux soutirages, surtout s'il s'écoule... du temps.
– Utilisez préférentiellement du tuyau plastique (PER, ou polyéthylène réticulé) qui réduit également les pertes de chaleur car il est bien moins conducteur de chaleur que le cuivre.

Le « mur d'eau »

Ce n'est évidemment pas un mur empli d'eau, dans lequel vous puiseriez selon ses besoins. C'est un concept de répartition optimale des postes de soutirage d'eau chaude, en fonction de la configuration des lieux :

– Autant que possible, placez le chauffe-eau au plus près des points d'utilisation : salle de bain, cuisine, buanderie.

– Groupez les éviers, lavabos, bac à douche, baignoire.

– Ne les éloignez pas de la source de production d'eau chaude.

Évidemment, cette démarche est plus facile dans une habitation à construire. Dans le cas d'une maison existante, il ne vous reste plus qu'à bien calorifuger les tuyaux (voir *Isolez vos tuyaux d'eau chaude* p. 178).

Enfin, on entend souvent dire que si une partie des postes d'utilisation d'eau chaude sont éloignés de la source de production, il vaut mieux installer un second ballon d'eau chaude. Ce n'est pas évident. Certes, les pertes de chaleur des tuyauteries seront diminuées. Mais deux ballons au lieu d'un, même si le second est plus petit, vont automatiquement augmenter les pertes de chaleur et donc la consommation d'entretien, pour compenser ces déperditions.

Réduisez la consommation d'énergie de votre ballon d'eau chaude sanitaire

Communément appelé « cumulus », le ballon est le système de production d'eau chaude sanitaire le plus couramment employé. Mais c'est une source importante de pertes de chaleur. Comment les limiter ?

Contrairement aux systèmes à production instantanée (chauffe-eau électrique ou à gaz), le ballon ne nécessite pas de mise en route. Qu'il soit intégré ou couplé à une chaudière, ou encore (ce qui est le cas le plus courant) qu'il soit électrique, son principal avantage est de constituer une réserve d'eau chaude immédiatement disponible. C'est ce qui fait son succès. Mais cet avantage est aussi un grave handicap : la chaleur accumulée ne demande qu'à sortir. Pour limiter ces fuites thermiques, le ballon est isolé.

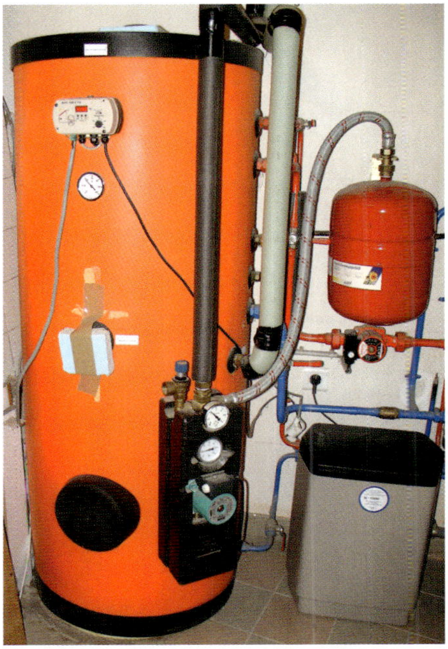

Ballon solaire

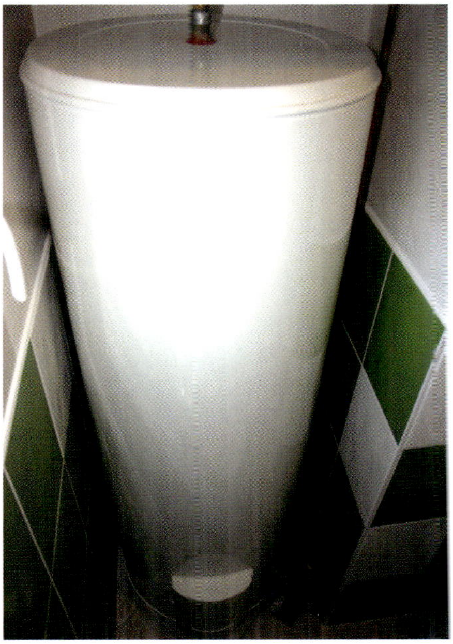

Ballon ordinaire

Un habit pour l'hiver

Le problème, c'est que cette isolation est généralement ridicule : une jaquette en mousse (polyuréthane ou polystyrène extrudé) de seulement 2 cm d'épaisseur. En comparaison, les ballons dits « solaires » (prévus pour les chauffe-eau solaires) reçoivent 5 à 6 cm d'isolant, les modèles haut de gamme bénéficient même d'une isolation renforcée en partie haute (8 à 10 cm) pour tenir compte de la stratification de l'eau chaude. Réglé sur 65° C et avec une

Stratification : chaud sur froid

Dans un volume d'eau chaude, l'eau la plus chaude, plus légère car dilatée, occupe la partie supérieure. C'est comme s'il y avait des strates, des couches d'eau de température croissante au fur et à mesure que l'on monte. Plus la hauteur du ballon est importante par rapport à son diamètre, plus la stratification est forte. Elle est mise à profit pour soutirer en partie haute l'eau la plus chaude. L'eau froide, entrant par le bas, a tendance à y stagner, en attendant d'être réchauffée. C'est aussi pour cette raison que la résistance électrique ou le serpentin de l'échangeur thermique, raccordé à la chaudière, sont également situés en partie basse du ballon.

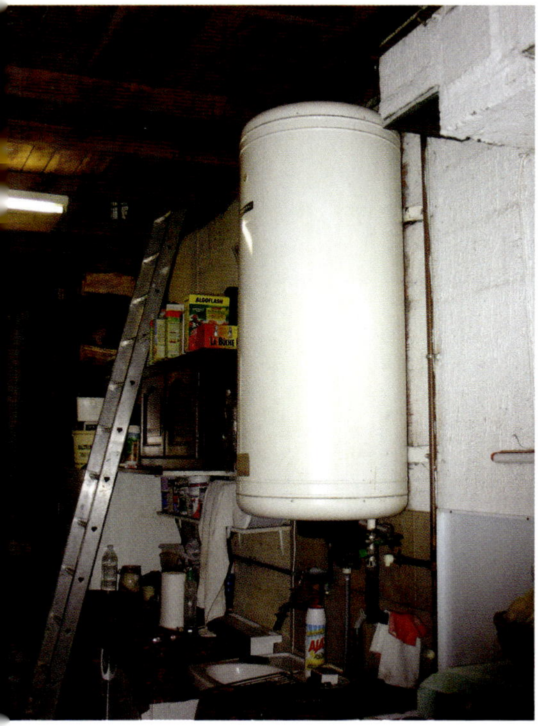

Ballon au froid

température ambiante de 20° C, un ballon de volume moyen (200 litres) peut ainsi consommer 2 kWh par jour : c'est ce qu'on appelle la consommation d'entretien. Simplement pour maintenir l'eau à cette température !

De plus, pour ne pas perdre de volume utile dans la maison, le ballon est souvent installé dans le garage ou dans les combles non isolés. Le bilan thermique se dégrade alors sensiblement : il n'est pas rare de consommer plus de 1 000 kWh par an, juste pour conserver son eau chaude à disposition. Dans ce cas, cette chaleur est complètement perdue car elle ne participe pas au chauffage de l'habitation. Quand le ballon est situé dans la zone à chauffer, ses déperditions sont récupérées l'hiver. Mais elles le sont également l'été, où elles participent à la surchauffe de l'habitation. D'où l'intérêt, encore une fois, d'une bonne isolation du ballon.

7 mesures pour réduire les pertes de chaleur de votre ballon

1) Un meilleur emplacement pour votre ballon

Actuellement, vous ne pouvez sans doute pas faire grand-chose pour l'emplacement de votre ballon. Mais pensez-y, à l'occasion de son remplacement ou de travaux d'aménagement : il sera peut-être temps de revoir sa place dans la maison. Au moins, faites-le réintégrer la zone chauffée. Profitez-en pour le rapprocher le plus possible du principal lieu de consommation d'eau chaude : la salle d'eau. Vous réaliserez ainsi un « mur d'eau » (voir *Un mur d'eau pour réduire les pertes de chaleur dans les tuyaux* p. 163).

2) Choisissez un ballon « compact »

À volume égal, plus le ballon est haut par rapport à son diamètre et plus sa surface augmente. Cette surface est le siège d'un échange thermique avec l'extérieur : l'air et les parois de la pièce. Donc en augmentant cette surface, on accroît aussi les déperditions de chaleur. La stratification augmente également avec la hauteur, ce qui augmente les déperditions de chaleur en partie haute. En clair, plus un ballon est compact, mieux il conserve la chaleur : à volume égal, la surface peut donc pratiquement doubler, entre deux modèles.

Le problème, c'est qu'on trouve surtout des ballons « allongés » : c'est qu'ils prennent moins de place au sol et sont plus faciles à intégrer dans le logement, dans un placard par exemple. Bien sûr, vous ne trouverez pas dans le commerce des ballons de 200 litres mesurant moins d'1 m de hauteur. Mais gardez en tête cette notion de compacité, quand vous devrez remplacer le vôtre.

3) Choisissez un ballon de taille suffisante
Le volume du ballon est calculé pour avoir une autonomie en eau chaude de 24 heures. En général, cela correspond à 40 ou 50 litres par jour et par personne. Ce calcul « à la louche » est basé sur de l'eau à 60° C ou 65° C et un usage « normal », sans précautions particulières. En surdimensionnant l'installation de 20 %, vous pouvez réduire cette température et donc limiter les déperditions de chaleur du ballon. Par exemple : un ballon de 250 litres à 55° C fournit à peu près la même quantité d'eau chaude utilisable à 40° C qu'un ballon de 200 litres à 65° C.

Si vous avez déjà adopté les gestes économes et les bons équipements, vous avez diminué de 20 ou 30 % au moins votre consommation d'eau chaude. Du coup, un ballon de taille standard correspond pour vous à un modèle surdimensionné et vous pouvez aussi réduire la température de l'eau de 10 à 15° C. Dans tous les cas, ne descendez pas au-dessous de 55° C, pour éviter un risque légionellose (voir encadré p. 168).

4) Diminuez la température de votre ballon
Le thermostat du ballon est en principe réglé d'origine pour obtenir une température d'eau chaude de 65° C. Mais bien souvent, il est réglé plus « haut ». L'électricien qui installe le ballon est également tenté de donner un coup de pouce au thermostat. Juste pour éviter d'avoir à revenir, parce que le client vide son ballon dans la journée et se retrouve sans eau chaude le soir. Ainsi, il n'est pas rare d'avoir de l'eau à 70 ou 80° C, voire plus. Avec des déperditions plus importantes, car elles sont proportionnelles à l'écart de température entre l'eau chaude et l'extérieur. Ainsi que des risques accrus de se brûler aux robinets, sauf si votre installation bénéficie d'un mitigeur thermostatique.

Avant toute chose, vous devez connaître la température de votre eau chaude. Si elle est supérieure à 60° C ou 65° C, il ne vous reste plus qu'à la faire baisser (voir *Mesurez la température de votre eau chaude* p. 174 et *Baissez la température de votre eau chaude* p. 176).

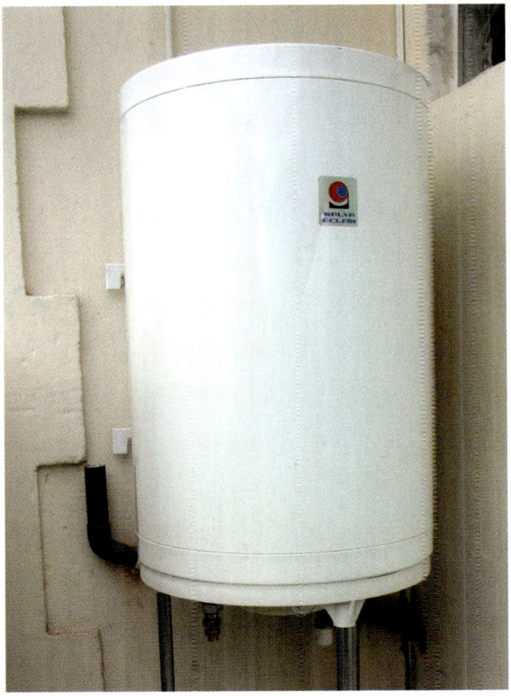

Ballon aux bonnes proportions

Prévention de la légionellose

Legionella pneumophila est une bactérie qui vit dans l'eau douce et peut provoquer une pneumonie, parfois mortelle. Elle survit 1 an entre 5 et 24° C et prolifère entre 25 et 45° C, avec un optimum à 35° C. Mais elle est tuée en 15 minutes à 55° C et en 2 minutes à 60° C. Les risques d'infestation concernent essentiellement les installations collectives, en particulier les tours aéroréfrigérantes des centrales de climatisation qui génèrent des aérosols : de fines gouttelettes infestées, en suspension dans l'air.

Chez le particulier, les risques sont faibles. Ils concernent les systèmes de production d'eau chaude sanitaire par accumulation (le ballon) et uniquement en cas de stagnation de l'eau plus d'une journée, à faible température. Il est déconseillé d'utiliser l'eau du ballon quand elle est descendue à moins de 40° C et qu'elle y a séjourné plusieurs jours à cette température. Il faut attendre qu'elle soit remontée au-dessus de la température critique (50° C) et qu'elle soit à nouveau « stérilisée ».

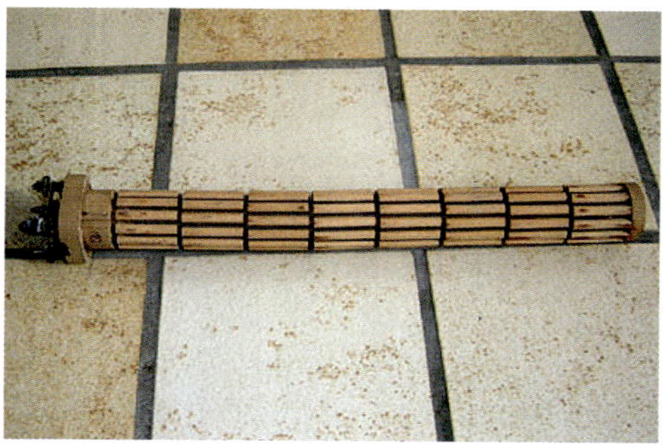

Résistance stéatite.

5) Limitez l'entartrage de votre ballon

Le ballon d'eau chaude « électrique » est entaché d'un autre problème : le calcaire, qui se dépose autour de la résistance de chauffe, sous forme de tartre « incrustant ». Cette couche finit par former une gangue, qui diminue fortement le transfert de la chaleur de la résistance à l'eau qui l'entoure. Un dépôt de 3 mm sur la résistance entraîne une surconsommation d'électricité d'environ 20 %, dans les cas extrêmes la consommation de la résistance peut doubler ! Un ballon équipé d'un échangeur (de type serpentin) souffre peu de ce problème car la surface d'échange thermique est importante, de l'ordre de 1/2 m² pour un volume de 200 litres.

Pour prévenir l'entartrage :
– Adoptez un ballon équipé d'une résistance dite « stéatite », plutôt qu'une résistance immergée ordinaire, moins chère : constituée de filaments métalliques spiralés sur une colonne de pierre réfractaire, la résistance stéatite n'est pas au contact direct de l'eau mais insérée dans un fourreau (un « doigt de gant ») étanche en acier. La chaleur est diffusée à l'eau sur une plus grande surface, ce qui limite l'entartrage.
– Diminuez la dureté de votre eau, si elle est trop calcaire : 30° DH ou plus. Un appareil adoucisseur d'eau réduit considérablement le risque d'entartrage.
– Diminuez la température de l'eau : le tartre se forme surtout à partir de 60° C.

6) Surisolez votre ballon

Sauf si votre ballon est dans le volume chauffé de votre habitation et bénéficie d'origine d'une bonne isolation (c'est loin d'être le cas habituel), vous avez tout intérêt à renforcer cette isolation. Vous pouvez aisément diviser par 2 ou 3 sa consommation d'entretien, soit un gain (selon la capacité du ballon, son isolation et son emplacement) de 200 à 600 kWh par an. (Voir *Améliorez l'isolation de votre ballon d'eau chaude* p. 172)

7) Éteignez votre ballon d'eau chaude

Si votre ballon est électrique, vous pouvez l'arrêter quand vous vous absentez plus de 2 jours. Surtout si c'est en hiver. Vous économiserez alors l'électricité correspondant à sa consommation d'entretien : typiquement 2 kWh par jour pour un ballon de 200 litres, mais ça peut être beaucoup plus.

En revanche, à votre retour l'eau chaude aura refroidi. Plus ou moins, selon la température ambiante, l'isolation du ballon et la durée de l'arrêt. Si elle est à moins de 50°C, évitez de l'utiliser à cause du risque de légionellose.

Après le rebranchement du ballon et si vous bénéficiez d'un double tarif électrique avec l'option « heures creuses » de nuit (c'est généralement le cas lorsqu'on possède un ballon électrique), vous avez le choix entre :

– attendre le lendemain matin pour avoir de l'eau suffisamment chaude ;

– mettre le cumulus en « marche forcée » : il se réchauffera au tarif « heures pleines », 60% plus cher que le tarif « heures creuses ».

En adoptant toutes ces mesures, vous aurez considérablement réduit la consommation d'énergie de votre ballon d'eau chaude sanitaire. Ensuite, si ce n'est pas déjà fait, il vous restera à calorifuger les tuyauteries d'eau chaude, qui sont également une bonne source de pertes de chaleur. Reportez-vous à la fiche bricolage *Isolez vos tuyaux d'eau chaude* p. 178).

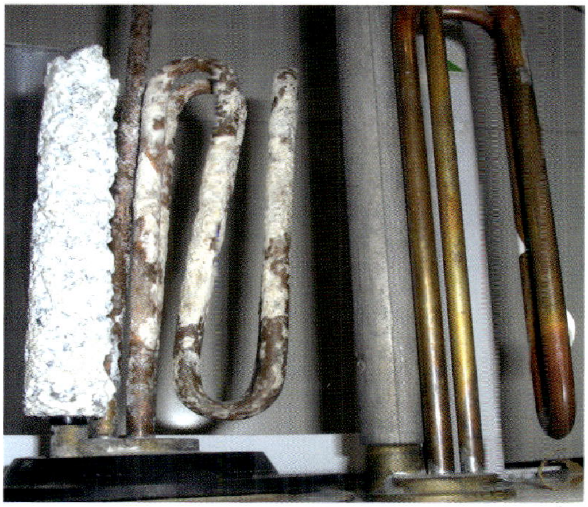

Résistances immergées. À droite, résistance neuve.
À gauche, entartrage important.

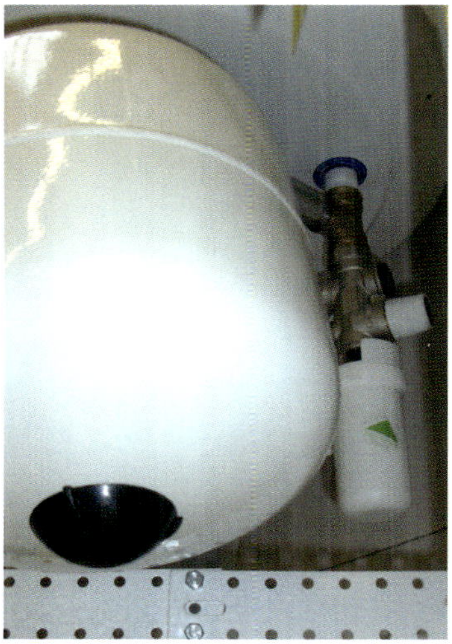

En s'échauffant, l'eau se dilate. Un vase d'expansion évite les pertes d'eau chaude, par le groupe de sécurité.

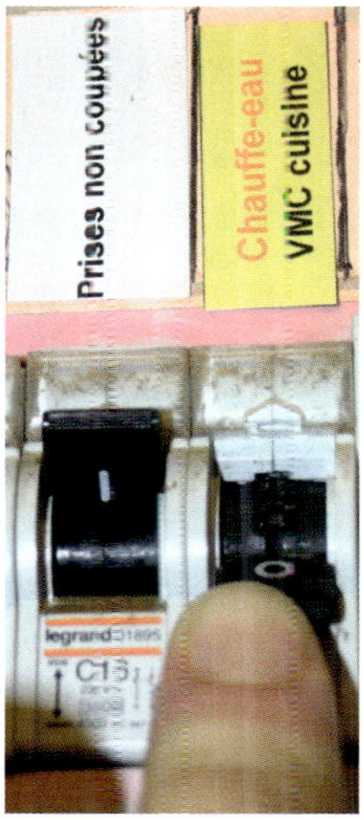

Coupure manuelle du ballon au tableau électrique

Bain ou douche ?

Dans les milieux « écolos », il est de règle de fustiger le bain au profit de la douche. Les deux sont en effet incomparables. Le premier est un gaspilleur d'eau chaude notoire : il en utilise en moyenne 150 litres, alors que la seconde se contente de 4 à 5 fois moins.

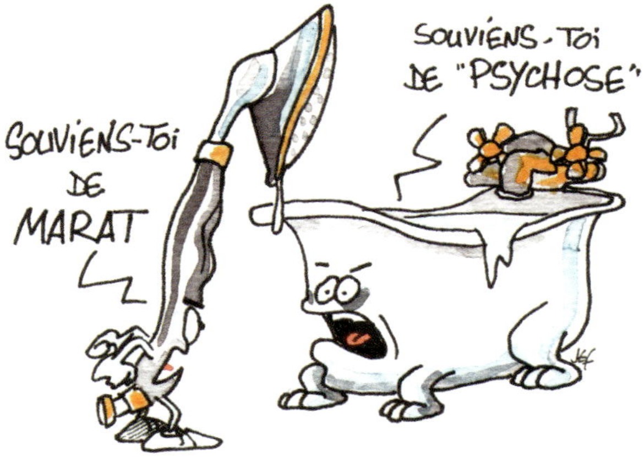

Le rapport de consommation peut être encore plus favorable à la douche : avec une douchette économe et en arrêtant l'eau pour vous savonner, vous en utilisez moins de 20 litres, soit un facteur 10 ! De plus, l'économie est double : moins d'eau, c'est aussi moins d'énergie pour la chauffer. Pour limiter le gaspillage :

– Ne prenez pas plus d'un bain par semaine, plutôt pour la détente ou les soins (sel, algues, huiles essentielles).

– Remplissez la baignoire avec de l'eau à la bonne température, pas trop chaude.

– Ne faites couler que la quantité d'eau nécessaire. Tracez d'abord un repère pour ne pas dépasser le niveau requis : principe d'Archimède oblige, quand vous vous entrez dans l'eau, l'excédent s'évacue par le « trop-plein ».

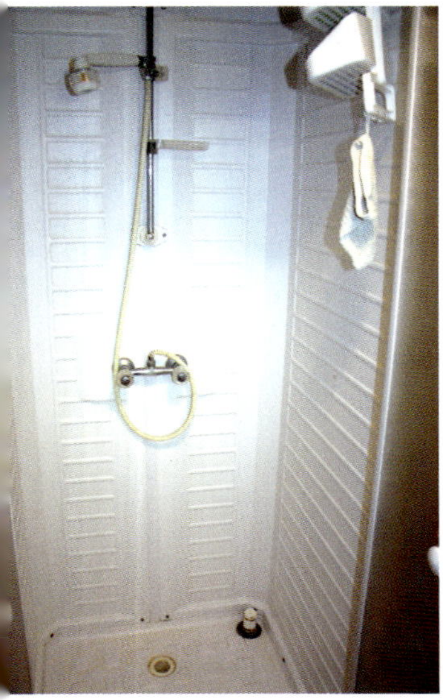

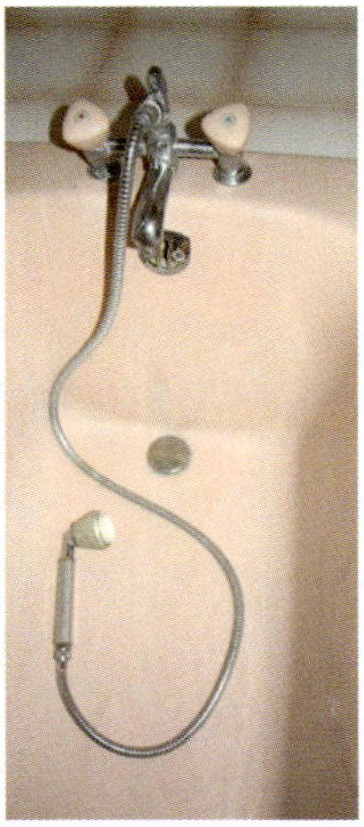

L'opinion d'un épicurien

La douche pour se détendre, c'est aussi bien, mieux même que le bain grâce à l'effet « massage » de l'eau projetée. Après une dure journée, quel plaisir de se mettre sous une douche bien chaude, avec des essences naturelles diffusées dans l'eau par un système que j'ai bricolé. Quinze litres d'eau de pluie, c'est tout.

Sans baignoire et sans regret ! Ou alors, une baignoire de détente dans la véranda ou même dehors. Avec filtration de l'eau, jets de massage et distributeur d'essences aromatiques. Chauffée l'été par un capteur solaire et l'hiver par un poêle à bois. Imaginez le bonheur par un jour de neige d'être dans l'eau chaude sous les arbres, avec les bienfaits des essences naturelles !

Gernalt

Mélangeur ou mitigeur ?

Par rapport à des robinets séparés, le mélangeur est un indéniable progrès. Qui accepterait encore de ne pas pouvoir refroidir l'eau brûlante qui arrive directement du chauffe-eau ?

Le mitigeur est plus performant que le mélangeur, car la manette unique conserve le réglage du mélange eau froide/eau chaude. Vous n'êtes plus tentés de laisser couler l'eau pour ne pas avoir à retrouver ce bon réglage à chaque fermeture des robinets. Théoriquement, il économise 10 à 15 % par rapport au mélangeur.

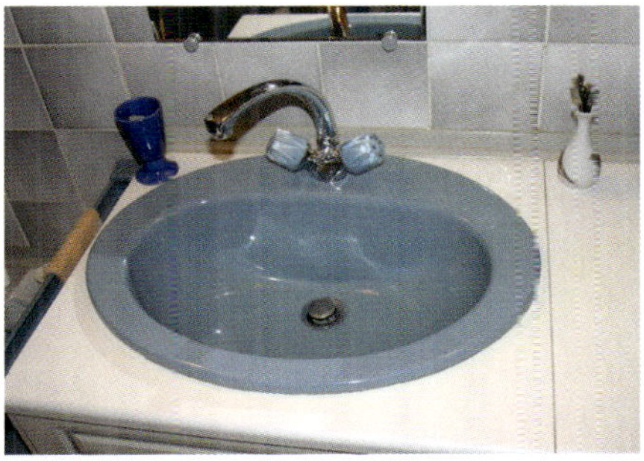

Mélangeur de lavabo

Le problème est que la manette reste le plus souvent en position médiane, même quand vous n'avez pas spécialement besoin d'eau chaude. La plupart du temps, celle-ci n'a pas le temps d'arriver au robinet et se refroidit en pure perte dans le tuyau, surtout s'il est long.

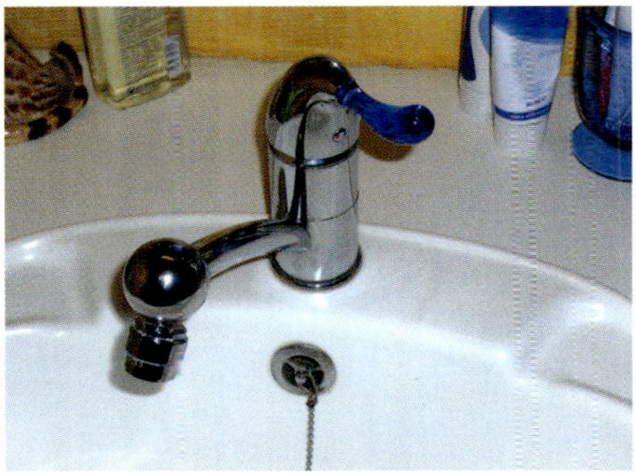

Mitigeur de lavabo

Donc, sous peine d'annuler l'économie qu'apporte l'absence de réglage à tâtons, astreignez-vous à ne tourner la manette à gauche que si vous attendez réellement de l'eau chaude.

Le mitigeur thermostatique est une amélioration : il compense les variations de température de l'eau chaude et maintient une température constante, conforme à celle que vous affichez. Mais si votre tuyauterie est courte et bien isolée, cette fluctuation est minime et ne justifie pas le surcoût, par rapport à un mitigeur ordinaire.

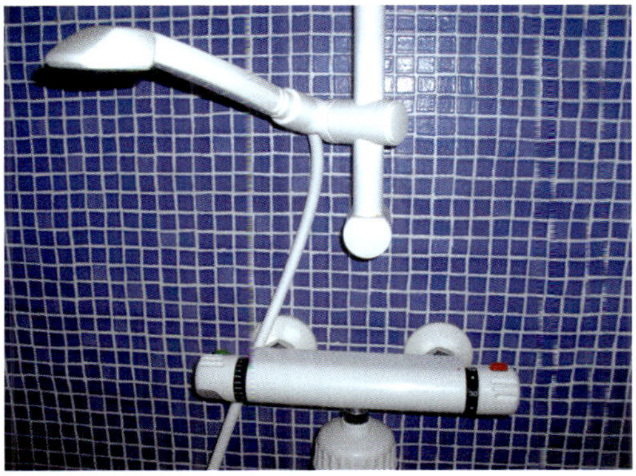

Mitigeur thermostatique de douche

Améliorez l'isolation de votre ballon d'eau chaude

Votre ballon d'eau chaude sanitaire ne bénéficie que d'une isolation « basique ». Il est installé dans une pièce non chauffée ou dans les combles, non isolés. Il est donc la source d'importantes déperditions de chaleur, qui augmentent sa consommation d'énergie. Voici comment renforcer son isolation.

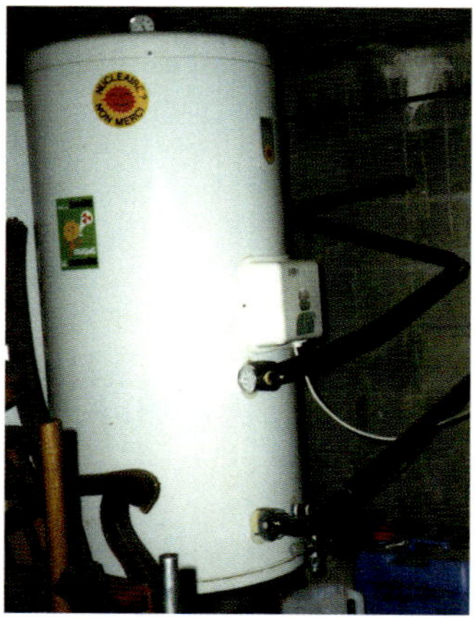

Ballon avant surisolation

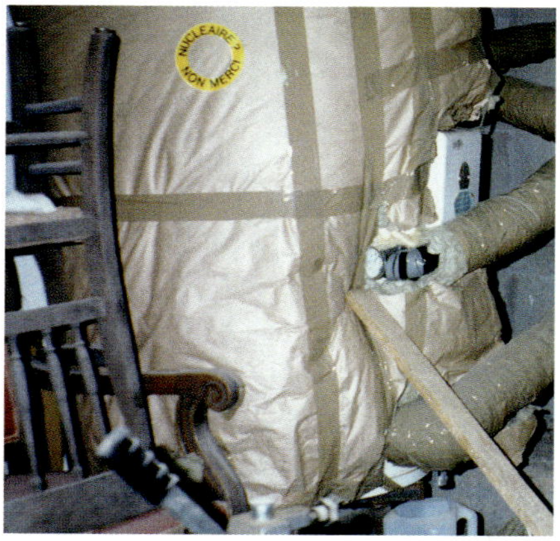

Ballon après surisolation

Ces deux photos montrent mon ancien ballon solaire. Il était installé dans un sous-sol, dont la température descendait volontiers à moins de 10° C en hiver. Avec sa « surisolation », l'eau était de 10° C plus chaude, alors que le ballon bénéficiait à l'origine d'une isolation supérieure à celle d'un cumulus électrique...

Pour améliorer l'isolation de votre ballon, le plus simple (et aussi le plus efficace) consiste à l'entourer d'isolant, de réaliser une seconde jaquette isolante, par-dessus celle d'origine. Selon la place disponible autour, n'hésitez pas à « frapper fort » : 7 à 10 cm de laine isolante. En partie supérieure, vous pouvez doubler cette épaisseur : du fait de sa stratification, c'est là que se trouve l'eau la plus chaude (voir *Réduisez la consommation d'énergie de votre ballon d'eau chaude sanitaire* p. 165).

La laine minérale est facile à trouver et peu chère. Mais je vous la déconseille, à cause des particules irritantes qui s'en échappent, pendant et après sa mise en œuvre. Préférez-lui la version écologique : la laine végétale, disponible auprès des marchands de matériaux sains. Un vieux matelas en mousse peut également faire l'affaire, retirez simplement la housse.

Pour maintenir en place cet isolant, il y a deux cas :
– La laine isolante est revêtue d'un pare-vapeur (type papier kraft). Le plus simple est d'utiliser de l'adhésif large. Optez pour la version écologique, disponible chez les distributeurs de matériaux sains.
– La laine isolante est nue. Maintenez-la en place avec de la cordelette (de chanvre, c'est mieux) et entourez-la éventuellement de papier kraft, maintenu par de l'adhésif (également écologique).

Vous serez peut-être tentés d'utiliser de l'isolant mince, avec des films aluminisés. Outre qu'ils sont peu écologiques, le gain de place annoncé par les publicités n'est pas évident (voir *L'avenir : la haute isolation* p. 21). Si vous tenez néanmoins à l'employer, prenez la version « multicouche » qui a la plus forte épaisseur. Sinon, entourez le ballon de plusieurs épaisseurs, pour atteindre un minimum de 2 cm.

Si votre ballon est camouflé par un habillage (en bois par exemple) formant une sorte de placard, vous pouvez emplir d'isolant l'espace entre le ballon et les parois. Selon la place disponible, n'hésitez pas à en mettre une épaisseur de 10 à 20 cm. Selon votre convenance, vous pouvez utiliser :
– des chutes de laines isolantes (de préférence végétales) ;
– des copeaux de bois (gratuits chez les menuisiers, qui sont souvent contents de s'en débarrasser) ;
– des « chips » d'emballage en polystyrène, également gratuits mais moins écologiques ; les sociétés de vente par correspondance en donnent généreusement avec chaque colis.

Pour conserver l'accès à certains organes du ballon (la résistance électrique, le « trou d'homme » servant à retirer régulièrement le tartre qui se dépose éventuellement en fond de réservoir, l'anode anti-corrosion), vous devrez réaliser une trappe de visite (ou plusieurs, selon l'espacement de ces organes). Pour que l'isolant en vrac ne fuie pas par ces « regards », réalisez des cadres intérieurs en bois, qui rattrapent l'espace entre l'habillage et le ballon.

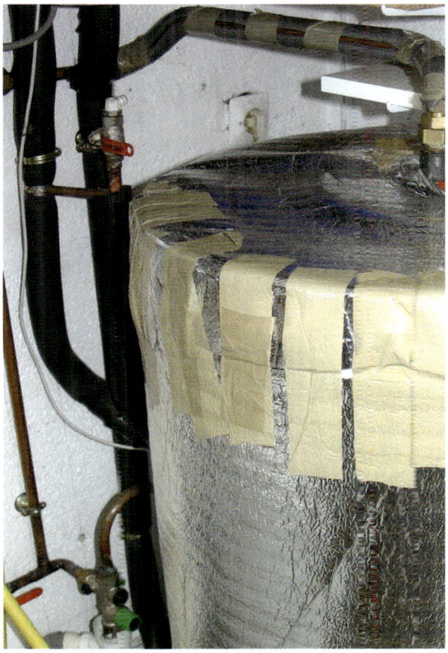

Surisolation avec isolant mince

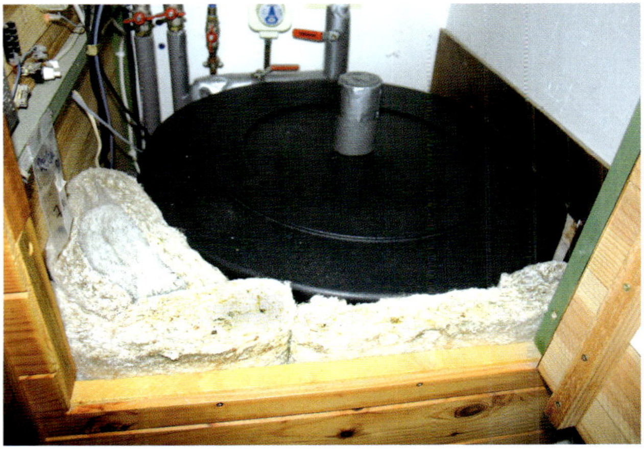

Surisolation en laine de chanvre

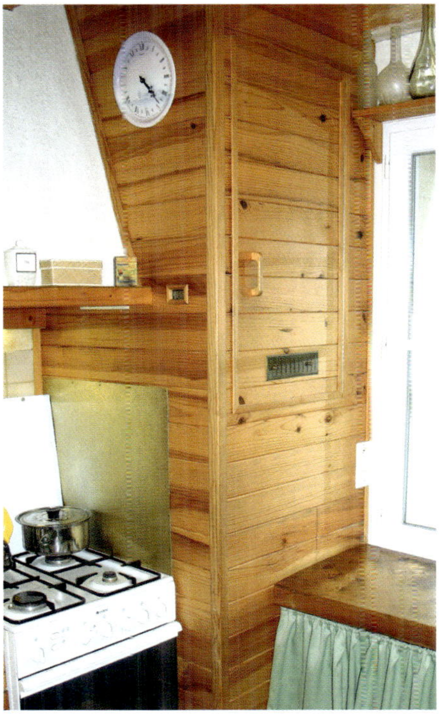

Ballon habillé de lambris

Mesurez la température de votre eau chaude

Votre eau chaude est peut-être trop chaude. Le thermostat du ballon ou de la chaudière est, en principe, réglé au départ pour obtenir une température d'eau chaude de 60 à 65° C. Mais bien souvent, elle est réglée plus haut, ce qui entraîne des pertes de chaleur importantes. Voici comment vérifier cette température.

Si votre eau chaude sanitaire est produite par un ballon et qu'elle est à plus de 60° C, vous surconsommez de l'énergie. Pour 10° C de « surchauffe » et en fonction de la température ambiante (et donc de l'emplacement du ballon) cette surconsommation est de 15 à 30 %. Et si l'eau est à 70 ou 80° C, votre surconsommation peut être multipliée par 2 !

À la clé, vous avez aussi l'entartrage accéléré et l'usure prématurée du ballon, ainsi que des robinets et des mitigeurs, en particulier les mitigeurs thermostatiques, plus fragiles. Une température de 60° C est largement suffisante, vous avez vu au chapitre *Réduisez la consommation de votre ballon d'eau chaude* p. 172), que vous pouvez même descendre un peu plus bas...

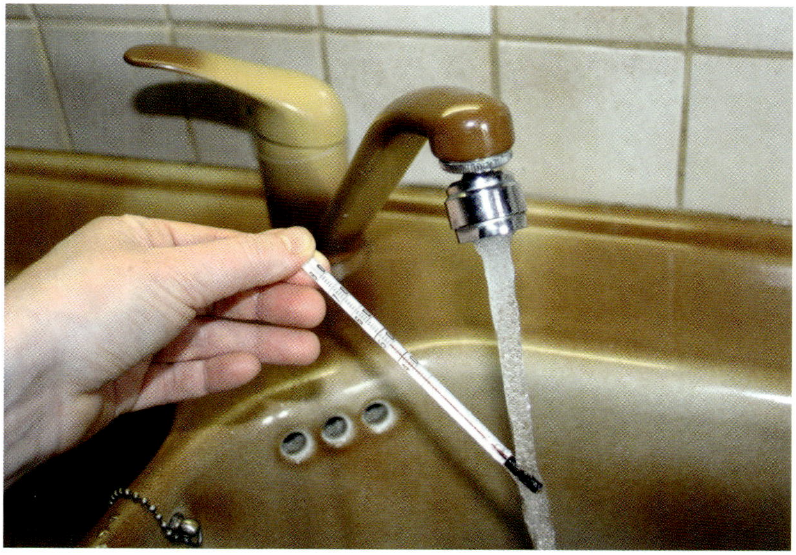

Mesure au thermomètre à lait

Prenez la température à l' « ancienne »

Avant toute chose, vous devez connaître la température de votre eau chaude. Votre installation de production d'eau chaude sanitaire n'est peut-être pas équipée d'un thermomètre, c'est souvent le cas. Vous devrez faire la mesure manuellement.

Utilisez un bon vieux thermomètre. Il doit monter à 90 ou 100° C, donc prenez un thermomètre à lait ou un thermomètre de stérilisateur à conserves, ou encore un thermomètre électronique. Si votre eau chaude est produite par un ballon électrique, effectuez la mesure le matin : l'eau réchauffée la nuit, pendant la période tarifaire « heures creuses », n'a pas encore été utilisée et c'est donc le moment où sa température est maximale.
1) Ouvrez le robinet d'eau chaude le plus proche du ballon.
2) Sous le filet d'eau chaude, mettez la partie sensible du thermomètre.
3) Attendez que la température soit stabilisée, car le tuyau est froid au départ.
4) Lisez maintenant la température de votre eau chaude.

Maintenant, vous connaissez la température de votre eau chaude. Si elle est à plus de 60° C, et même à plus de 55° C, il ne vous reste plus qu'à la baisser : voir *Baissez la température de votre eau chaude* p. 176).

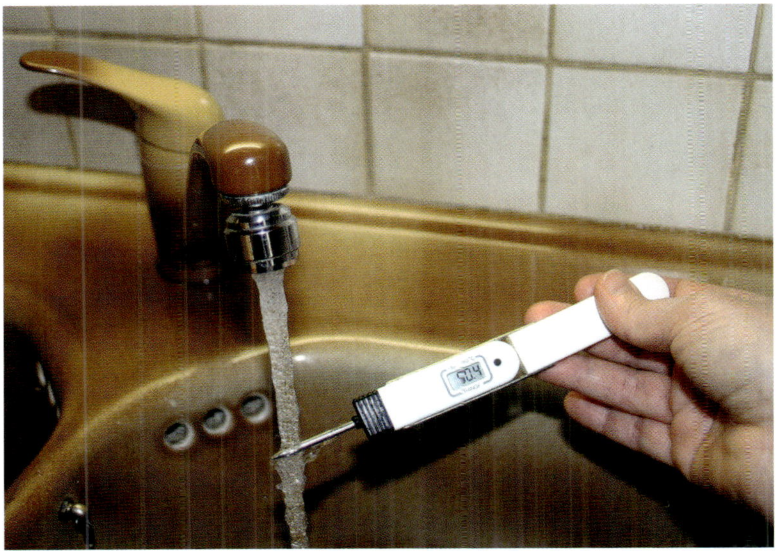

Mesure au thermomètre électronique

Baissez la température de votre eau chaude

Vous avez mesuré la température de votre eau chaude. Elle est à plus de 60° C, c'est trop. Voici comment « corriger le tir ».

Prévention de l'électrocution

Avant d'ouvrir le capot pour modifier le réglage du thermostat, vous devez impérativement couper l'alimentation électrique du ballon, au niveau du tableau électrique. Si vous n'êtes pas sûrs du bon fusible ou disjoncteur, pas d'hésitation : coupez l'alimentation générale au niveau du compteur électrique !

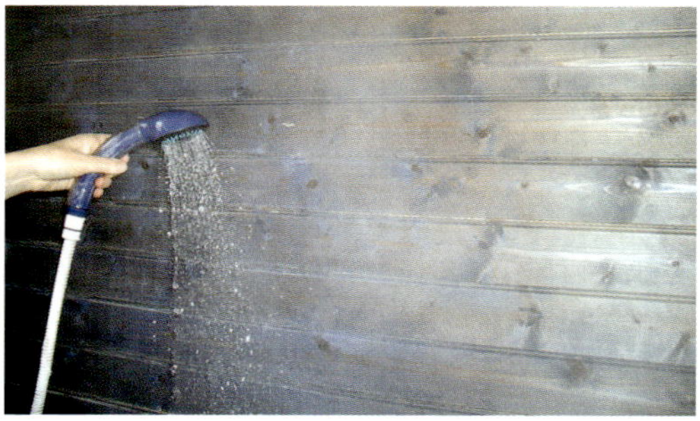

Trop chaude !

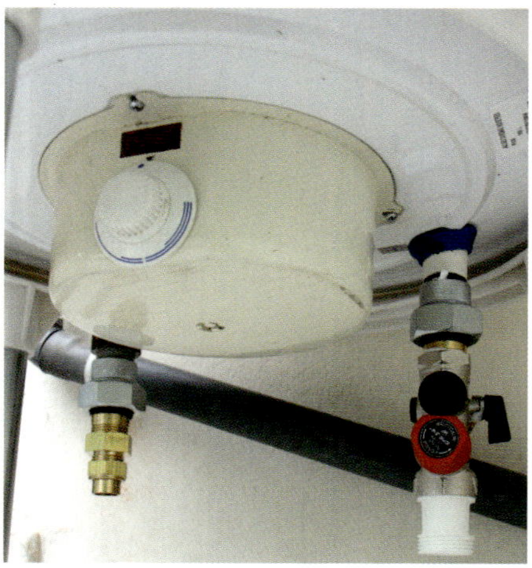

Un thermostat très accessible

Si votre eau chaude est produite par un ballon intégré ou couplé à une chaudière, c'est on ne peut plus simple : réglez la température à partir de la molette de commande du thermostat, en général elle est située au niveau de la chaudière.

Si votre eau chaude est produite par un ballon électrique, deux cas se présentent :
– le thermostat est équipé d'une commande, accessible au niveau du capot : vous avez juste à tourner la molette, les températures sont généralement affichées ;
– le thermostat est derrière le capot de protection de la résistance électrique : dévissez le capot et, avec un tournevis, tournez la vis de réglage dans le sens inverse des aiguilles d'une montre ; si les températures ne sont pas affichées, tournez-la juste un peu, en fonction du résultat vous serez peut-être amenés à modifier à nouveau le réglage.

Dans tous les cas, après avoir modifié le réglage du thermostat, vous devrez vérifier la température de l'eau le lendemain (voir *Mesurez la température de votre eau chaude* p. 174). Un nouvel ajustement sera éventuellement nécessaire.

Le robinet thermostatique : obligatoire !

Cet équipement devrait être systématiquement posé sur toute installation de production d'eau chaude sanitaire. C'est une vanne mélangeuse, équipée d'un thermostat réglable par une molette. Installé dès la sortie « eau chaude » du préparateur d'eau chaude, le robinet thermostatique mélange automatiquement l'eau chaude avec de l'eau froide, pour obtenir de l'eau à la température d'utilisation : 40° C. Pour vous, les avantages sont importants :

– vous réduisez les déperditions de chaleur dans vos tuyauteries ;
– vous limitez l'entartrage de vos tuyaux, robinets, flexibles et douchettes ;
– vous protégez la cartouche céramique de vos robinets thermostatiques, sensibles à l'eau trop chaude et au tartre ;
– vous et surtout vos enfants ne risquez plus de vous brûler aux robinets : à 60° C, ce risque existe.

Si, après avoir baissé la température, vous vous retrouvez régulièrement à court d'eau chaude en fin de journée, un conseil : ne l'augmentez pas. Investissez plutôt dans des équipements pour réduire votre consommation d'eau : les réducteurs de débits pour les robinets et les douchettes à économie d'eau (voir *Réduisez le débit de vos robinets et douchettes* p. 145).

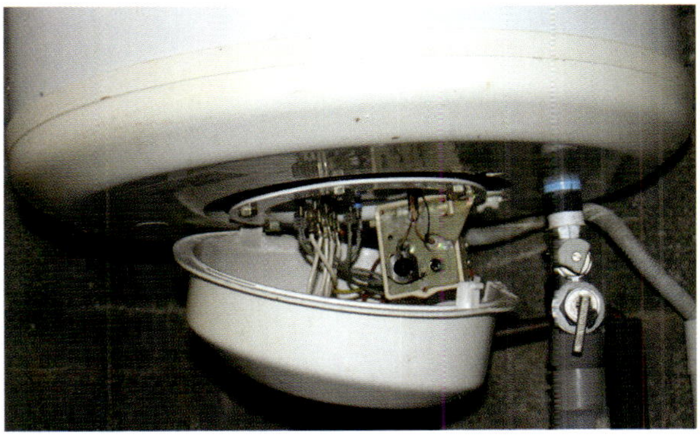

Ouverture du capot de protection

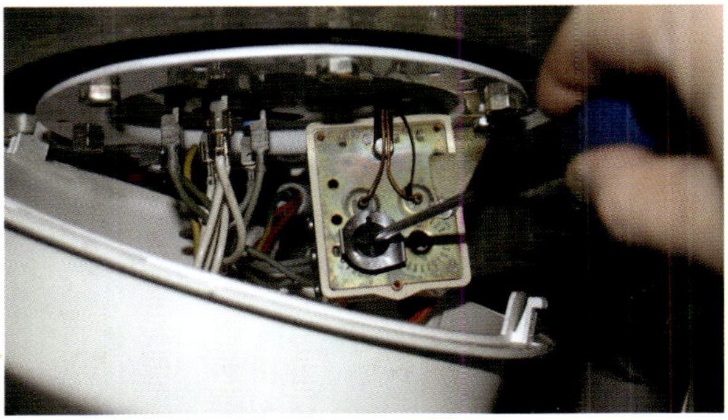

Réglage de la température du thermostat

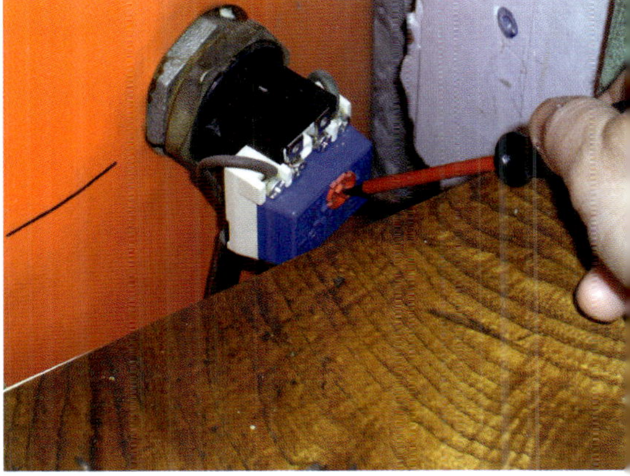

Réglage de la température du thermostat : autre cas

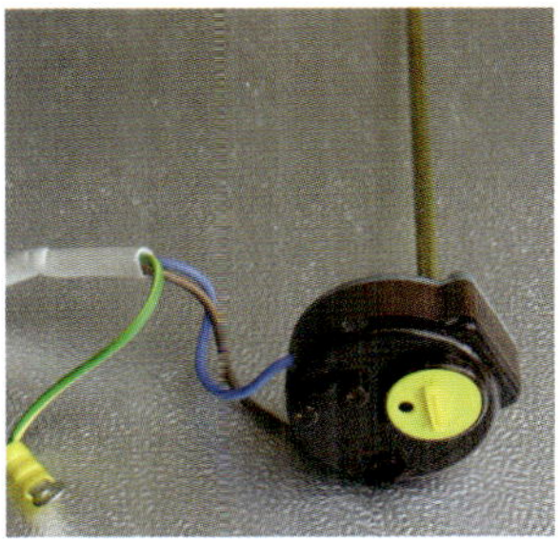

Thermostat de ballon d'eau chaude

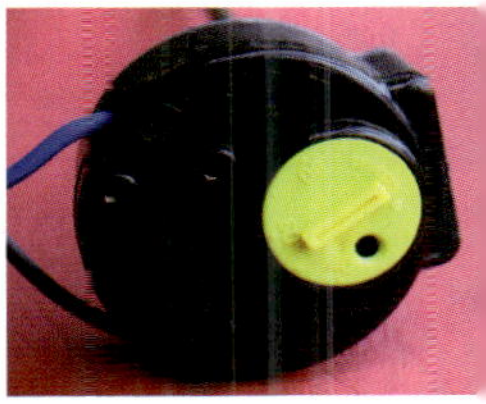

Vis de réglage du thermostat

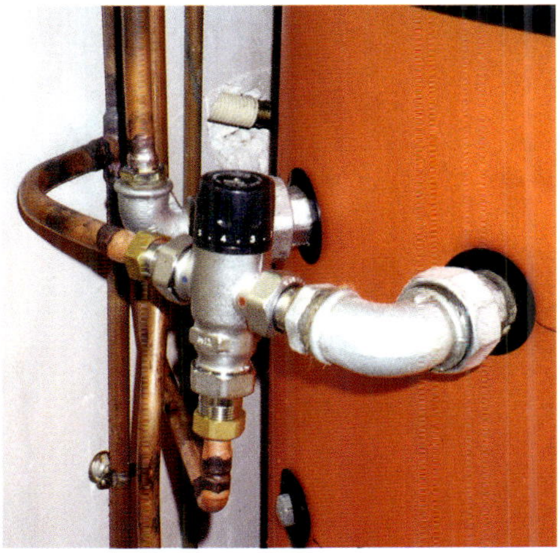

Robinet thermostatique sur la sortie « eau chaude » du ballon. En bas : l'arrivée d'eau froide ; à droite : l'arrivée d'eau chaude ; au centre : la molette de réglage ; à gauche : la sortie « eau tiède »

Isolez vos tuyaux d'eau chaude

S'il est à l'air libre, votre réseau de tuyaux d'eau chaude constitue un véritable radiateur. Ce n'est évidemment pas ce vous attendez de lui. Voici comment l'isoler dans les règles de l'art.

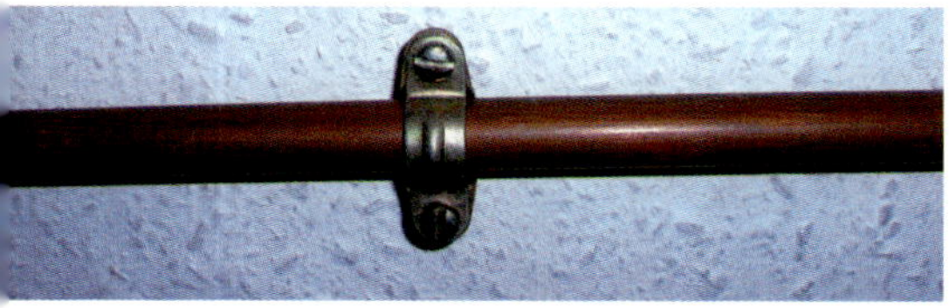

Calcul de la surface externe d'un tuyau

La formule est celle de la surface d'un cylindre : 2 x Pi x R x H.

R est le rayon du tuyau et H sa hauteur (dans le cas présent, c'est sa longueur).

Le rayon d'un tuyau 12/14 (12 mm de diamètre intérieur pour 14 mm de diamètre extérieur) est de 7 mm ou 0,007 m.

Pour une longueur d'1 m, le calcul donne : 2 x 3,1416 x 0,007 x 1 = 0,044 m^2 ; 10 m de tuyauterie présentent donc une surface d'échange thermique de 0,44 m^2.

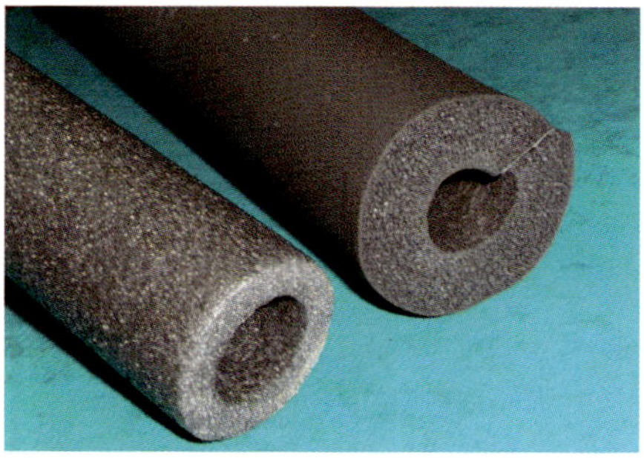

Manchons en mousse isolante. À gauche : épaisseur de 10 mm ; à droite : épaisseur de 13 mm

Les tuyauteries qui acheminent l'eau chaude sanitaire, de la source (le chauffe-eau, le ballon ou la chaudière) aux différents points de puisage (les robinets, les mitigeurs et les douchettes) n'ont généralement pas l'attention qu'ils méritent. Prenez le cas d'un banal tube de cuivre 12/14, très courant dans les installations sanitaires. La surface externe de 10 m de tuyau est de 0,44 m^2 : c'est pratiquement l'équivalent d'un radiateur de 1/2 m^2. Et il n'est pas rare d'avoir 15 ou 20 m de tuyaux « chauds » dans une habitation !

Quand l'eau chaude circule, la perte de chaleur n'est pas négligeable, ceci d'autant plus que les tuyaux sont souvent positionnés au niveau du sol, qui est généralement une zone plus froide. Certes, l'hiver cette chaleur est en grande partie récupérée par la maison et participe à son chauffage. Mais le reste de l'année, c'est bien de chaleur perdue qu'il s'agit. Pire, en été elle participe à la surchauffe de l'habitation.

Vous avez compris l'intérêt de calorifuger vos tuyaux. Mais encore faut-il le faire bien.

1, 2, 3... calorifugez !

Le plus efficace est d'entourer les tuyaux de manchons isolants en mousse à alvéoles fermées, de polyuréthane semi-rigide ou de caoutchouc synthétique expansé. Les seconds sont préférables, car ils sont beaucoup plus souples et épousent mieux les courbes des tuyaux. De plus, ils sont généralement d'épaisseur supérieure. Dans le commerce, on vous propose surtout des manchons de 10 mm, mais vous devez utiliser ceux qui ont une épaisseur minimale de 13 mm. Les manchons existent également en laine minérale, mais ils sont à éviter, si vous ne voulez pas disperser et respirer des fibres irritantes...

Les manchons sont pré-fendus. Il vous suffit de les ouvrir légèrement pour faire entrer le tuyau dans le trou central. Puis encollez les deux bords de la fente, avant de les rapprocher pour les sceller. Utilisez de préférence de la colle écologique, sans émanation toxique. Certains modèles de manchons bénéficient de bandes pré-encollées : il vous suffit de retirer la pellicule de protection. Pour maintenir la « coquille » isolante fermée, une autre solution consiste à utiliser de la bande adhésive large. Là aussi, la version écologique existe.

S'il y a suffisamment de place autour du tuyau, vous pouvez aller jusqu'à 19 mm d'épaisseur, mais ces manchons ne se trouvent habituellement que chez les fournisseurs de matériel pour la plomberie et le chauffage.

Si vous avez une portion de tuyauterie dans une pièce froide (garage, cave, combles), n'hésitez pas : doublez l'épaisseur : 2 manchons, l'un entourant l'autre pour atteindre une épaisseur de 26 à 38 mm. Votre eau chaude vous en sera reconnaissante !

Les manchons présentent un second intérêt : ils isolent également acoustiquement, en atténuant des bruits d'écoulement de l'eau. Vous pouvez également recourir à l'alternative écologique, de la laine isolante (chanvre ou lin) de 2 à 4 cm d'épaisseur :

– Découpez des bandes étroites (5 à 10 cm) de laine.
– Entourez le tuyau, en faisant des spires jointives mais néanmoins pas trop serrées sur le tuyau, pour ne pas comprimer la laine et préserver son épaisseur.

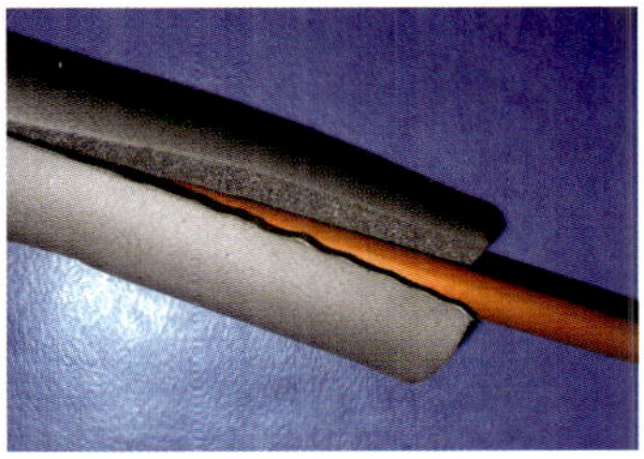

Mise en place sur le tuyau

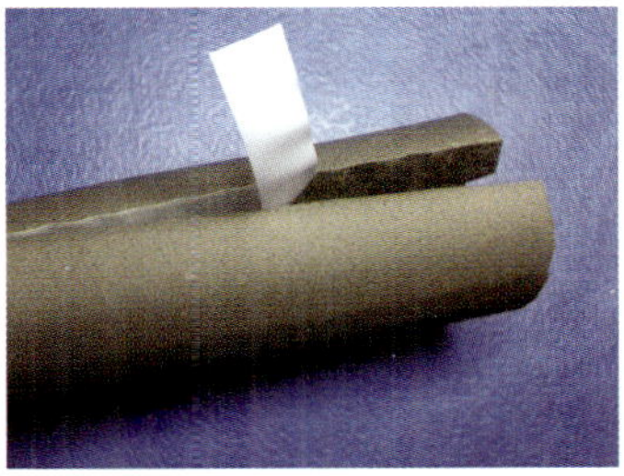

Manchon isolant à bande pré-encollée

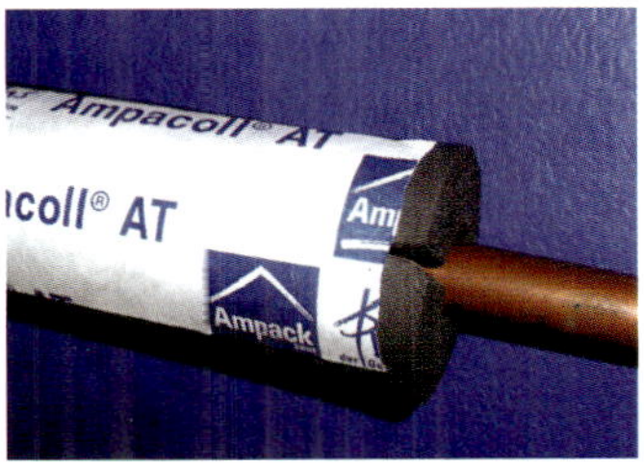

Sans encollage, utilisation de bande adhésive

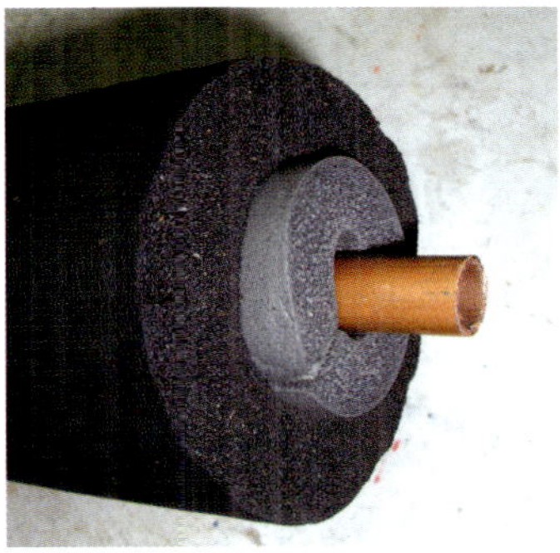

Double manchon

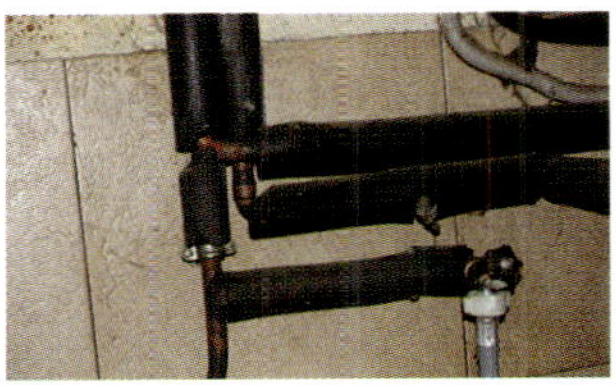

Des raccords peu soignés

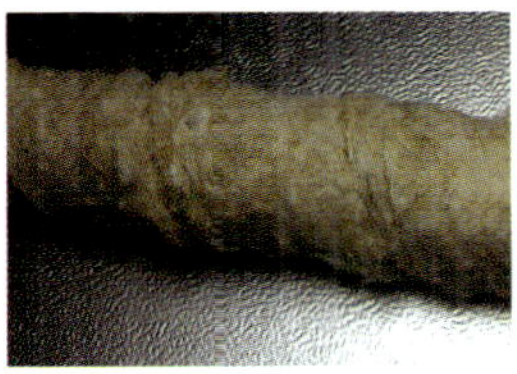

Laine enroulée

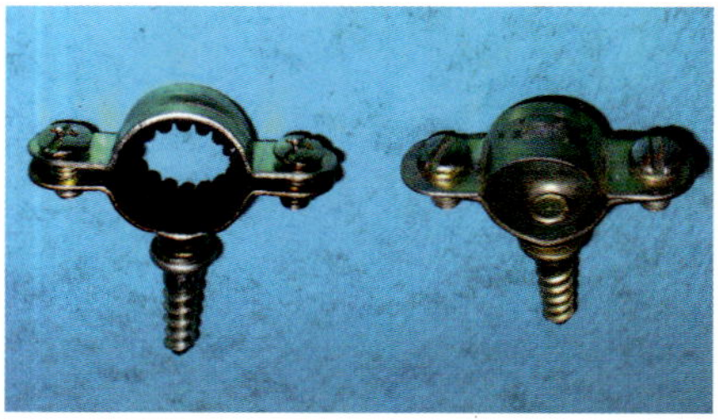

Collier simple et collier isophonique

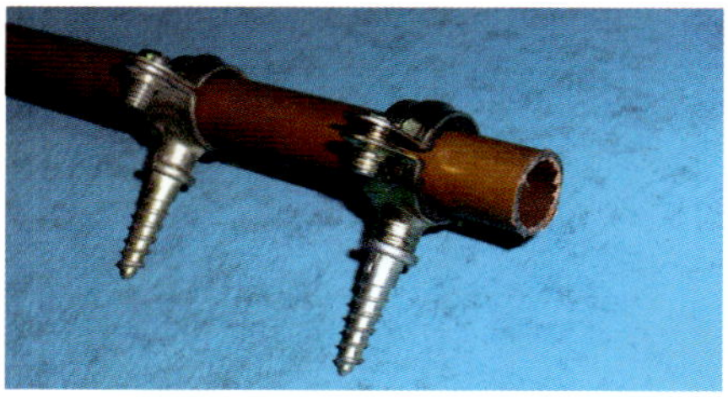

Les mêmes, autour du tuyau

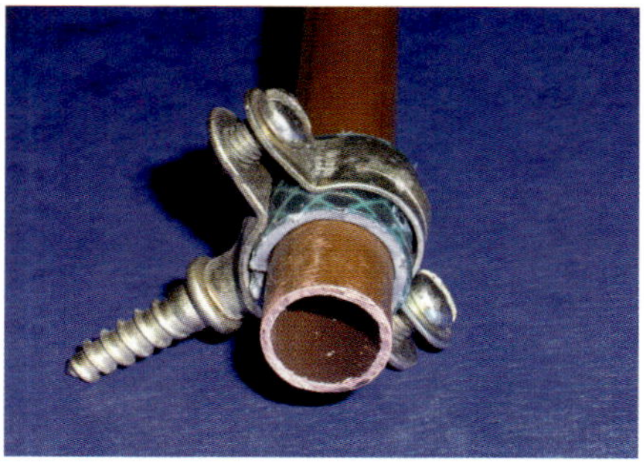

Collier avec morceau de tuyau d'arrosage

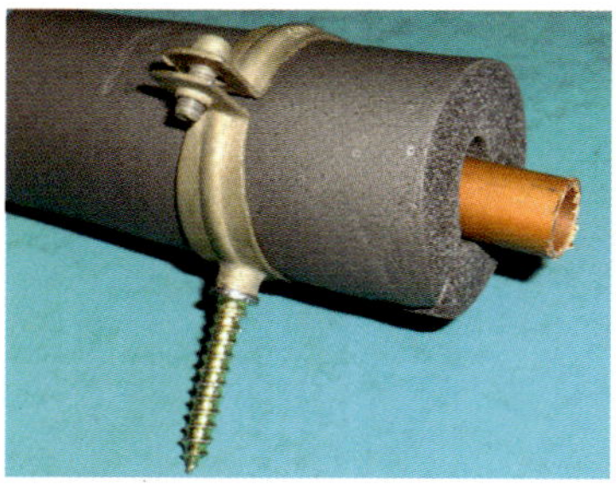

Collier autour du manchon

Ou encore, vous pouvez utiliser des bourrelets de laine, mais ils sont plus difficiles à trouver.

Attention aux ponts thermiques

Vous devez isoler les tuyaux d'eau chaude sur tout leur trajet, depuis la sortie de la chaudière ou du ballon jusqu'aux points de puisage, sans discontinuité. Ce n'est pas toujours simple, en particulier au niveau des raccords en T : pour ajuster au mieux les différentes sections, vous serez amené à réaliser des coupes en biseau, puis à bien coller entre elles les différentes parties (adhésif ou colle). Je vous encourage à soigner particulièrement ces parties, qui sinon peuvent devenir des ponts thermiques : des zones peu où pas isolées, par où la chaleur s'échappe vers l'extérieur. Ces ponts thermiques dégradent le résultat global de l'isolation.

Il existe une autre source de ponts thermiques, qui est très souvent oubliée alors qu'elle est une cause importante de déperditions : les colliers de fixation des tuyaux dans les murs et les cloisons. Surtout avec les tuyaux de cuivre, car c'est le métal le plus conducteur de chaleur. Chaque collier, vissé dans le mur, même si c'est par l'intermédiaire d'une cheville en plastique, légèrement isolante, conduit une partie de la chaleur du tuyau dans le mur. C'est plus grave si ce mur donne sur l'extérieur et qu'en plus il est mal ou, pire, pas du tout isolé.

Le plus souvent, les manchons isolants sont posés par-dessus les colliers. De ce fait, les ponts thermiques sont conservés. Un premier début de solution consiste à utiliser, à la place des colliers ordinaires, des colliers isophoniques, garnis d'une gaine intermédiaire en caoutchouc. Bien que prévus pour réduire les ponts phoniques et donc les bruits d'écoulement, ils réduisent également un peu les pertes de chaleur. Les colliers isophoniques étant chers, vous pouvez simplement entourer le tuyau de petits tronçons de tuyau d'arrosage, avant de serrer les colliers ordinaires. Ne les serrez pas trop fort, pour ne pas réduire l'effet « anti-pont thermique ».

La vraie solution consiste à serrer les colliers autour du manchon isolant. Ce qui suppose d'utiliser des colliers de fort diamètre : 40 mm, dans le cas du manchon de 13 mm d'épaisseur. Au cas où vous doublez les manchons (dans les pièces froides), vous pouvez utiliser des colliers pour descente de gouttière, d'un diamètre de 8 ou 10 cm.

Enfin, il vous reste à soigner les traversées de murs et de cloisons : pour respecter la continuité de l'isolation du tuyau, le trou de passage doit être au diamètre du manchon isolant. Si l'installation est déjà réalisée, il ne vous reste plus qu'à jouer du marteau et du burin pour élargir le passage autour du tuyau...

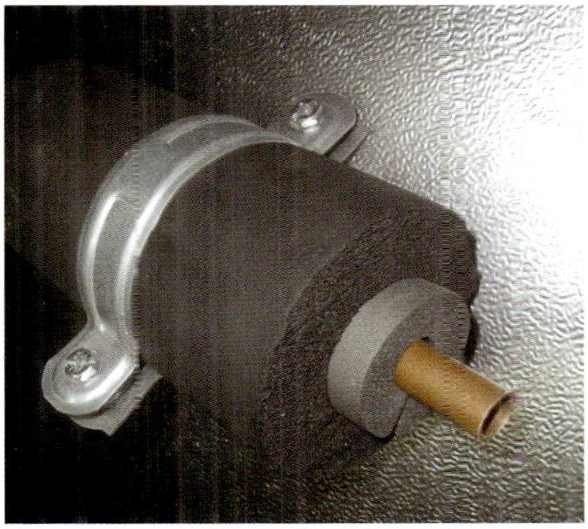

Pour les gros diamètres : collier de descente de gouttière

Des plinthes isolantes

Voici une solution d'isolation élégante : cachez vos tuyaux dans une plinthe « épaisse ».

Réalisez cette goulotte à partir de petits tasseaux en bois, fixés au sol et dans le mur. Sur celui qui est au sol, vissez la plinthe en bois, sur laquelle vous aurez auparavant vissé un autre petit tasseau, à la même hauteur que celui du mur.

Emplissez l'espace autour des tuyaux, avec les isolants de votre choix : des chutes de laine d'isolation, des copeaux de bois ou... des chips d'emballage, comme pour l'isolation du ballon d'eau chaude. Il ne vous reste plus qu'à fermer le couvercle de cette « boîte » avec une planchette (plinthe ou lame de lambris, coupées à la bonne largeur).

Avec ce système d'isolation, les colliers restent en place. Mais comme les tuyaux sont protégés, vous pouvez sans problème espacer les colliers de 2 m. Le nombre de ponts thermiques sera réduit et vous les atténuerez, en utilisant des colliers isophoniques, ou leur alternative pas chère.

La plinthe aura une largeur de l'ordre de 5 cm, ce qui n'est pas forcément gênant. Outre qu'elle sera par endroits invisible (fonds de placards), elle peut devenir un élément de décoration : servir de mini étagère basse, par exemple...

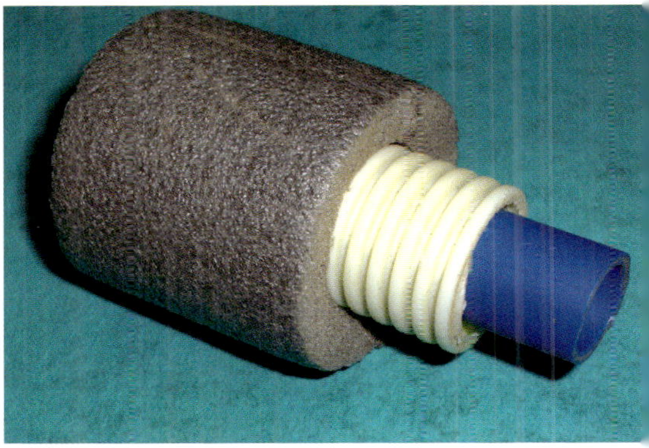

Tuyau en PER dans sa gaine annelée et son manchon isolant

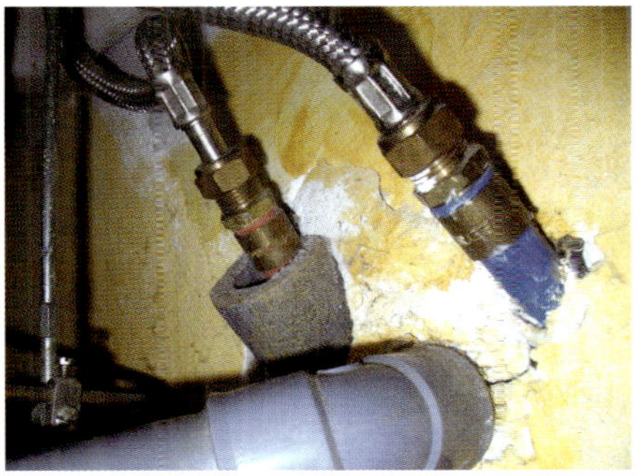

Intégration de l'ensemble dans une cloison

Le plastique, pourquoi pas ?

De plus en plus, le plastique (PER ou polyéthylène réticulé) remplace le cuivre pour les tuyauteries d'eau chaude sanitaire. Les avantages sont multiples :

– plus besoin de souder les tuyaux, il suffit d'une pince spéciale pour sertir les raccords : réaliser soi-même son installation de plomberie devient (presque) un jeu d'enfant ;

– le tube PER est moins cher que le tube en cuivre ;

– le plastique est légèrement isolant, contrairement au cuivre.

Autre avantage : sur une longueur de tuyau importante, vous ne risquez plus les fuites, du fait qu'il n'y a plus de raccords soudés. Du coup, vous pouvez faire disparaître les tuyaux en plastique en les faisant passer dans les cloisons, ou plutôt dans l'isolant entre le mur et la contre cloison. Et dans ce cas, plus besoin de colliers de fixation. Il faudra auparavant faire passer les tuyaux dans une gaine de protection (en plastique annelé) qui jouera également un petit rôle d'isolant. Mais vous ne serez quand même pas dispensés d'ajouter un manchon en mousse isolante.

Au final, du point de vue thermique, l'ensemble tube plastique + gaine + manchon est supérieur à la version avec tube en cuivre.

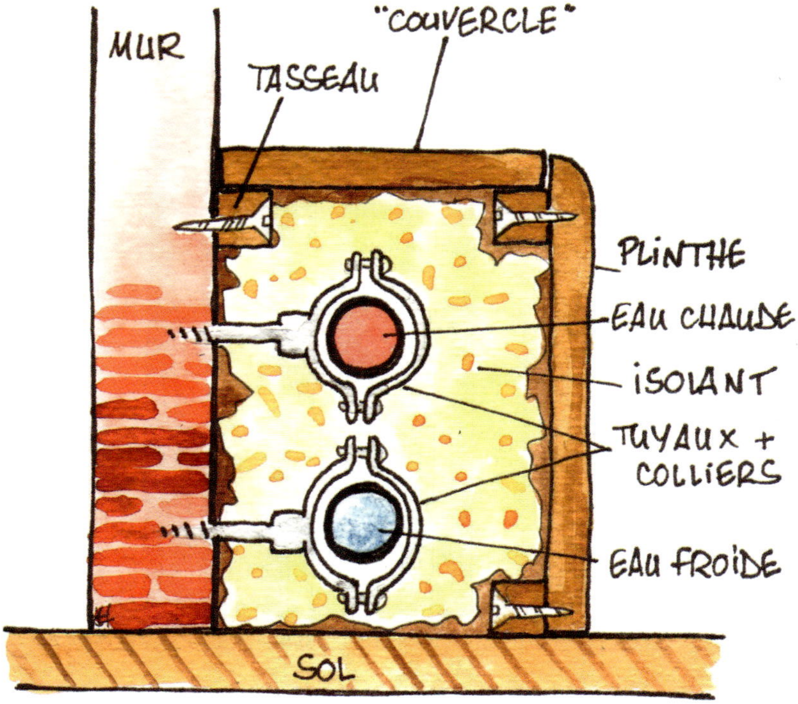

La plinthe isolante

4 Les équipements « eau »

Laver sans salir la planète

La vaisselle

Moins de la moitié des logements sont équipés d'un lave-vaisselle.

Est-ce la force de l'habitude qui nous fait encore laver la vaisselle à la main ? Car les lave-vaisselle sont devenus silencieux et sobres, du point de vue « énergético-aquatique » : les meilleurs modèles ne consomment qu'1 kWh et moins de 15 litres d'eau par cycle. La plonge peut difficilement rivaliser !

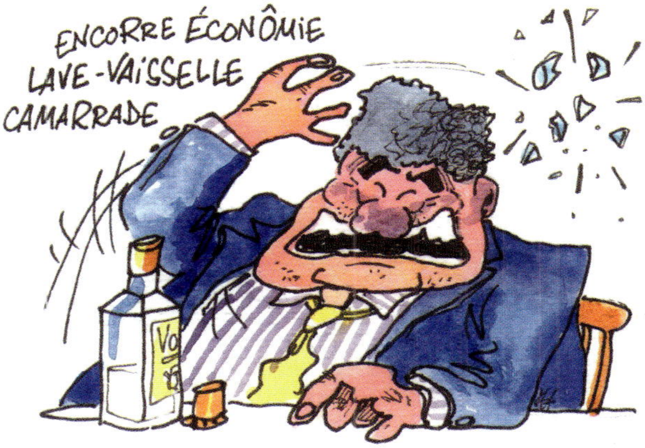

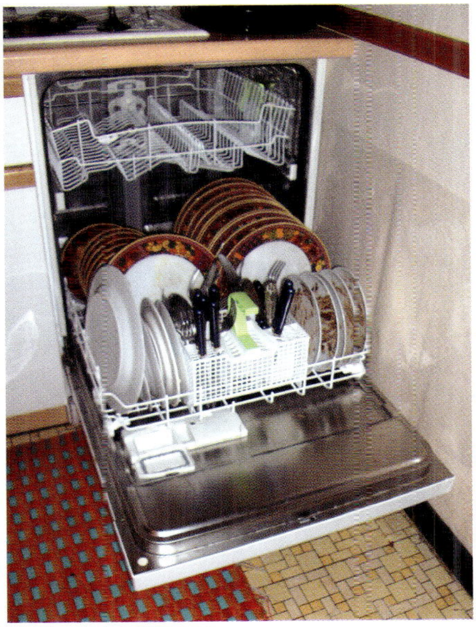

En revanche, ils continuent à consommer de fortes doses de détergents et d'anti-calcaire, pas nécessairement écologiques. Et dans le bilan comparatif avec le lavage à la main, l'énergie grise de la machine n'est pas prise en compte.

Le lavage à la main peut ne pas consommer plus d'eau que le lave-vaisselle. Contrairement à ce qui est souvent préconisé, s'il y a peu de vaisselle il est préférable de ne pas remplir d'eau les bacs de l'évier (un pour le lavage, l'autre pour le rinçage), mais de laver sous le robinet. À condition d'équiper l'évier d'un mitigeur et d'un réducteur de débit. Et de ne pas laisser couler l'eau en permanence !

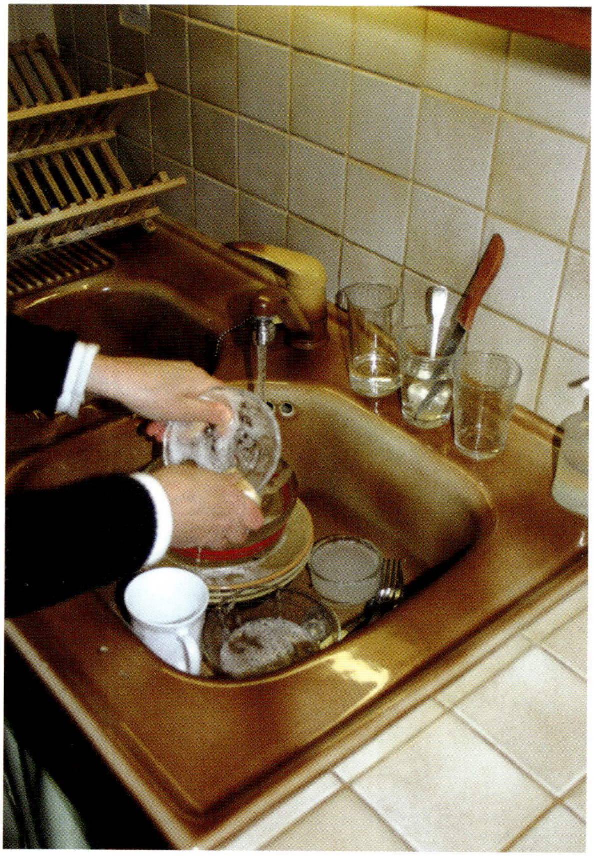

Un lavage à la main économe

De plus, si votre eau chaude est produite par une chaudière, elle consomme 2 à 3 fois moins d'énergie que si elle est chauffée à l'électricité (voir *De la centrale à la prise de courant* p. 80)

Quelques conseils d'économie pour le lave-vaisselle :

– À l'achat ou lors de son remplacement, sélectionnez le modèle qui consomme le moins d'eau et d'électricité.
– Comme pour le lave-linge, 80 % de l'énergie consommée sert à chauffer l'eau. Raccordez l'appareil à l'eau chaude « non électrique ».
– Préférez les produits de lavage « 3 en 1 » sans phosphates, pour limiter la pollution de l'eau.
– Programmez le fonctionnement pendant les heures de tarif électrique réduit (mais cela ne diminue que la facture, pas la consommation...).
– Évitez le cycle « intensif » pour les casseroles : 40 % de surconsommation. Faites tremper quelques heures les ustensiles de cuisson « encrassés ».

Le linge

Les lave-linge font partie des appareils électroménagers qui ont le plus progressé en terme d'écologie, depuis 20 ans. Aujourd'hui, ils utilisent moins d'eau et d'électricité et restent efficaces à basse température.

Avec un programme de lavage à 30° C, un bon modèle consomme moins de 45 litres d'eau et moins de 1 kWh d'électricité. Cette diminution de la consommation électrique est le corollaire de la moindre quantité d'eau et de sa basse température, car les 3/4 de l'électricité restent affectés à la résistance électrique. Mais la qualité du rinçage semble en avoir fait les frais...

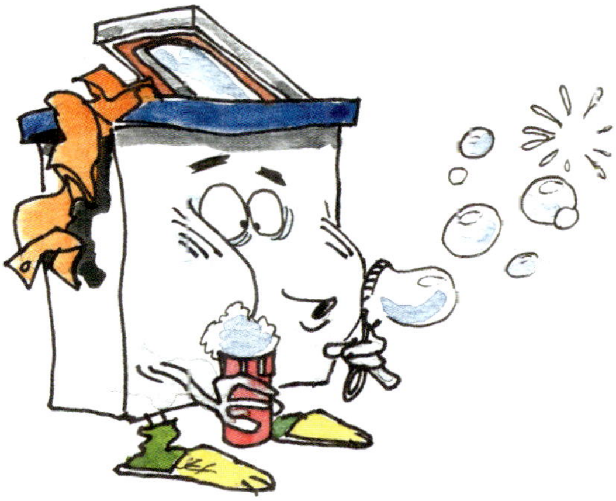

Quelques conseils pour réduire la consommation de votre lave-linge :

– Lorsque vous devrez le remplacer, regardez les étiquettes énergie et les bancs d'essais des revues de consommateurs : choisissez le modèle le plus économe en eau et énergie, avec une grande vitesse d'essorage.
– Installez-le dans un local chauffé : salle de bains, buanderie. Sinon, vous pouvez coller de l'isolant sur ses parois (par exemple du liège expansé) pour réduire les pertes de chaleur de la cuve.
– Alimentez-le directement en eau chaude, à condition qu'elle soit produite par une source d'énergie non électrique, de préférence renouvelable.
– Si votre eau est très calcaire, installez un adoucisseur ou utilisez l'eau de pluie : l'eau douce lave mieux, permet d'utiliser un cycle court et moins de lessive. De plus, la résistance électrique ne s'entartre pas et donc ne surconsomme pas. Sinon, détartrez-la tous les 2 ou 3 ans.

Le lave-linge à bulles

Depuis plus de 10 ans, la diffusion de cet appareil est restée confidentielle.

Il utilise un principe qui a fait ses preuves : le battage, mais par 5 millions de bulles d'air entraînées dans un tourbillon ascendant. Il existe en capacité de 6 ou 7 kg.

Son principal avantage est de pouvoir être alimenté en eau chaude : il est équipé d'une double entrée. C'est pour cette raison qu'il est recherché pour les sites isolés, non reliés au réseau électrique.

Avantages : il est silencieux (38 dB en lavage) et consomme très peu d'électricité : moins de 0,1 kWh par cycle.

Inconvénient : il consomme 130 litres d'eau par cycle. À n'utiliser que si l'eau est gratuite (puits ou eau de pluie).

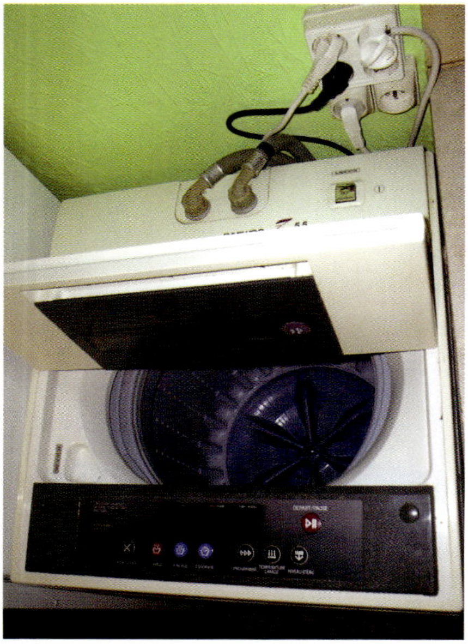

Lave-linge à bulles avec sa double entrée « eau froide » et « eau chaude » © Jocelyn Quintana

– Programmez le fonctionnement pendant les « heures creuses ».

– Remplissez bien le tambour sans tasser le linge, certains préconisent de le plier : il est rare d'atteindre la capacité annoncée, par exemple 5 kg. A contrario, ne faites pas tourner la machine à moitié pleine, attentez un jour ou deux pour la remplir complètement : la touche « mi-charge » ou la capacité variable (qui adapte la quantité d'eau à celle du linge) ne font économiser que 20 à 30 % d'énergie, de même que la touche « éco ».

– Sauf si le linge est très sale, évitez le prélavage : il fait surconsommer 15 % d'eau et d'électricité.

– Utilisez les programmes à basse température, les machines et les lessives modernes le permettent. Ne recourez qu'exceptionnellement aux cycles à 60° C, oubliez carrément ceux à 90° C !

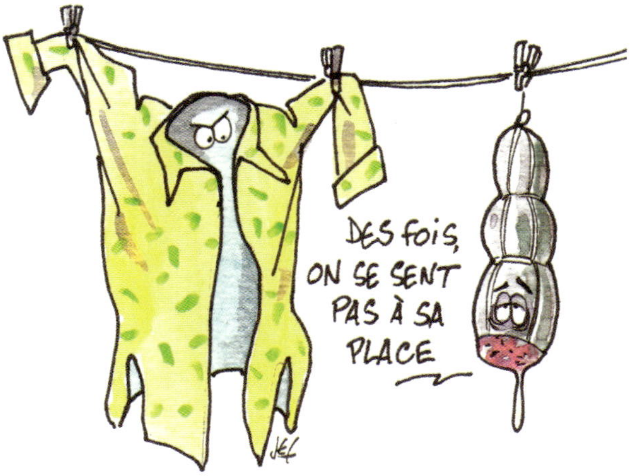

Vive la pince à linge !

Une corde et quelques pinces à linge suffisent pour sécher son linge : le soleil et le vent sont efficaces, gratuits et évitent d'humidifier le logement. Seulement, tout le monde ne dispose pas d'un jardin, d'un balcon, d'une serre ou d'une chaufferie pour faire sécher naturellement son linge, ou ne souhaite pas passer du temps à l'étendre, éventuellement le surveiller en cas de météo incertaine. Un foyer sur trois est équipé d'un sèche-linge, gourmand en électricité : 2 à 3 fois plus qu'un lave-linge. Pour limiter les dégâts :

– Examinez les étiquettes énergie et sélectionnez le modèle le plus sobre.

– Privilégiez les modèles à évacuation, qui consomment 10 à 20% de moins que ceux à condensation. En revanche, ils nécessitent le passage d'une gaine et un trou d'aération.

– Essorez votre linge à grande vitesse, si possible 1 200 tours par minute : moins il sera humide, moins le séchage consommera d'énergie.

– Réservez le sèche-linge pour la « finition » ou en cas de pluie.

Bibliographie

Énergie

Maîtrise de l'énergie

La chasse au gaspi – *Manuel d'actions pour économiser l'énergie*, Brochure Institut Éco-conseil/ Région wallone

Facteur 4 – *Deux fois plus de bien-être en consommant deux fois moins de ressources*, Amory Lovins, Éd. Terre vivante, 1997

La maison des négaWatts – *Le guide malin de l'énergie chez soi,* Thierry Salomon & Stéphane Bedel, Éd. Terre vivante, 1999

Logements à faibles besoins en énergie – *Guide de recommandations et d'aide à la conception,* Brochure Énertech, 1999

Notre empreinte écologique, Mathis Wackernagel & William Rees, Éd. Écosociété, 1999

Économies d'énergie et confort dans l'habitat, Serge Meyer, Éd. S.A.E.P., 2003

L'isolation écologique – *Conception, matériaux, mise en œuvre,* Jean-Pierre Oliva, Éd. Terre vivante, 2001

De la maison autonome à l'économie solidaire, Patrick Baronnet, Éd. La Maison Autonome, 2001

Fraîcheur sans clim' – *Le guide des alternatives écologiques,* Thierry Salomon & Claude Aubert, Éd. Terre vivante, 2004

Maîtriser la consommation d'énergie, Bernard Laponche, Éd. Le Pommier, 2004

La maison économe – *Dépenser moins d'énergie pour vivre mieux,* Jean-Christian Lhomme & Sabrina Mathez, Éd. Delachaux et Niestlé, 2005

So Watt ? L'énergie : une affaire de citoyens, Benjamin Dessus & Hélène Gassin, Éd. de l'Aube, 2005

Énergies de ton siècle ! Des crises à la mutation, Pierre Radanne, Éd. Lignes de repères, 2005

Scénario négaWatt 2006 – Pour un avenir énergétique sobre, efficace et renouvelable, Document de synthèse de l'association négaWatt.

Architecture

Le guide de l'énergie solaire passive, Éd. Parenthèses, 1979, réédité en 2005

Architecture et volupté thermique, Lisa Heschong, Éd. Parenthèses, 1981

Architecture bioclimatique – *Une contribution au développement durable*, Éd. Édisud, 1994

ÉCO-LOGIS, la maison à vivre, Éd. Könemann, 1999

L'architecture écologique, Dominique Gauzin-Müller, Éd. du Moniteur, 2001

Maisons écologiques d'aujourd'hui, Jean-Pierre Oliva, Antoine Bosse-Platière & Claude Aubert, Éd Terre vivante, 2002

Traité d'architecture et d'urbanisme bioclimatiques, Alain Liébard & André De Herde, Éditions Systèmes solaires, 2006

J'attends une maison – *Pour un habitat écologique, sain, astucieux, économe...,* François Desombre, Éd. de la Pierre verte, 2006

La conception bioclimatique – *Des maisons confortables et économes,* Samuel Courgey & Jean-Pierre Oliva, Éd. Terre vivante, 2006

Énergies renouvelables

La cuisine solaire facile – *Une délicieuse alternative,* Roger Bernard, Éd. Jouvence/Silence 1999

Du soleil dans mon assiette – *La cuisson écologique et la cuisson solaire,* Bolivia Inti Sud Soleil, 2006

Guide des énergies vertes pour la maison, Patrick Piro, Éd. Terre vivante, 2006

Eau

Un petit coin pour soulager la planète *– Toilettes sèches et histoires d'eau*, Christophe Elain, Éd. Goutte de sable, 2005

La pratique du composte et des toilettes sèches, Éric Sabot, Éd. La Maison Autonome, 2005.

L'eau à la maison *– Mode d'emploi écologique,* Sandrine Cabrit-Leclerc, Éd. Terre vivante, 2005

Le guide malin de l'eau au jardin *– Écologie et économie,* Jean-Paul Thorez, Éd. Terre vivante, 2006

Magazines

La Maison écologique *(bimestriel – Habitat écologique, économies d'énergie et énergies renouvelables).*
www.la-maison-ecologique.com

Habitat naturel *– Construire & vivre sain* (bimestriel) :
www.habitatnaturel.fr

Les quatre saisons du jardinage (bimestriel – Jardinage et habitat écologiques)
www.terrevivante.org

Systèmes solaires (bimestriel – Énergies renouvelables).
www.energies-renouvelables.org

Plein soleil (trimestriel – Énergies renouvelables)
www.plein-soleil.info

Énergie & développement durable (bimestriel – Énergies renouvelables) : www.2e2d.info

L'écologiste (trimestriel) www.ecologiste.org

Silence (mensuel – Écologie, alternatives & non-violence)
www.revuesilence.net

Système D (mensuel + 4 Bricothèmes par an)
www.systemed.fr

La décroissance (mensuel)
www.ladecroissance.net

L'âge de faire (bimestriel – Écologie, citoyenneté et solidarité) www.lagedefaire.org

60 millions de consommateurs – 50 solutions écologiques et économiques (Hors-série oct. 2006)
www.60millions-mag.com

Bulletins téléchargeables (abonnement gratuit)

Infos de serre du RAC (Réseau Action Climat)
www.rac-f.org

Enjeux énergie www.centrehelios.org

Webzine n° 1 de l'info énergétique
www.enerzine.com

Adresses et sites Internet

Maîtrise de l'énergie / énergies renouvelables

ADEME (Agence de l'Environnement et de la Maîtrise de l'Energie). De nombreuses brochures sont téléchargeables : www.ademe.fr

Espaces Info Energie : 0 810 060 050 ou aller sur le site de l'ADEME (Espace particuliers)

Association négaWatt : www.negawatt.org

ENERTECH (Olivier Sidler) : http://club-inernet.fr

Jean-Marc Jancovici : www.manicore.com

CLER (Comité de Liaison Energies Renouvelables) :
www.cler.org

Observatoire des énergies renouvelables : www.energies-renouvelables.org

Outils solaires : www.outilssolaires.com

TOPTEN (comparateur d'achat de produits à faible impact écologique) : www.guide-topten.com

KYOT'HOME (Le protocole de Kyoto à la maison) :
www.kyot-home.com

Isolons la terre contre le CO2 : http://www.isolonslaterre.org/isolons.php

Action Carbone (calcul et compensation des émissions de CO2) : www.actioncarbone.org

Bricolage

brico.ecolo.free.fr

www.ideesmaison.com

www.bricoleurdudimanche.com

Eau et toilettes sèches

Centre d'Information sur l'Eau : www.cieau.com

Eautarcie (site du Pr. Joseph Orzagh)
www.eautarcie.com

Les Amis de la Terre (Belgique) : www.amisdelaterre.be

Eau vivante (association) : eauvivante.free.fr

Toilettes du monde (association)
www.toilettesdumonde.org

Cuisson solaire

Bolivia Inti Sud Soleil (association) :
www.boliviainti.org

www.solarcooking.org

Puits canadien

Site de Bruno herzog : www.batirbio.org

Les écocentres

Ce sont des lieux visitables, pour la démonstration et la formation sur l'habitat écologique au sens large. Voici les principaux :

Ecocentre du périgord : Froidefond 24450 Saint-Pierre-de-Frugie www.ecocentre.org / www.cr3e.com

Heol – La maison autonome : Route de Louisfert 44520 Moisdon-la-rivière delmotte.brice.free.fr/heol

Terre vivante : Domaine de Raud 38710 Mens
www.terrevivante.org

Annexe

La Maison du Soleil
Visites sur rendez-vous
12 rue de la Mauratière 17300 Rochefort
Tél : 05 46 99 18 38 Courriel : MER17-jpb@tele2.fr

Remerciements

Un grand merci à tous ceux qui m'ont aidé à « accoucher » de ce modeste ouvrage :

L'association Défi Énergies 17 (auparavant Multi Énergies Renouvelables 17) qui, depuis 1993, m'a permis d'acquérir une expérience de terrain dans le domaine des énergies propres.

L'ASDER (Association Savoyarde pour le Développement des Énergies Renouvelables) et son ancien directeur Gérard Savatier, pour m'avoir accueilli en 1997 à la formation « Énergies renouvelables & économies d'énergie » qui m'a donné de bonnes bases techniques.

L'association NégaWatt, qui me permet d'utiliser la démarche nW comme fil conducteur.

Vincent Albouy, directeur de la collection « Le choix durable », qui m'a « parrainé » et guidé tout au long de mon travail d'écriture.

Jef, pour sa contribution et sa réflexion écologique et humoristique.

Patrick Baronnet, pour la préface éclairée d'un précurseur de la « décroissance positive ».

Mes relecteurs, réguliers ou occasionnels, pour leurs critiques constructives :

Vincent Albouy, Isabelle Bayard, Laurent Billaud, Franck Buton, Carole Carrier-Blugeon, Marc Demasse, Dominique Dupont, Jef, Jean-Claude Masson et Gérard Nallet.

Table des matières

Table des matières

Achevé d'imprimer en août 2007
Imprimerie Polygraf Print, Prešov
Dépôt légal 3e trimestre 2007.

Imprimé en UE